२० मिनिटे तंदुरुस्तीसाठी

लेखक
डॉ. शेली बात्रा

अनुवाद
गंगाधर महाम्बरे

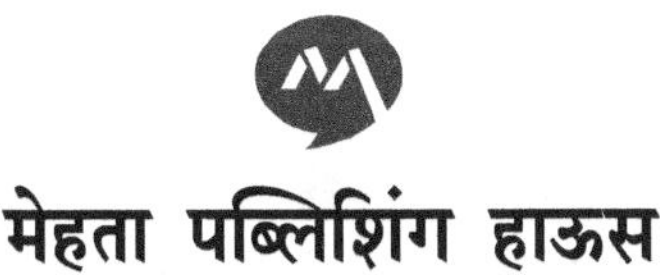

मेहता पब्लिशिंग हाऊस

Please contact us at **Mehta Publishing House,** Pune.

Email : production@mehtapublishinghouse.com

      author@mehtapublishinghouse.com

Website : www.mehtapublishinghouse.com

◆ *या पुस्तकातील लेखकाची मते, घटना, वर्णने ही त्या लेखकाची असून त्याच्याशी प्रकाशक सहमत असतीलच असे नाही.*

20 MINUTES TO TOTAL FITNESS by Dr. SHELLY BATRA

This Edition was First Published in English
by Penguin Books India (P) Ltd.,
II community Centre, Panchasheel Park,
New Delhi -110017 India.

Translated in Marathi Language by Gangadhar Mahambare

२० मिनिटे तंदुरुस्तीसाठी / आरोग्यपर

अनुवाद   : गंगाधर महाम्बरे

मराठी अनुवाद व प्रकाशनाचे हक्क मेहता पब्लिशिंग हाऊस, पुणे.

प्रकाशक   : सुनील अनिल मेहता, मेहता पब्लिशिंग हाऊस,
             १९४१, सदाशिव पेठ, माडीवाले कॉलनी, पुणे – ३०.

अक्षरजुळणी : इफेक्ट्स, २१/६ब, आयडिअल कॉलनी, कोथरूड, पुणे – ३८.

मुखपृष्ठ   : मेहता पब्लिशिंग हाऊस

प्रकाशनकाल : जानेवारी, २००५ / ऑगस्ट, २००८ /
             पुनर्मुद्रण : डिसेंबर, २०१२

P Book ISBN 9788177665345

E Book ISBN 9789353171803

E Books available on : play.google.com/store/books
                   www.amazon.in/b?node=15513892031

शारीरिक आरोग्य आणि व्यावसायिक उत्कृष्ट गुण
दोन्ही हातात हात घालून जात असतात,
हे ज्यांनी माझ्या निदर्शनाला आणून दिलं
त्या माझ्या वडिलांना समर्पण

प्रास्ताविक

आपल्या कार्यक्षमतेची सर्वसाधारण कल्पना ही 'निरोगी शरीरातील निरोगी मन' या आपल्या वचनात सारांशरूपानं व्यक्त झाली आहे. सर्वसामान्य समजुतीप्रमाणे कार्यक्षमता किंवा 'फिटनेस'ची आपण ताकद आणि जोम तसेच रोगाशी व खिन्नतेशी समानार्थानं सांगड घालतो. तांत्रिकदृष्ट्या फिटनेसमध्ये स्नायूंची सशक्तता व सहनशीलता, हृदयाची कृती व कार्ये, चापल्य, समतोलपणा, समन्वय इत्यादींचा समावेश होतो. परंतु खरं पाहता फिटनेस ही केवळ वस्तुनिष्ठ आकृतीसंबंधी नसून ती एक वैयक्तिक बाबही असते. परिपूर्ण कार्यक्षमता असणारी व्यक्ती ही केवळ शारीरिकदृष्ट्या निरोगी नसते, तर तो किंवा ती मानसिक संतुलन सांभाळणारी, भावनात्मकदृष्ट्या समतोल आणि त्याच्या किंवा तिच्या सामाजिक वातावरणाशी जुळते घेण्याचा गुण असलेली अशी असते.

याप्रमाणे फिटनेस म्हणजे जोम आणि संतोष याबरोबर काम करण्याची एखाद्याची क्षमता असणे, अनावश्यक थकवा किंवा शीण येऊ न देता दिवसाच्या अखेरीला आपल्या छंदात किंवा करमणुकीत रममाण होण्यासाठी ऊर्जा शिल्लक असण्याची आणि अर्थातच दिवसभर सर्व व्यापक भावभावनांशी समरस होण्याची प्रक्रिया असते.

आरोग्याच्या दृष्टीनं तंदुरुस्त असणारी व्यक्ती ही अनारोग्य असणाऱ्या व्यक्तींच्या तुलनेत दीर्घकाळ थकव्याशी प्रतिकार करणारी तसेच शारीरिक ताणतणाव चांगल्या प्रकारे सहन करू शकणारी असते. मानसिक सावधगिरी आणि भयग्रस्त ताणतणावांच्या अनुपस्थितीशी शारीरिक तंदुरुस्तीचा नेमका संबंध असतो. दबावाखाली वाकलेले पोट आणि गुबगुबीत असे चेहऱ्यावरील भाव हे कमकुवत स्नायू असण्याचे प्रमुख कारण असते. अशक्त हाडे आणि स्नायू हे तर बद्धमूल पाठदुखीचे जवळजवळ नव्वद टक्के कारण असते. जीवनाचा परिपूर्ण आनंद लुटता यावा, यासाठी आपण तंदुरुस्त असणे हे सर्वांत आवश्यक आहे.

आदिमानवाला अन्नासाठी शिकार करावी लागत होती. त्यासाठी त्याला मैलोनगणती चालावे लागत होते. झाडांवर चढावे लागत होते आणि वजने वाहून न्यावी लागत

होती. त्याचे काम सोपे करण्यासाठी काही यांत्रिक साधनेच त्याला उपलब्ध होती. परंतु जसजशी संस्कृती प्रगत होत जाते, तसतशी आपली जीवनशैली घरबसल्या मदत करणारी होऊ लागते. आपल्या पूर्वजांना गहू दळावे लागले असतील, विहिरीतून पाणी काढावे लागले असेल, शेतात काम करावे लागले असेल आणि पायी चालावे लागले असेल. परंतु आज ही शारीरिक कष्टाची कामे कमी करण्यासाठी स्वयंचलित यंत्रे, वाढते यांत्रिकीकरण आणि कामे वाचवण्याच्या युक्त्यांमुळे (साधनांमुळे) आपले जीवन सहजसुलभ झाले आहे. आपल्याला अनारोग्य आणि अपंगत्व टाळायचे असेल तर आपल्या वडिलोपार्जित अशा अधिक कार्यक्षम जीवनशैलीकडे आपण वळणे गरजेचे आहे. प्रवीण, प्रदीर्घ, टिकाऊ व सशक्त शरीरासाठी आपल्या दैनंदिन जीवनाच्या सर्वसामान्य जरुरीपेक्षा जास्त अशा व्यायामाची आज नितांत आवश्यकता आहे. हा उद्देश मनीमानसी ठेवून हे पुस्तक लिहिण्यात आले आहे.

आजकालच्या दिवसात आणि आजच्या युगात आपल्याला लठ्ठ किंवा अनारोगी असण्याची कोणतीही सबब सांगता येणार नाही. प्रसारमाध्यमांच्याद्वारे आपण तंदुरुस्त असण्याची गरज असल्याची जाणीव सातत्याने दिली जात आहे. जीवनभर उपयुक्त होतील अशा सवयींचा स्वीकार करण्याच्या आणि त्यायोगे आपले आरोग्य आणि कार्यक्षमता तंदुरुस्त ठेवण्यावर भर दिला जात आहे. हे स्पृहणीय असले तरी वजन कमी करणे हा आपला प्रमुख उद्देश असता कामा नये. आपण प्रकृतीच्या दृष्टीने तंदुरुस्त असण्याची गरज जाणत असताना आणि तशी ती वाढत असताना त्यासाठी आवश्यक अशा सुविधा आपल्याला प्राप्त होत आहेत.

अनेकवेळा आपले उत्तमोत्तम उद्देश असतानाही अनारोग्य असणे आणि तंदुरुस्त राहणे ही भ्रामक उद्दिष्टे ठरतात. आज आपण आहोत त्यापेक्षा अधिक कार्यक्षम व्हायला आपल्यापैकी अनेकांना आवडेल. परंतु आपल्याला कोणती पद्धत अधिक चांगली आहे हे समजून घ्यावे लागेल. पण आपल्या नेहमीच्या व्यग्र कार्यक्रमांमध्ये आणखी एक गोष्ट सामावून घेण्याचा विचारही आपल्याला अडचणीचा भासू लागतो. त्यासाठी कशाची जरुरी असेल तर ती कठोर निग्रहाची, प्रयत्नांची आणि दुर्दम्य इच्छाशक्तीची. इतर अनेक गोष्टींप्रमाणेच फिटनेसचा शोध घेणे आपल्याकडून निसटून जाते.

तुम्ही जर आरोग्यदृष्ट्या तंदुरुस्त असाल तर तुम्हाला अधिक बरे वाटेल. तुम्ही चांगले दिसू लागाल आणि तुमचे कामही तुम्ही अधिक कार्यक्षमतेने करू शकाल. तुमच्या नियमित आणि परिश्रमित व्यायामामुळे तुम्ही तुमच्या शक्तीत आणि सहनशीलतेत सुधारणा घडवून आणू शकता. प्रतिदिवशी किमान वीस मिनिटांचा नियमित आणि मन:पूर्वक व्यायाम केल्यामुळे तुम्ही सुद्धा निरोगी आयुष्याचे आणि सशक्त, सहनशील आणि लवचिक कसे होऊ शकता, ते हे पुस्तक दाखवते.

आपल्या शरीराने प्रावीण्याची अत्युच्च पातळी गाठण्यासाठी आणि आपल्या अंगातील संपूर्ण शक्यतांची खात्री पटण्यासाठी आपण स्वत:ला प्रशिक्षित केले पाहिजे. हा उद्देश कसा सफल करावा, ते या पुस्तकात व्यायाम आणि कार्यक्षमतेच्या सर्व अंगांचा समग्र विचार करून दाखविलेले आहे.

नवी दिल्ली
मे, २००२

–डॉ. नरेश त्रेहन
एक्झिक्युटिव्ह डिरेक्टर आणि चीफ कार्डिओथोरॅसिक सर्जन,
एस्कॉर्ट्स् हार्ट इन्स्टिटट्यूट आणि मेडिकल रिसर्च सेंटर.

मराठी आवृत्तीच्या निमित्ताने

नवी दिल्ली येथील 'ऑल इंडिया इन्स्टिटट्यूट ऑफ मेडिकल सायन्सेस' या विख्यात संस्थेत एकेकाळी कार्यरत असलेल्या आणि नवी दिल्ली येथील अनेक हॉस्पिटलशी एक सन्माननीय समंत्रक (कन्सल्टंट) या नात्याने कार्यरत असलेल्या डॉ. शेली बात्रा यांच्या '20 Minutes to Total Fitness' या पुस्तकाचा प्रस्तुत मराठी अनुवाद वाचकांच्या हाती देताना आनंद होत आहे.

गेल्या दोन तीन दशकांपासून निरोगी जीवन आणि फिटनेस प्रोग्रॅम या विषयांवर आपल्याकडे अधिक जाणीवपूर्वक विचार होऊ लागला आहे. अलीकडच्या काळात डॉ. ह. वि. सरदेसाई, डॉ. विरेंद्र शेलेंकर प्रभृतींनी आपल्या वक्तृत्व आणि लेखन कलेच्या माध्यमाने व्यायाम हा आपल्या जीवनशैलीचाच एक भाग असला पाहिजे, असे आग्रहाने प्रतिपादिले आहे. डॉ. सरदेसाई तर पेशंटला ट्रीट करताना पहिली पायरी योग्य आहार, दुसरी पायरी व्यायाम, तिसरी पायरी मन आणि चौथी पायरी औषधोपचार असल्याचे सांगतात (पाहा 'आपले छंद' दिवाळी अंक २००३, पृष्ठ १०५).

डॉ. शेली बात्रा यांचे हे पुस्तक मराठीत आणताना मला श्री. अद्वैत धर्माधिकारी यांचे अत्यंत मोलाचे सहाय्य झाले आहे. तसेच या अनुवादासाठी मराठी विश्वकोशप्रणीत पारिभाषिक शब्दकोशाचा आवर्जून उपयोग केला आहे.

अशा प्रकारचे पुस्तक प्रसिद्ध करून मेहता पब्लिशिंग हाऊसच्या श्री. सुनील अनिल मेहतांनी एक समाजोपयोगी कार्यच पार पाडले आहे, असे मला वाटते.

३१ जानेवारी, २००४   **गंगाधर महाम्बरे**

अनुक्रम

प्रारंभिक

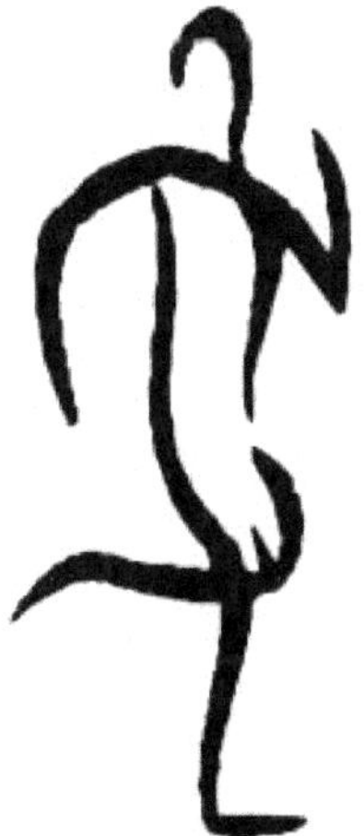

व्यायामाचे महत्त्व

व्यायाम म्हणजे कुठलीही लयबद्ध क्रिया. ज्यामध्ये हृदयाची गती विश्रांति-कालापेक्षा वाढते आणि ज्यामध्ये एका मोठ्या स्नायूंच्या समूहगटाचा किंवा बऱ्याच स्नायूगटांचा समान वापर होतो. यामध्ये चालणे, सायकलिंग, स्केटिंग, जॉगिंग, एरोबिक नृत्य, जिना चढणे, वजन उचलणे, खेळ आणि व्यायाम यांचा समावेश होतो.

व्यायामाचे अनेक फायदे आहेत. यात महत्त्वाचे म्हणजे व्यायामामुळे प्रतिदिनी ऊर्जेचा व्यय होतो. व्यायामासाठी कॅलरीज किंवा ऊर्जा यांची आवश्यकता असते. आणि हा ऊर्जेचा व्यय वाढला तर त्यामुळे वजन घटणे किंवा स्थिर राहणे साध्य होऊ शकते.

व्यायामामुळे शरीरातील सर्व संस्थांची ताकद वाढते. जर तुम्ही शहरात राहत असाल आणि बैठे काम करत असाल तर शारीरिक हालचाली कमी असतात. अन्न भरपूर खाल्ले जाते, ज्यामध्ये रिफाईंड अन्नघटक, उदा. साखर, तेल इ. यांमधून कॅलरीज जास्त मिळतात. यामुळे व्यायाम ही एक आवश्यक गोष्ट आहे आणि ती नियमित करायला हवी असे आपल्याला पटूनही तो क्वचितच केला जातो.

परंतु दिवसाकाठी जर वीस मिनिटे असे आठवड्यातून तीन ते पाच वेळा व्यायामासाठी काढू शकलात, तर त्याचे फायदे अगणित आहेत.

दिवसाकाठी वीस मिनिटे म्हणजे काहीच नव्हेत. एवढा वेळ ट्रॅफिक जाममध्ये किंवा एखाद्या टी.व्ही. सिरियलमध्ये तुमचा जातो, जे बघण्याची तुमची मनापासून इच्छा नसते परंतु तुम्ही ते बघता. संपूर्ण आठवड्यामध्ये व्यायामाला लागणारा वेळ तुम्ही बघितलेल्या चित्रपटापेक्षा कमीच असू शकतो. पण व्यायामापासून मिळणाऱ्या फायद्यांनी तुमचे आयुष्य बदलू शकते.

व्यायामाचे फायदे कोणते?

१. तुमचा बांधा सुडौल होतो–

आजकाल चांगले दिसण्याला फार महत्त्व आहे. अनेक व्यक्ती बांधा सुडौल

ठेवण्यासाठी व सुडौल असलेला बांधा जपण्यासाठी व्यायाम करतात. आपल्यापैकी अनेकांना पोटावरची किंवा मांड्यांवरची चरबी इंचभरानी तरी कमी व्हावी, असे वाटत असते. व्यायामामुळे संपूर्ण शरीरावरील चरबीचे ज्वलन होते. अधिक महत्त्वाचे म्हणजे सर्व स्नायूंची ताकद वाढते आणि चरबीच्या अतिरिक्त साठ्यांचा ऱ्हास होतो.

व्यायामाला सुरुवात केल्यावर लगेचच तुमचे वजन घटत नसते. कारण जेव्हा तुम्ही व्यायाम करता, तेव्हा शरीरातील चरबीचे प्रमाण घटते आणि स्नायूंचे वजन वाढते. यामध्ये चरबीचे रूपांतर स्नायूंमध्ये होत नसून स्नायूंचे वजन वाढते आणि असे वाटते की चरबीचे रूपांतर स्नायूंमध्ये होत आहे. वास्तविक चरबीची जागा स्नायू घेतात. व्यायामाला सुरुवात केल्यावर सुमारे दोन आठवड्यांनंतर तुमचे वजन केले तर ते पूर्वीएवढेच किंवा त्यापेक्षा थोडे जास्ती सुद्धा असू शकेल. स्नायू हे चरबीपेक्षा जास्त घन असल्यामुळे त्यांचे वजन चरबीपेक्षा जास्त असते. परंतु तुमच्या सुडौल बांध्याचे फायदे तुम्हाला लवकरच दिसू लागतील. तुम्ही जर तुमच्या कंबर, नितंब, मांड्या यांचे माप घेतले तर ते पूर्वीपेक्षा जरा घटलेलेच आढळून येईल.

स्नायूंच्या ताकदीमुळे चरबीत घट होते. जर तुम्ही व्यायाम करत असाल तर तुमच्या मांड्या, व्यायाम न करणाऱ्या व्यक्तीच्या मांड्यांपेक्षा बारीक दिसतील. दोन्हींमध्ये चरबीचे प्रमाण समान असूनही असे असू शकते. तुमचे वजन पूर्वीप्रमाणेच असूनही तुम्ही बारीक दिसू लागता.

२. लठ्ठपणा आणि त्यासंबंधित व्याधींसाठी उत्कृष्ट उपाय—

लठ्ठपणा आणि त्यासंबंधित व्याधींवर व्यायाम हा डाएटिंगपेक्षा उत्तम उपाय आहे. जर तुमचे वजन जरुरीपेक्षा जास्ती असेल तर उपासमार करणारे डाएट हा उपाय होऊ शकत नाही. अशा डाएटमुळे चयापचयाची गती कमी होते. जेव्हा तुम्ही डाएटवर असता, तेव्हा तुमची अवस्था कमी इंधन असलेल्या आगीसारखी होते.

जर तुम्ही योग्य व्यायाम आणि योग्य प्रमाणात आहार घेतलात तर वजन घटण्याची शक्यता अधिक असते. व्यायामामुळे शरीराच्या चयापचयाची गती वाढते आणि खाल्लेल्या अन्नाचे अधिक चांगले पचन होते आणि चरबी साठण्याचे प्रमाण कमी होते.

सावधानतेचा इशारा—

अधिक वजन असणाऱ्या व्यक्तींमध्ये उच्च रक्तदाब, हृदयरोग, मधुमेह, पक्षाघात,

सांधेदुखी, झोपेमध्ये श्वसनाचा त्रास, पित्ताचे खडे, मोठ्या आतड्याचा कर्करोग, स्तनांचा कर्करोग, पित्ताशयाचा कर्करोग, गर्भाशयाचा कर्करोग हे अधिक प्रमाणात आढळतात.

व्यायामामुळे लठ्ठपणाशी संबंधित व्याधींवर नियंत्रण होऊ शकते. व्यायामामुळे या व्याधींचे जरी उच्चाटन होऊ शकले नाही तरी त्यांची तीव्रता कमी होण्यास मदत होते. व्यायामामुळे व्याधींवर औषधे कमी लागतात. उदा.

- व्यायामाने रक्तदाब नियंत्रित राहू शकतो.
- मधुमेहामध्ये इन्सुलिनची संवेदनशीलता वाढते. कमी इन्सुलिन रक्तशर्करा कमी होण्यासाठी पुरू शकते. व्यायामाने रक्तशर्करेचे ज्वलन होते, त्यामुळे मधुमेह आटोक्यात राहू शकतो.
- नियमित व्यायामाने उच्च कोलेस्टेरॉलचे प्रमाण नियंत्रित राहण्यास मदत होऊ शकते.

लठ्ठपणा आणि शारीरिक हालचाली यांच्या अभ्यासातून असे दिसून येते की लठ्ठ विद्यार्थ्यांचे खाण्याचे प्रमाण कमी असते, वजन जास्त असते आणि शारीरिक हालचाली इतर मुलांपेक्षा कमी असतात. त्यांना शारीरिक हालचाली करण्याचा फारसा उत्साह नसतो आणि समजा केल्याच तर कमी कष्टाच्या असतात. त्यांच्यामध्ये जोमाचा अभाव असतो. ते लवकर थकतात आणि त्यांच्या अधिक वजनामुळे त्याच हालचाली करण्यासाठी कृश मुलांपेक्षा अधिक ऊर्जेची गरज असते.

लठ्ठपणा आणि शारीरिक कष्टांचा अभाव या एकमेकांशी संलग्न आहेत. कष्टाच्या अभावी लठ्ठपणा वाढतो आणि लठ्ठपणामुळे काम करण्याची क्षमता कमी होते. त्यामुळे लठ्ठ व्यक्ती शारीरिक कष्टाची कामे करू शकत नाहीत किंवा ते करण्याची त्यांची इच्छा कमी होते. दुसऱ्या शब्दात सांगायचे झाले तर एकदा का वजन जास्ती वाढले की बाकीची दुष्टचक्रे सुरू होतात. त्यामध्ये शारीरिक हालचाली वजनाच्या अधिक्यामुळे कमी होतात. त्यामुळे वजनात पुन्हा वाढ होते. या दुष्टचक्रातून बाहेर पडण्याचा एकच उपाय तो म्हणजे 'व्यायाम'. नियमित व्यायामामुळे अतिरिक्त ऊर्जेचे ज्वलन होते आणि ज्वलन झालेली ऊर्जा शरीराने निर्माण केलेल्या ऊर्जेपेक्षा जास्त असते. यामुळे वजन कमी होते. लठ्ठ व्यक्तींसाठी सुरुवातीला चालण्यासारखे हलके व्यायाम प्रकार आदर्श व्यायाम ठरतात, परंतु जास्त कष्टप्रद व्यायामाचे फायदे अधिक. त्यामुळे वजन तर कमी होतेच, मेदही कमी होतो आणि स्नायूंतील काही वितंचक (Enzyme), जे ऑक्सिकरणाला सहाय्य करतात, त्याचा फायदा व्यायाम केल्यानंतरही शरीराला होत राहतो आणि वजन कमी होण्यास सहाय्यक होतो.

३. तांत्रिका स्नायूंची कार्यक्षमता–

व्यायामामुळे स्नायूंची ताकद वाढून तुमच्या कार्यक्षमतेमध्ये प्रचंड वाढ होते. नियमित व्यायामामुळे कमी अथवा जास्त कष्टप्रद शारीरिक ताकदीची वाढ होते. तसेच शरीराची ताकद आणि लवचिकपणा वाढतो. शारीरिक त्रास, व्याधी, जे सर्व वयांत जाणवत असतात, नियमित व्यायामामुळे ते कमी होतात.

सावधानतेचा इशारा–

लठ्ठ व्यक्तींसाठी व्यायाम कष्टप्रद असतो. कारण व्यायाम करताना त्यांना त्रास होतो. तसेच त्यांचा चयापचय दीर्घकाल शारीरिक कष्टाला प्रतिबंध करतो. कष्टदायी व्यायाम सुरुवातीला लठ्ठ व्यक्तींना जमू शकतीलच असे नाही. कष्टप्रद व्यायामाने सांध्यांवर ताण येऊ शकतो. जलद व्यायामाने लठ्ठ व्यक्तींच्या हृदयावर आणि पाठीवर विपरीत परिणाम होऊ शकतो.

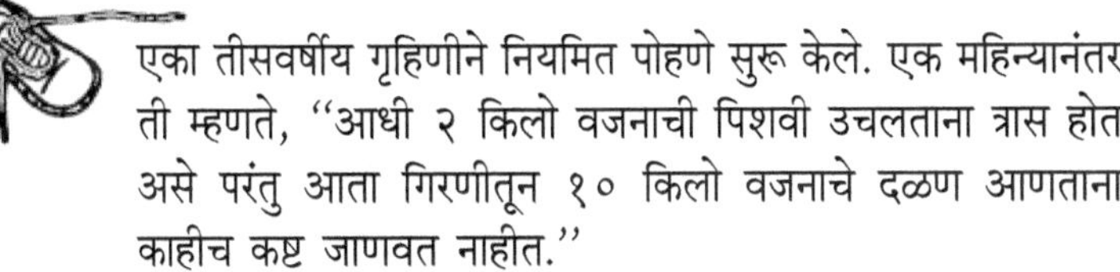

एका तीसवर्षीय गृहिणीने नियमित पोहणे सुरू केले. एक महिन्यानंतर ती म्हणते, ''आधी २ किलो वजनाची पिशवी उचलताना त्रास होत असे परंतु आता गिरणीतून १० किलो वजनाचे दळण आणताना काहीच कष्ट जाणवत नाहीत.''

व्यायामामुळे स्नायूंचे सात प्रकारचे फायदे होतात :

🏃 स्नायूंची ताकद, जी स्नायूंची संख्या आणि लांबी यांवर अवलंबून असते, ती वाढते आणि वाढलेल्या ताकदीमुळे शारीरिक कष्टाची क्षमता वाढते.

🏃 स्नायूंचा चिवटपणा म्हणजे एखादी क्रिया पुन्हा पुन्हा करणे किंवा स्नायूंचे आकुंचन दीर्घकाल सहन करणे, वाढू लागतो. लवचिकपणा, हृदय आणि रक्ताभिसरण आणि त्याची ऑक्सिजन व अन्न स्नायूंपर्यंत पोहोचविण्याच्या क्षमतेवरसुद्धा अवलंबून आहे.

🏃 स्नायूंचा प्रतिसादाचा वेग वाढतो. प्रतिक्षिप्त क्रियेचा वेग वाढतो. यामुळे कंकाल तंत्राचे चयापचय आणि स्नायू तांत्रिकांची ताणक्षमता वाढते.

🏃 व्यायामामुळे स्नायूंचे पूर्ण वस्तुमान वाढते. स्नायुतंतुमध्ये रक्तपुरवठा वाढतो. कारण व्यायामामुळे रुधिराभिसरणाची गती वाढून स्नायूंकडे रक्त जास्त प्रमाणात वाहाते. शरीराची ऑक्सिकरणाची क्षमता वाढते. यामुळे शर्करा आणि संबंधित पदार्थांचे विघटन होऊन ऊर्जा निर्माण होण्याची क्षमता वाढते. ह्यामुळे पहिल्या प्रकारच्या स्नायूंची वाढ होते आणि शरीर दीर्घकाल नियमित व्यायामाला अनुकूल होऊ लागते.

स्नायूंचे दोन प्रकार आहेत. त्यांचे भिन्न संकोचशील आणि चयापचय गुणधर्म आहेत.

प्रकार पहिला– सावकाश मुंगा– हे स्नायू जलद ऑक्सिकरणकारक आहेत. ते चटकन ऊर्जेचा वापर करतात.

प्रकार दुसरा– जलद मुंगा– हे स्नायू हळू ऑक्सिकरण करतात. हे स्नायू ऊर्जेचा वापर सावकाश करतात. बैठे काम करणाऱ्या व्यक्तींमध्ये याचे प्रमाण अधिक असते.

या सर्वांमुळे स्नायूंमध्ये ऊर्जेचा जलद आणि योग्य वापर होतो. स्नायूंचा फिटनेस हा व्यायामाचा थेट परिणाम आहे. व्यायामाने कंकाल तंत्राची संरचना आणि कार्य दोन्ही सुधारते. आकृतीक आणि चयापचय स्वास्थ्यात पण वृद्धी होते.

४. हृदय-श्वसन-गतीतील सुधारणा–

एक स्वस्थ हृदय एका ठोक्यामध्ये अस्वस्थ हृदयापेक्षा जास्त रक्त फेकते, त्यामुळे कमी ठोक्यांमध्ये तेवढेच रक्त शरीरात खेळते. त्याने नाडी-गती किंवा हृदय-गती कमी होते. खेळाडूंचा नाडी वेग साधारणत: ५६ बीट प्रतिमिनिट एवढा कमी असतो. तर बैठे काम करणाऱ्या व्यक्तींमध्ये ८५ बीट प्रतिमिनिट एवढा जास्ती आढळतो.

व्यायामाने एरोबिक शक्तीची वाढ होते. व्यायामाने शरीराच्या चयापचयाची गती वाढून ऑक्सिजन आणि ग्लुकोजची आवश्यकता वाढते. चयापचयीत पदार्थांचे (ऑक्सिकरण झालेले पदार्थ, शर्करा, ग्लायकोजेन, शरीरातील चरबी, नियमित व्यायाम करणाऱ्यांमध्ये आणि उपासमार होत असणाऱ्या व्यक्तींमध्ये स्नायू प्रथिने सुद्धा) हृदय, फुफ्फुस, रुधिराभिसरण आणि श्वसन संस्था यांचा ऑक्सिजन ऊतींपर्यंत पोचवण्यासाठी तसेच कार्बन डाय ऑक्साईड आणि चयापचयीत पदार्थ वाहून नेण्यात अंतर्भाव होतो. या संस्थांची ताकद आणि कार्यक्षमता व्यायामाने वाढते. नियमित व्यायाम हृदयासाठी फायदेशीर असतो, हे अभ्यासातून सिद्ध झाले आहे.

चिवटपणाचे व्यायाम किंवा व्यायाम ज्यांमध्ये पोहणे, सायकलिंग, धावणे यांचा समावेश आहे, याने हृदय आणि रक्ताभिसरण संस्थेच्या कार्यक्षमतेत उल्लेखनीय वाढ होते. हृदयउत्प्रेक्षण वाढल्याने नाडीची गती आणि शरीराची ऑक्सिजन वापरण्याची क्षमता प्रचंड वाढते.

आघात परिणाम   = प्रत्येक स्पंदनाप्रमाणे संक्रमणित केलेले रक्त
हृद्-कार्यक्षमता वाढ = आघात परिणाम × हृद्वेग राशी
                  = प्रति मिनिट हृदयाने संक्रमित केलेल्या रक्ताचे परिमाण

🏃 चिवटपणाच्या व्यायामाने रक्तातील मेद कमी होतो. रक्तातील लिपिड कोलेस्ट्रॉल आणि ट्राय-ग्लिसराईड यांचे प्रमाण कमी होऊन रक्तवाहिनीमध्ये रक्त साकळण्याचे तसेच अतिरिक्त मेद साठण्याचे प्रमाण कमी होते.

रक्तातील लिपिड्स (चरबी)

ट्रायग्लिसेराइडस्

LDL =	लघुघनता वसा - प्रथिने (lipoproteins)	वसा प्रथिनांचा रक्तवाहिनीसंचयात काठिण्य आणि अरुंदीकरण करीत असल्यामुळे ही प्रथिने अपायकारक असतात.
VLDL =	बहुत लघुघनता वसा - प्रथिने	

कोलेस्टेरॉल

HDL =	उच्चघनता वसा प्रथिने	ही प्रथिने यकृतामधे कोलेस्टेरॉल स्थानांतर करीत असल्यामुळे चयापचय होण्यासाठी फायद्याची असतात. चरबीची पातळ जाळी तसेच रक्तसाठा स्वच्छ करण्यात ही प्रथिने मदत करतात.

🏃 अथेरोस्क्लेरॉसिस किंवा धमणी काठिण्य– रक्तदाब तसेच हृदयविकाराचा झटका यांचे प्रमाण कमी होऊ शकते किंवा काही व्यक्तींमध्ये उलट होऊ शकते.

🏃 हाय डेन्सिटी लिपोप्रोटीन किंवा HDL जे हृदयाचे रक्षण करतात. व्यायामाने त्यांची रक्तामध्ये वाढ होते आणि घातक लिपिडचे प्रमाण कमी होते.

🏃 व्यायामाने रक्तवाहिन्यांची संख्या आणि आकार वाढतो. त्यामुळे रक्ताभिसरणाची गती वाढते व ऊतींना जास्त ऑक्सिजन मिळतो.

🏃 व्यायामाने रक्तवाहिन्यांची लवचिकता वाढून रक्त वाहण्यास कमी प्रतिबंध होतो. यामुळे रक्तदाब कमी होतो.

या सर्व गोष्टी एकत्रित केल्याने हृदयविकार होण्याची संभावना कमी होते. बैठे काम करणाऱ्या लोकांमध्ये हृदयविकाराने मरण्याची शक्यता, योग्य प्रमाणात

व्यायाम करणाऱ्या व्यक्तींपेक्षा ३० ते ४०% अधिक असते.

जेव्हा तुम्ही व्यायाम करता, तेव्हा तुमच्या श्वसनसंस्थेमध्ये बदल घडतात. व्यायामामुळे फुफ्फुसांना त्यांच्या क्षमतेएवढा वायू आत घ्यावाच लागतो. उच्छ्वास करताना दूषित वायू बाहेर सोडावाच लागतो. यामुळे फुफ्फुसांची कार्यक्षमता वाढून त्यांची ऑक्सिजन साठविण्याची क्षमता पण वाढते. म्हणूनच क्षय, दमा इत्यादी आजाराच्या रोग्यांना व्यायाम सुचविला जातो.

व्यायामाच्या दरम्यान हृदयगती आणि श्वसनगती स्नायूंच्या ऑक्सिजनच्या अतिरिक्त मागणीमुळे वाढते आणि या प्रकारे रुधिराभिसरणगती सुद्धा वाढते.

५. व्यायामामुळे स्नायू-अस्थी संस्थेत सुधारणा घडते–

🏃 व्यायामाने अस्थींमधील प्रथिने आणि खनिजांचे प्रमाण वाढून अस्थी सशक्त बनतात.

🏃 व्यायामाने मुलांमध्ये हाडांची व्यवस्थित वाढ होऊन त्यांची उंचीही वाढते.

🏃 व्यायामाने अंगस्थिती (Posture) सुधारते. व्यायामामुळे बसताना किंवा उभे असताना ताठ असण्याची सवय लागते आणि ताठ उभे राहण्याने किमान अर्धा इंच उंची जास्त वाटते.

🏃 व्यायामाने चिवटपणा वाढतो. तसेच स्नायूंतील संघटन वाढते आणि त्यामुळे व्यक्तिमत्त्वाला रुबाबदारपणा प्राप्त होतो.

🏃 स्नायूंचा वापर न केल्यास त्यांचा अपक्षय (atrophy) होतो. अंथरुणावर खिळलेल्या व्यक्तीच्या स्नायूंचे आकारमान, ताकद कमी होते. व्यायामाच्या अभावाने हाडातील कॅल्शियम घटते आणि हाडे ठिसूळ होण्याची शक्यता वाढते.

🏃 तिशीनंतर अस्थी कमजोर होणे हे नैसर्गिक आहे, त्यामुळे व्यायाम केल्यास अस्थींमध्ये कॅल्शियमचे प्रमाण वाढण्यास मदत होते.

🏃 मध्यमवयीन वृद्ध लोकांमध्ये आणि स्त्रियांमध्ये रजोनिवृत्तीनंतर अस्थी दुखण्याची शक्यता वाढते. तसेच फ्रॅक्चर होण्याची शक्यता वाढते. ह्या सर्व व्याधी व्यायामाने टाळता येऊ शकतात.

६. दुःख कमी करणारे अंतःस्राव वाढतात–

एंडोर्फिन किंवा मॉर्फिनसदृश पदार्थ पोषग्रंथी (Pituitary-gland) मधून व्यायामामुळे स्रवतात. ह्या ग्रंथींतून इतर अनेक प्रकारचे स्राव झरतात, ज्यामुळे इतर अंतस्रावी ग्रंथींना कार्यक्षम होण्याची चालना मिळते. एंडोर्फिनमुळे उत्साही अवस्था प्राप्त होते. तसेच दुःख कमी होते. त्यामुळेच क्रीडा स्पर्धांमध्ये खेळाडू ताणाला

(Pain) सामोरे जाऊ शकतात.

खेळाडूंच्या स्नायूंना दुखापत झाल्यावरही मॅरेथॉन्समध्ये धावतच राहणाऱ्या व्यायामपटूंच्या अनेक कथा प्रचलित आहेत. ह्यामध्ये अंतर्मनाच्या सामर्थ्याबरोबर एंडोर्फिनचेही स्त्रवणे कारणीभूत आहे.

एंडोर्फिनमुळे व्यक्तीला व्यायामाची सवय जडते. अर्थात ही सवय तंबाखू किंवा दारूसारखी घातक नाही.

७. घाव / जखमा भरून येण्यास मदत होते–

व्यायामामध्ये जखमा भरून काढण्याचे प्रचंड सामर्थ्य आहे. फिजिओथेरपी हे एक आता अतिप्रगत व्यायामशास्त्र आहे, ज्यामुळे अनेक व्याधींमध्ये त्याचा फायदा होतो. फिजिओथेरपीस्ट, सर्जन आणि फिजिशियन यांच्या मदतीने रुग्णांना व्यायामाद्वारे रोग बरे करण्यास मदत करतो.

ऑपरेशननंतर अनेक रुग्णांना पाठदुखी किंवा स्नायूंच्या काठिण्याचा त्रास सक्तीच्या विश्रांतीमुळे होतो. जो व्यायामाने टाळता येऊ शकतो.

अनेक अस्थिरोगांमध्ये व्यायाम आवश्यक असतो. स्लिप डिस्क (slipdisc) ह्या अवस्थेमध्ये पण व्यायाम महत्त्वाचा आहे. जरी रुग्णास संपूर्ण विश्रांती सांगितली असेल तरीही. कारण व्यायामाने काही जखमांमध्ये काही ऊती जोमाने वाढतात. तसेच स्नायूंना बळकट करून अववृद्धी (atrophy) थांबते.

८. निद्रानाशावर उत्तम औषध–

निद्रानाश? मग गरम दूध, झोपताना वाचन इत्यादी गोष्टी विसरा. संशोधनांती आता असे सिद्ध झाले आहे की थोड्या प्रमाणात व्यायामाने चांगली झोप येऊ शकते. अनेक प्रयोगांमध्ये ह्या गोष्टीची चाचणी घेण्यात आली असून हा निष्कर्ष काढलेला आहे.

कोणत्याही प्रकारच्या व्यायामाने ताण कमी होतो (दोन्ही शारीरिक आणि मानसिक). तसेच झोप लागण्यास मदत होते. ते सुद्धा झोपेच्या गोळ्यांमुळे होणाऱ्या दुष्परिणामाऐवजी. व्यायामामुळे शारीरिक थकवा नाहीसा होतो.

निद्रानाश असलेल्या व्यक्तींनी झोपण्यापूर्वी थोडेसे चालल्यास किंवा हलकासा व्यायाम केल्यास त्यांना निश्चितच फायदा होईल.

९. विषण्णतेवर मात–

मानसिक रोग असलेल्या व्यक्तींना मानसशास्त्रज्ञ (psychiatrist) चालणे, योगाभ्यास किंवा नाचणे इत्यादी व्यायामप्रकार करण्याचा सल्ला देतात. त्यामुळे असे

आढळून आले आहे की व्यायाम करणाऱ्या रोग्यांना औषधे कमी प्रमाणात लागतात. तसेच रोगांची लक्षणे कमी होण्याचा अवधी पण व्यायाम करणाऱ्यांमध्ये कमी होतो.

१०. वार्धक्याची प्रक्रिया मंदावते–

माफक, नियमित आणि चिकाटीने केलेल्या व्यायामाने वृद्धत्वाची प्रक्रिया मंदावते. जाड, आळशी व्यक्ती त्यांच्या वयाच्या मानाने जास्त थोराड दिसतात तर शारीरिकदृष्ट्या तंदुरुस्त असलेली व्यक्ती तरुण दिसते.

शरीरातील सर्व संस्थांवर, नससंस्थेसह व्यायामाचा अनुकूल परिणाम घडतो आणि मानसिक क्षमता, स्मरणशक्ती, हुशारी वाढते.

११. उत्साहवर्धक वाटते–

व्यायामाने आत्मविश्वास वाढतो आणि शिस्तबद्धता जोपासली जाते. व्यायामाने ताकद वाढते आणि मानसिक जागरूकता वाढते. तसेच व्यायामाने आयोजन, मानसिक सामर्थ्य, इत्यादी गोष्टी तसेच चिकाटी इत्यादी जीवनात अत्यावश्यक असणाऱ्या गोष्टींची वाढ होते.

व्यायामामुळे घडणारा दीर्घकालीन फायदा म्हणजे भूक मंदावते. ज्यांना अतिरिक्त खाण्याची सवय आहे, अशांमध्ये नियमित व्यायामाने भूक कमी होते.

१२. शरीर उठावदार होते–

जेव्हा तुम्ही नियमित व्यायाम करत नसता, तेव्हा विश्रामित अवस्थेमध्ये तुमच्याकडे फक्त १०० किलो कॅलरी संचित ऊर्जा उपलब्ध असते. ही ऊर्जा जर पूर्णत: शरीराद्वारे वापरली गेली तर तुम्ही १५ मिनिटे टेनिस खेळू शकता किंवा २० मिनिटे जलद गतीने चालू शकता.

रक्तशर्करा हा शरीरामध्ये प्रवाही असणारा मुख्य पदार्थ आहे. रक्तशर्करा शरीरातील ऊती शक्तीसाठी वापरतात. विश्रामित अवस्थेमध्ये रक्तातील शर्करा १०० कि. कॅलरी इतकी ऊर्जा देऊ शकते. हे प्रमाण जोरकस व्यायामामध्ये लागणाऱ्या ऊर्जेपेक्षा अत्यल्प आहे.

व्यायामकाळात चयापचयात बदल घडण्यासाठी मोठ्या प्रमाणात चयापचय आधारद्रव्य सज्ज होण्याची आवश्यकता भासते. लिव्हर (यकृत) आणि स्नायूंमधील ग्लायकोजन साठ्यांचे ज्वलन होते आणि त्यानंतर चरबी साठे वापरले जातात. मानवी शरीरातील यंत्रणा कार्यान्वित होते. अंतस्राव तसेच मज्जांमधील रसायने जोमाने कार्यान्वित होतात. यकृत, स्नायू, मेद साठलेल्या ऊती कार्यक्षम बनतात. हृदय वेगाने कार्य करते. श्वसनाचा वेग वाढतो. रक्ताभिसरणाची गती वाढते.

चेहऱ्यावर लाली येते. त्वचेचे तापमान वाढते. शरीरातील प्रत्येक संस्था जोमाने कार्य करते.

लोक व्यायाम का करीत नाहीत, याचं उत्तर कल्पकतेने, जरा डोके चालवूनच शोधून काढले पाहिजे.

वेळ कसा काढाल?

अनेक व्यक्तींना त्यांच्या व्यस्त दिनक्रमामध्ये व्यायामासाठी वेळ काढणे कठीण जाते. ते त्यांच्या व्यापामध्ये फार व्यस्त असतात किंवा मुलांकडे लक्ष देणे, आजारी पालकांकडे लक्ष देणे इत्यादी कारणे असतात. परंतु खालीलपैकी एखादी गोष्ट व्यायामासाठी तुम्ही करू शकता.

🏃 रोज उठता त्यापेक्षा अर्धा तास अगोदर उठा. त्यामुळे तुम्हाला स्वच्छ हवा मिळते आणि दिवसाची सुरुवात सकारात्मकतेने होते आणि प्रसन्नता जाणवते.

🏃 जेवणाच्या सुटीतील वेळ व्यायामासाठी वापरा. जेवण हलके घ्या. त्यामध्ये एखादे फळ आणि सँडवीच किंवा एखादी पोळी जेवणाच्या सुटीच्या २ तास आधी खा.

🏃 जर तुम्हाला संध्याकाळी मोकळा वेळ असेल तर संध्याकाळच्या वेळी व्यायाम करा. अनेक व्यक्ती दिवसभराची कामे झाल्यावर संध्याकाळी अधिक विश्रमित असतात. संध्याकाळी बाहेर जात असाल तर जीम किंवा स्विमिंग पूलमध्ये व्यायाम करून शॉवर घ्या आणि त्यानंतर करमणुकीच्या कार्यक्रमाला जा. व्यायामामुळे तुम्ही विश्रमित आणि ताजेतवाने होता. त्यामुळे तुम्हाला संध्याकाळी जास्त आनंदी वाटू शकेल.

🏃 वास्तववादी असा. योग्य उद्दिष्ट ठेवा. काहीच व्यायाम न करण्यापेक्षा थोडा व्यायाम केव्हाही चांगला. जर तुम्हाला तुमच्या दिवसभराच्या व्यस्त दिनचर्येमध्ये सलग वीस मिनिटे मिळू शकत नसतील, तर १०-१० मिनिटे किंवा ६ मिनिटांचे व्यायाम तीन वेळा करा. ह्यामुळे मेद घटण्याचे फायदे तितकेच मिळतील. हृदयाला मिळणारे फायदे मात्र सलग वीस मिनिटांच्या व्यायामाइतके नसतील.

🏃 व्यावसायिक मीटिंग किंवा मित्रांना भेटण्याचे ठिकाण, स्विमिंग पूल किंवा जॉगिंगचे मैदान ठेवा.

🏃 कामाच्या ठिकाणी व्यायाम करा. सममात्रिय (isometric) व्यायाम, टेबलासमोर किंवा कॉम्प्युटरसमोर सुद्धा करता येतील. प्रत्येक तासानंतर थोडा विश्राम घ्या. थोडेसे चाला. पाणी पिण्यासाठी वॉटरकूलर पर्यंत चाला किंवा कॉफी

टेबलावर पिण्यापेक्षा कॉफीमशीन पर्यंत जा. तुम्हाला हव्या असलेल्या वस्तू ऑफिसमध्ये स्वत: उठून घ्या.

🏃 जर आठवडाभर तुम्ही अतिशय व्यस्त असाल तर आठवड्याच्या शेवटी अधिक व्यायाम आणि इतर दिवशी किमान २० मिनिटे व्यायाम करा. आठवड्यातून पाच वेळा व्यायाम हा आदर्श समजला जातो, परंतु आठवड्यातून तीन वेळा व्यायाम हा अजिबात व्यायाम न करण्यापेक्षा बरा.

🏃 व्यायामाला कौटुंबिक स्वरूप द्या. पालक, मुले, नातवंडे एकत्र व्यायाम करू शकतात. एखादी संध्याकाळ जवळच्या व्यायामकेंद्रात सहल काढू शकता. अनेक व्यायाम केंद्रांत विविध प्रकारचे व्यायाम असतात. त्यात प्रत्येक व्यक्तीला त्याच्या आवडीचा व्यायाम करता येईल. त्यामुळे तुम्हाला तुमचा बहुमोल वेळ कुटुंबाबरोबर तसेच तब्येत सुधारण्यासाठी एकत्र मिळू शकेल.

🏃 तुमच्या आवडीच्या छंदासमवेत तुम्ही व्यायाम करू शकता. टीव्ही समोर व्यायाम करताना तुम्ही तुमच्या आवडत्या कार्यक्रमाचा आस्वाद घेऊ शकता. जास्तीत जास्त चालण्याचा व्यायाम करा. कमी अंतरासाठी वाहन वापरू नका. टीव्ही बघताना रिमोट कंट्रोल न वापरता उठून चॅनल बदला. दार उघडण्यासाठी किंवा फोन घेण्यासाठी नोकरांवर अवलंबून न राहता स्वत: उठा. कुत्र्याला फिरायला न्या. छोटे मूल असल्यास बाबागाडीतून फिरायला न्या. त्यामुळे हृदयाला व्यायाम घडेल. गाडी तुमच्या इच्छित स्थानापासून अर्धा मैल आधी थांबवा आणि पुढचे अंतर चालत जा.

🏃 व्यायामाला आयुष्याचा अविभाज्य भाग बनवा. लिफ्टऐवजी जिन्याचा वापर करा.

🏃 सतत हालचाली करत राहा. धडपडणाऱ्या व्यक्ती आळशी व्यक्तींपेक्षा अधिक तंदुरुस्त असतात.

तुम्हाला ऊर्जा कुठून मिळते?

ऑफिस किंवा घरकाम करून थकल्यानंतर तुम्हाला व्यायाम करण्याची इच्छा असूनसुद्धा शक्ती नसते आणि अशा वेळेस तुम्ही व्यायाम केल्यास पुढचे काही दिवस तुमचा थकवा अधिकच वाढतो आणि तुम्ही नियमित व्यायाम करू शकत नाही.

काही व्यक्तींमध्ये पोषक आहार नसल्यास त्यांना ऊर्जेची कमतरता जाणवते. अनेकदा कारण सोपे असते. तुमच्या शरीराला व्यायामाची सवय नसते, स्नायू कमविलेले नसतात. ताकद कमी असते.

🏃 तुमचा आहार योग्य आणि समतोल आहे का, हे तपासा.

* सुरुवात सावकाश करा. अगदी प्रतिदिनी ५ मिनिटांपासून सुरुवात करा. त्यानंतर तुम्हाला थकवा जाणवत नसल्यास व्यायामाची वेळ थोडी थोडी वाढवत न्या.

* सुरुवातीला थकवा जाणवल्यास थोडा वेळ विश्रांती घ्या.

* जर स्नायूंमध्ये दुखू लागले तर व्यायाम करण्याचे थांबवा. जसे जसे दिवस जातील तसे तुम्हाला उत्साही जाणवेल. व्यायाम संपल्यावर तुम्हाला ताकद वाढल्याचे जाणवेल.

व्यायामाने ताकद वाढते. संशोधनांती असे आढळले आहे की ज्या व्यक्ती नियमित व्यायाम करतात, त्या कार्य किंवा शिक्षणात व्यायाम न करणाऱ्यांपेक्षा जास्त चांगल्या असतात.

डाएटिंग करून वजन कमी करणे सोपे नाही का?

डाएटिंगमुळे तुमचे वजन घटू शकते, परंतु व्यायामामुळे मिळणाऱ्या लाभांपासून तुम्ही वंचित असता. जर वजन घटविणे हे तुमचे ध्येय असेल तर तुम्ही माफक आहार आणि व्यायाम अशा पद्धतीचा अवलंब करू शकता.

* स्वत:ची उपासमार करू नका. उपासाने चयापचय गती कमी होते आणि ऊर्जेचे ज्वलन सावकाश होते. लठ्ठ व्यक्ती चयापचय गती कमी असूनही वजन नियंत्रित करू शकते. जरी लठ्ठ व्यक्तीचा आहार कमी असला, तरी चयापचय गती वाढून ऊर्जेचे ज्वलन जलद होते.

* डाएटिंग चालू असेपर्यंतच वजन नियंत्रित असते.

* लठ्ठ परंतु नियमित व्यायाम करणारी व्यक्ती, ही व्यायाम न करणाऱ्या साधारण वजनाच्या व्यक्तीपेक्षा अधिक तंदुरुस्त असते.

वजन घटविणे हे ट्रक ढकलण्यासारखे असते. सुरुवातीला फार कष्ट असतात, त्यानंतर मात्र प्रगमनशीलतेने सोपे होऊ लागते.

तुमच्या निरोगीपणाच्या पातळीचे मापन

निरोगी किंवा आजारी हा प्रश्न आपल्यापैकी बहुतेकांना सतावत असतो, परंतु निरोगीपणा म्हणजे काय, याची व्याख्या करणे अवघड आहे. हे म्हणजे तुम्हाला तुमचे बाह्यस्वरूप कसे वाटते आणि सकाळी उठल्यावर कसे वाटते; दिवसभराच्या कामानंतर तुम्ही किती थकलेले असता, किती उत्सुकतेने किंवा नाईलाजास्तव तुम्ही महत्त्वाच्या कामांकडे बघता, तसेच बारीक गोष्टींकडे किती तडजोडीने बघता त्यासंबंधी आहे आणि रोजच्या आयुष्यातील ताणतणावाला कसे सामोरे जाता त्याविषयी आहे. निरोगीपणाचे काही एकच परिमाण नाही कारण निरोगीपणा म्हणजे फक्त वजन, देहयष्टी किंवा स्नायुसमूह नव्हे.

तंदुरुस्ती या शब्दाची व्याप्ती शारीरिक, मानसिक, भावनिक आणि आत्मिक निरोगीपणात आहे. तंदुरुस्तीचे परिमाण काय आहे, हे तुम्हाला माहिती असावे आणि त्याप्रमाणे तुम्ही स्वत:चे मूल्यमापन करावे.

तंदुरुस्तीसाठी काही परिमाणे म्हणजे :

तुम्ही कसे दिसता?

आपल्यापैकी फारच थोडे लोक स्वत:च्या बाह्य दर्शनावर संतुष्ट असतात. काहींना आपले वजन थोडे कमी असावे किंवा शरीराचा एखादा भाग कमी सुटलेला असावा असे वाटते. त्यामुळे आकर्षक मॉडेल आणि प्रमाणबद्ध क्रीडापटूंची चित्रे आपण उसासे सोडत बघतो. सर्वेक्षणामध्ये असे आढळून आले आहे की जेव्हा जेव्हा तंदुरुस्त व्यक्तींना तुम्हाला वजन किती किलोंनी कमी करायला आवडेल, असं विचारल्यास फक्त १ ते २ किलो असे त्यांचे उत्तर असते तर बाकी व्यक्तींना ५ किलो असावे असे सांगितल्याशिवाय समाधान वाटत नाही. तंदुरुस्त व्यक्ती त्यांच्या शारीरिक प्रतिमा आणि वजनाबद्दल समाधानी असतात.

तुमच्या शरीराचा आकार, त्यातील हाडे आणि सांगाड्याच्या चौकटीवर तसेच त्यावरील स्नायू आणि चरबीच्या आवरणावर अवलंबून असतो. त्यामुळे ह्या ढाच्याला बदलण्यासाठी अनेक मर्यादा येतात. पण तुम्हाला स्नायू आणि चरबीमध्ये बदल

करणे शक्य आहे.

मेद आणि स्नायू दोन्हीही शरीरासाठी अत्यावश्यक आहेत. शरीरातील ऊतींसाठी अत्यावश्यक आहे. त्यामुळे शरीरातील अवयवांना गोलाई येते. चरबीमुळे शरीरातील तापमान नियंत्रित राहण्यास मदत होते आणि शरीरात ऊर्जेचा साठा होतो. हा साठा जेव्हा अतिरिक्त होतो, तेव्हा शरीर बेढब दिसावयास लागते. अशा चरबीचे साठे जेव्हा रक्तवाहिन्यांमध्ये वाढू लागतात, तेव्हा ते आरोग्याच्या दृष्टीने हानिकारक असतात.

चपळ व्यक्ती त्यांच्या स्नायूंचा वापर करतात, त्यामुळे त्यांचे शरीर सुदृढ राहते आणि स्नायूंची सुस्थिती राखली जाते. जेवढा तुमच्या शरीराला व्यायाम कमी, तेवढे तुमचे शरीर बेढब आणि मेदयुक्त होते. व्यायामाच्या अभावामुळे स्नायूंचे आकारमान कमी होते आणि त्यांची लवचिकता कमी होऊन त्यात मेद वाढतो. स्नायूंचा थुलथुलीतपणा एरवी चांगले दिसणाऱ्यांना मारक ठरू शकतो.

उदरावरील स्नायुसमूह एक समस्याकारक स्नायुसमूह आहे. घट्ट, खेचलेल्या उदरावरील स्नायुसमूहाचे कार्य वेष्टनाचे असते. यामुळे उदरपोकळीतील सर्व अवयव आपल्या जागेवर व्यवस्थित असतात. त्यांच्या ताण घेण्याच्या लवचिकतेमुळे उदर सपाट भासते. शरीराच्या दुसऱ्या भागात हे दृढ स्नायुसमूह मेदवृद्धी क्वचित दर्शवतात. नियमित व्यायाम करणाऱ्या व्यक्तींच्या मांड्या व्यायाम न करणाऱ्या व्यक्तींच्या मांड्यांपेक्षा बारीक दिसतील. जरी दोहोंमधील चरबीचे प्रमाण समान असले तरी. व्यायामामुळे सुधारलेली स्नायूंची सुस्थिती हे त्यामागील महत्त्वाचे तत्त्व आहे.

नियमित व्यायामामुळे स्नायुसमूह वाढतो आणि एखादेवेळी शरीराचे किंचित वजनसुद्धा वाढू शकते. वजनात थोडीशी वाढ व्यायामाला सुरुवात केल्यावर काही दिवस होऊ शकते. स्नायुसमूहाची वृद्धी आणि भूक लागणे हे त्यामागचे कारण आहे पण त्यामुळे खिन्न होऊन व्यायाम सोडून देण्याची आवश्यकता नाही कारण वजन येत्या काही दिवसांत आटोक्यात येईलच!

आपल्या दिसण्यावरून काही प्रमाणात आपल्या तंदुरुस्तीच्या पातळीची कल्पना येऊ शकते. मोठ्या आरशासमोर उभे राहून स्वतःची तपासणी करा.

- तुम्ही लठ्ठ आणि फिक्कट दिसता का?
- शरीरातील कुठले अवयव सुटलेले आहेत का?
- कमरेवर अतिरिक्त मेदवृद्धीचे थर आहेत का?
- तुम्ही दुःखी, कृश आणि कुपोषित आहात का? तसेच तुमचे हातपाय काड्यांसारखे दिसतात का?

असे जवळून निरीक्षण केल्यावर तुम्ही तंदुरुस्त आहात की रोगी आहात, ते

स्वतःच ठरवू शकाल. परंतु, आणखी काही परिणामांवर तुम्ही स्वतःला पारखून घेणे आवश्यक आहे.

तुमचे वजन किती आहे?

तुमचे वजन किती असावे हे तुमच्या उंची, शरीरयष्टी आणि लिंग या तीन गोष्टींवर अवलंबून आहे.

इंडियन कौन्सिल फॉर मेडिकल रिसर्च या संस्थेने स्त्री व पुरुष या दोघांसाठी कोष्टक तयार केले आहे. ह्यामध्ये उंचीनुसार तुमचे आदर्श वजन किती असावे, हे दिलेले आहे. त्यामुळे आपले वजन कमी आहे किंवा जास्ती आहे, आणि किती कमी किंवा जास्ती आहे, ह्याची कल्पना येते.

परंतु फक्त वजन म्हणजेच तंदुरुस्तीचे एकमेव मापन असे नाही. तुमचे आदर्श वजन इतके असले तरी स्नायूंची सुस्थिती आणि हृदयाची सुस्थिती ह्याबाबी पण महत्त्वाच्या आहेत.

(पुढील पानांवरील तक्ते पाहा.)

तुमचा बॉडी मास इंडेक्स किती आहे?

बॉडी मास इंडेक्स हा तुमच्या शारीरिक पोषणाचा द्योतक आहे. बॉडी मास इंडेक्स वजनापेक्षा तुमच्या शरीराचा रोगाकडे कल दर्शवते. किलोतील तुमचे वजन भागिले उंची (मीटरमध्ये) घनवर्ग या प्रकारे बॉडी मास मोजतात.

$$\text{बॉडी मास इंडेक्स} = \frac{\text{वजन}}{\text{उंची}^२}$$

१९ ते २४ च्या दरम्यानचा बॉडी मास इंडेक्स हा चांगल्या आरोग्याचा दर्शक आहे. तर २५ ते २९.५ हा अधिक वजन असल्याचे दर्शवितो. जर ती व्यक्ती स्थूल नसली तर २९ आणि त्यापुढील बॉडी मास इंडेक्स स्थूलता दर्शवितो आणि अशा व्यक्तीला हृदयरोग आणि इतर रोगांचा प्रादुर्भाव होण्याची शक्यता जास्त असते. बॉडी इंडेक्स यात शरीरातील मेद, आजारपण आणि मरणाधीनता आहे. तसेच केवळ शरीराच्या वजनापेक्षा बॉडी मास इंडेक्स भावी काळातील उत्तम सूचक निदर्शक असल्याचे संशोधनावरून सिद्ध झाले आहे.

<table>
<tr><td colspan="5" align="center">उंची-वजन कोष्टक : स्त्रिया</td></tr>
<tr><td colspan="2" align="center">उंची</td><td colspan="3" align="center">वजन</td></tr>
<tr><td align="center">मीटर</td><td align="center">फूट-इंच</td><td align="center">किलो
लहान चण</td><td align="center">किलो
मध्यम चण</td><td align="center">किलो
मोठी चण</td></tr>
<tr><td align="center">१.४९</td><td align="center">४–११</td><td align="center">४७.२–५०.४</td><td align="center">४९.९–५३.५</td><td align="center">५३.१–४६.६</td></tr>
<tr><td align="center">१.५२</td><td align="center">५–०</td><td align="center">४७.६–५१.३</td><td align="center">५०.८–५४.४</td><td align="center">५४.०–५८.५</td></tr>
<tr><td align="center">१.५५</td><td align="center">५–१</td><td align="center">४८.५–५२.२</td><td align="center">५१.७–५४.३</td><td align="center">५४.९–५९.४</td></tr>
<tr><td align="center">१.५७</td><td align="center">५–२</td><td align="center">४९.९–५३.५</td><td align="center">५३.१–४६.७</td><td align="center">५६.२–६१.२</td></tr>
<tr><td align="center">१.६०</td><td align="center">५–३</td><td align="center">५१.३–५४.९</td><td align="center">५४.४–५८.१</td><td align="center">५७.६–६२.६</td></tr>
<tr><td align="center">१.६३</td><td align="center">५–४</td><td align="center">५२.६–४६.७</td><td align="center">५६.२–५९.९</td><td align="center">५९.४–६४.४</td></tr>
<tr><td align="center">१.६५</td><td align="center">५–५</td><td align="center">४८.०–५८.१</td><td align="center">५७.६–६१.२</td><td align="center">६०.३–६४.८</td></tr>
<tr><td align="center">१.६८</td><td align="center">५–६</td><td align="center">५५.८–४९.९</td><td align="center">५९.०–६३.५</td><td align="center">६२.६–६८.०</td></tr>
<tr><td align="center">१.७०</td><td align="center">५–७</td><td align="center">५७.२–६१.७</td><td align="center">६०.८–६५.३</td><td align="center">६४.४–६९.९</td></tr>
<tr><td align="center">१.७३</td><td align="center">५–८</td><td align="center">५८.५–६३.१</td><td align="center">६२.२–६६.७</td><td align="center">६५.८–७१.७</td></tr>
<tr><td align="center">१.७५</td><td align="center">५–९</td><td align="center">६०.३–६४.९</td><td align="center">६४.०–६८.५</td><td align="center">६७.६–७३.५</td></tr>
<tr><td align="center">१.७८</td><td align="center">५–१०</td><td align="center">६१.७–६६.७</td><td align="center">६५.८–७०.३</td><td align="center">६९.०–७५.३</td></tr>
<tr><td align="center">१.८०</td><td align="center">५–११</td><td align="center">६३.१–६८.०</td><td align="center">६७.१–७१.७</td><td align="center">७०.३–७६.७</td></tr>
</table>

<table>
<tr><td colspan="5" align="center">उंची-वजन कोष्टक : पुरुष</td></tr>
<tr><td colspan="2" align="center">उंची</td><td colspan="3" align="center">वजन</td></tr>
<tr><td>मीटर</td><td>फूट-इंच</td><td>किलो
लहान चण</td><td>किलो
मध्यम चण</td><td>किलो
मोठी चण</td></tr>
<tr><td>१.५७</td><td>५-२</td><td>५२.६-५६.७</td><td>५६.२-६०.३</td><td>५९.४-६४.४</td></tr>
<tr><td>१.६०</td><td>५-३</td><td>५४.०-५८.१</td><td>५७.६-६१.७</td><td>६०.३-६४.३</td></tr>
<tr><td>१.६३</td><td>५-४</td><td>५५.३-५९.९</td><td>५९.०-६३.५</td><td>६२.२-६७.६</td></tr>
<tr><td>१.६५</td><td>५-५</td><td>५७.२-६१.७</td><td>६०.८-६५.३</td><td>६४.०-६९.४</td></tr>
<tr><td>१.६८</td><td>५-६</td><td>५८.५-६३.१</td><td>६२.२-६६.७</td><td>६५.८-७१.२</td></tr>
<tr><td>१.७०</td><td>५-७</td><td>६०.३-६४.९</td><td>६४.०-६८.५</td><td>६७.६-७३.५</td></tr>
<tr><td>१.७३</td><td>५-८</td><td>६१.७-६६.७</td><td>६५.८-७०.७</td><td>६९.४-७५.३</td></tr>
<tr><td>१.७५</td><td>५-९</td><td>६३.५-६८.५</td><td>६७.६-७२.६</td><td>७१.२-७७.१</td></tr>
<tr><td>१.७८</td><td>५-१०</td><td>६५.३-७०.३</td><td>६९.४-७४.४</td><td>७३.०-७९.४</td></tr>
<tr><td>१.८०</td><td>५-११</td><td>६७.१-७२.१</td><td>७१.२-७६.२</td><td>७४.९-८१.७</td></tr>
<tr><td>१.८३</td><td>६-०</td><td>६९.०-७४.४</td><td>७३.०-७८.५</td><td>७६.७-८३.९</td></tr>
<tr><td>१.८५</td><td>६-१</td><td>७१.२-७६.७</td><td>७५.३-८०.७</td><td>७८.९-८६.२</td></tr>
<tr><td>१.८८</td><td>६-२</td><td>७३.९-७९.४</td><td>७७.६-८३.५</td><td>८१.२-८८.९</td></tr>
<tr><td>१.९०</td><td>६-३</td><td>७६.२-८१.७</td><td>७९.८-८५.७</td><td>८३.५-९१.६</td></tr>
</table>

उंची	चांगला बीएमआय						काठावरील बीएमआय				वाढता धोका बीएमआय		
सेंमी	१९	२०	२१	२२	२३	२४	२५	२६	२७	२८	२९	३०	३५
वजन किलोमध्ये													
१४०	३७	३९	४१	४३	४५	४७	४९	५१	५३	५५	५७	५९	६९
१४२	३८	४०	४२	४४	४६	४८	५०	५२	५४	५७	६०	६१	७१
१४४	३९	४२	४४	४६	४८	५०	५२	५४	५६	५८	६०	६२	७३
१४६	४१	४३	४५	४७	४९	५१	५३	५५	५८	६०	६२	६४	७५
१४८	४२	४४	४६	४८	५०	५३	५५	५७	६०	६१	६४	६६	७७
१५०	४३	४५	४७	५०	५२	५४	५६	५९	६१	६३	६५	६८	७९
१५२	४४	४६	४९	५१	५३	५५	५८	६०	६२	६५	६७	६९	८१
१५४	४५	४७	५०	५२	५५	५७	५९	६२	६४	६७	६९	७१	८३
१५६	४६	४९	५१	५४	५६	५८	६१	६३	६६	६८	७१	७३	८५
१५८	४७	५०	५२	५५	५७	६०	६२	६५	६७	७०	७२	७५	८७
१६०	४९	५१	५४	५६	५९	६१	६४	६७	६९	७२	७४	७७	९०
१६२	५०	५३	५५	५८	६०	६३	६६	६८	७१	७४	७६	७९	९२
१६४	५१	५४	५७	५९	६२	६५	६७	७०	७३	७५	७८	८१	९४
१६६	५२	५५	५८	६१	६३	६६	६९	७२	७४	७७	८०	८३	९६
१६८	५४	५६	५९	६२	६५	६८	७१	७३	७६	७९	८२	८५	९९
१७०	५५	५८	६१	६४	६७	६९	७२	७५	७८	८१	८४	८७	१०१
१७२	५६	५९	६२	६५	६८	७१	७४	७७	८०	८३	८६	८९	१०४
१७४	५८	६१	६४	६७	७०	७३	७६	७९	८२	८५	८८	९१	१०६
१७६	५९	६२	६५	६८	७१	७४	७७	८१	८४	८७	९०	९३	१०८
१७८	६०	६३	६७	७०	७३	७६	७९	८२	८६	८९	९२	९५	१११
१८०	६२	६५	६८	७१	७५	७८	८१	८४	८८	९१	९४	९७	११३
१८२	६३	६६	६९	७३	७६	८०	८३	८६	८९	९३	९६	९९	११६
१८४	६४	६८	७१	७५	७८	८१	८५	८८	९१	९५	९८	१०२	११९
१८६	६६	६९	७३	७६	८०	८३	८७	९०	९३	९७	१००	१०४	१२१
१८८	६७	७०	७४	७८	८१	८५	८८	९२	९५	९९	१०३	१०६	१२४
१९०	६९	७२	७६	७९	८३	८७	९८	९४	९७	१०१	१०५	१०८	१२६

तुमच्या शरीरात किती प्रतिशत मेद आहे?

मानवी शरीरात मेदाचे प्रमाण ५ ते ४० प्रतिशत पर्यंत असते. स्त्रियांच्या शरीरात मेदाचे प्रमाण पुरुषांपेक्षा जास्त असते.

खाण्याच्या सवयी आणि आहारातील पूरक पदार्थ हे शरीरातील मेद नियंत्रित करण्याचे महत्त्वाचे घटक असले तरी व्यायामाची भूमिका पण महत्त्वाची आहे.

बऱ्याचशा व्यक्तींमध्ये मेदाचे प्रमाण अधिक असते (तुमचे वाढते वजन ही सुद्धा एक व्याधी समजली जाते). त्याचप्रमाणे ह्याच्या उलट स्त्रियांमध्ये मेदाचे प्रमाण १५ प्रतिशतपेक्षा कमी नसावे तसेच पुरुषांमध्ये मेदाचे प्रमाण ५ प्रतिशत पेक्षा कमी नसावे. अतिडाएटिंगने मेदाबरोबर स्नायूंचा ऱ्हास होऊ शकतो. अधिकतर खेळाडू कमी मेद असताना फार कमी मेद असल्यापेक्षा चांगली कामगिरी करतात.

मेदाची सीमा	पुरुष	स्त्रिया
फारच कमी	५% पेक्षा कमी	१५% पेक्षा कमी
कमी	५–१३%	१५–२०%
सरासरी	१३–१७%	२०–२५%
जास्त	१७–२०%	२५–२८%
रुग्णकाल लठ्ठ	२०–२७%	२८–३१%
दीर्घकाल लठ्ठ	२८% आणि जास्त	३२% आणि जास्त

शरीरातील मेदाचे मापन करण्याच्या अनेक पद्धती आहेत.

- शरीरावरील कातडीची जाडी मोजणे.
- पाण्यामध्ये स्थिर वजन– यात व्यक्तीच्या पाण्यातील वजनाची तुलना त्याच्या जमिनीवरील वजनाशी करून शारीरिक घनता मापन करण्यात येते, जे शारीरिक मेदाशी व्यस्त प्रमाणात असते.
- संरोध पद्धती, ज्यामध्ये शरीराच्या विद्युत प्रवाहाला विरोध मापण्यात येतो. ह्या पद्धतीत कृश शरीराचे यथायोग्य मापन करता येते. म्हणूनच ही पद्धती पूर्ण शारीरिक मेद-मापनासाठी अतिशय चांगली आहे.

बऱ्याचशा स्वास्थ्यसंस्थांमध्ये मेद मापनाची सुविधा असते.

तुमच्या कमरेचा घेर किती आहे?

कमरेच्या घेराच्या नेमक्या मोजमापाचा संबंध हृदयरोगाची शक्यता तसेच पूर्ण

स्वास्थ्याशी यथायोग्य जोडला आहे. कमरेचा घेर हा पोटावरील मेदाचा दर्शक आहे. ज्या व्यक्तींचे पोट सुटले आहे, तसेच कमरेवरती मेदाचे थर साठले आहेत, त्या व्यक्तींना हृदयरोग होण्याची जास्त संभावना असते. जरी त्यांचे वजन, आदर्श उंची व वजन यांच्याशी जुळले तरीही ही शक्यता असते.

पुढे दिलेला कमरेचा घेर हा समाधानकारक समजला जातो.

स्त्रियांकरिता	८८ सेंमी पेक्षा कमी
पुरुषांकरिता	९२ सेंमी पेक्षा कमी

कमरेचा घेर मोजण्यासाठी

* आरशासमोर आरामात उभे रहा. अंगावर कपडे नसावेत किंवा एक पातळ शर्ट घालावा. त्वचेला इलॅस्टिकचा स्पर्श नसावा.

* श्वासोच्छ्वास नेहमीप्रमाणे असावा. श्वास जोरात ओढून पोट आत घेण्याचा प्रयत्न करू नये.

* दोन्ही हात शरीराच्या दोन्ही बाजूला ठेवावे आणि शेवटच्या बरगडीवर अगदी खालच्या बाजूला हात ठेवावा.

* त्यानंतर हात खाली घेऊन नितंबाच्या हाडाच्या अगदी वरच्या टोकाचा शोध घ्यावा.

* दोन्हींच्या मधला बिंदू घेऊन कमरेचा घेर मोजावा.

तुमचे कमर घेर-नितंब गुणोत्तर किती आहे?

जर तुमचे कंबर-नितंब गुणोत्तर जास्ती असेल अर्थात दुसऱ्या शब्दात जर तुमच्या कमरेच्या घेराचे माप नितंबापेक्षा जास्त असल्यास ते तुम्ही स्वस्थ नसल्याचे द्योतक आहे. जास्त कंबर-नितंब गुणोत्तर हृदयरोगाचे दर्शक आहे.

अमेरिकन हार्ट असोसिएशनने घोषित केले आहे की कंबर-नितंब गुणोत्तर पुरुषांकरिता १.० तर स्त्रियांकरता ०.८५ असल्यास उत्तम, तसे नसल्यास जर त्याकडे लक्ष दिले नाही तर ते नक्कीच घातक ठरू शकते.

तुमची नाडी-गती किती आहे?

तुमच्या हृदयाचा ठोका तुमच्या हृदयाच्या स्थितीचा दर्शक आहे. जर हृदय व्यवस्थित असेल तर हृदयाची रक्त पंप करण्याची गती कमी असते.

तुमच्या नाडीची गती तुमच्या हृदयाच्या ठोक्याची निदर्शक आहे. सुरुवातीला नाडीचा वेग मोजणे थोडेसे अवघड आहे, पण सरावाने ते व्यवस्थित जमू शकते. काही हृदयाच्या व्याधी वगळता नाडीचा वेग आणि हृदयाचा ठोका समान असतात.

आणि हृदयाच्या कार्याचे योग्य मापन करण्याचा उत्तम उपाय म्हणजे नाडीची गती मोजणे हे होय.

तुमची नाडी म्हणजे प्रसरण पावणारी शीर, जी शरीराच्या पृष्ठभागावर असते आणि स्पर्शाने जाणवते. हृदय रक्त नियंत्रित करून एका मोठ्या वाहिनीकडे पाठवते. तिला महारोहिणी म्हणतात. तिथून रक्त मोठ्या रक्तवाहिन्यांमध्ये जाते. त्यांना रोहिणी म्हणतात. रोहिणी प्राणवायुयुक्त रक्त हृदयाकडून शरीराच्या अन्य भागांकडे नेतात. तिथे प्राणवायू घेऊन कार्बन डाय ऑक्साईड सोडला जातो. प्राणवायू विरहित रक्त पुन्हा हृदयाकडे ज्या वाहिन्यांतून आणले जाते, त्यांना नीला म्हणतात. प्रत्येकवेळी हृदय जेव्हा रक्त नियंत्रित करते, तेव्हा रक्त रोहिणीमध्ये नाडीच्या गतीने पडत असते.

तुमची आरामदायी नाडी-गती (Resting Pulse Rate) तुमच्या हृदयाच्या स्नायूंची उत्तम कार्यक्षमता तसेच पूर्ण फिटनेसची मापक आहे. सकाळी उठल्याबरोबर अंथरुणातच आरामदायी नाडी-गती मोजावी, कारण यावेळी तुम्ही ताजेतवाने असून दिवसातील ताणतणावांना सुरुवात झालेली नसते.

नाडी-गती कशी मोजावी?

यासाठी तुम्हाला सेकंद काटा असलेले घड्याळ आवश्यक आहे. नाडी जाणवण्यासाठी तुमचा डावा हात टेबलावर ठेवा (तळवे वरच्या दिशेला). आता पहिले, मधले आणि तिसरे बोट मनगटावर ठेवून अंगठा त्याखाली उभ्या रेषेत ठेवा. तुम्हाला रोहिणीचे प्रसरण जाणवेल. रोहिणीचे ठोके एक मिनिट मोजल्यास तुम्हाला तुमची आरामदायी नाडी-गती मिळेल. तसेच तुमच्या कोपरात वर बोट ठेवल्यास सुद्धा आरामदायी नाडी-गती मोजता येऊ शकेल. हल्ली नाडीची गती मोजणारे यंत्र बाजारात उपलब्ध आहे. या यंत्राच्या बरोबर दिलेल्या सूचनांचे पालन करून आरामदायी नाडी-गती मोजता येऊ शकेल.

याबाबत एक सर्वसाधारण तत्त्व आहे की जर हृदय सशक्त असेल तर आरामदायी नाडी-गती कमी असते. कारण एका ठोक्यात हृदय जास्त प्रमाणात रक्त नियंत्रित करू शकल्यामुळे रक्त कमी वेळा नियंत्रित केले जाते.

(आरामदायी नाडी-गती) पुरुष

वय	वाईट	बरे	चांगले	उत्तम
२०-२९	८६+	७०-८४	६२-६२	६० किंवा कमी
३०-३९	८६+	७२-८४	६४-७०	६२ किंवा कमी
४०-४९	९०+	७६-८८	६८-७४	६६ किंवा कमी
५०+	९०+	७६-८८	६८-७४	६६ किंवा कमी

(आरामदायी नाडी-गती) स्त्री

वय	वाईट	बरे	चांगले	उत्तम
२०-२९	९६+	७८-९४	७२-७६	७० किंवा कमी
३०-३९	९८+	८०-९६	७२-७८	७० किंवा कमी
४०-४९	१००+	८०-९८	७४-७८	७२ किंवा कमी
५०+	१०४+	८४-१०२	७६-८२	७४ किंवा कमी

तुमची पुन:प्राप्त (recovery) नाडी-गती किती?

पुन:प्राप्त गती ही तुमच्या स्वास्थ्याचा एक आवश्यक घटक आहे. ह्याचे मापन तुम्ही व्यायामाला सुरुवात करण्याअगोदर तसेच व्यायामातील प्रगतीसाठी करावे.

पुन:प्राप्त गतीसाठी परीक्षा

ही एक सोपी परीक्षा आहे, जी तुम्ही स्वत: करू शकता. फक्त यामध्ये पूर्णत: तुमचे श्वसन नॉर्मल असणे आवश्यक आहे.

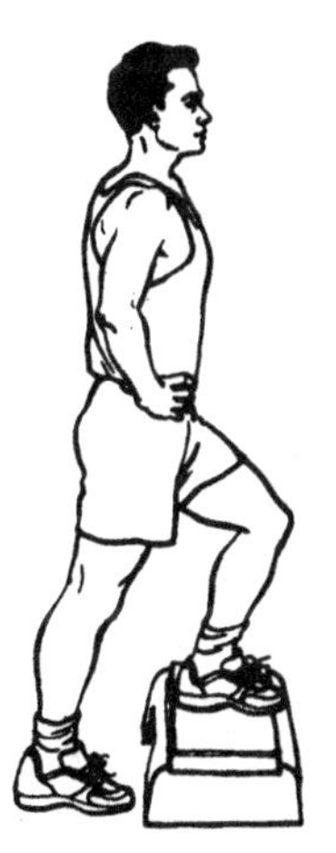

१. एखादी पायरी किंवा लाकडी ठोकळा ह्यापासून ३० सें. मी. (१२ इंच) दूर उभे रहा. २०-२५ सें.मी. उंच. (१०-१२ इंच उंच).

२. पाठ ताठ ठेवा. पोटाचे स्नायू आत घ्या आणि छाती वर काढा.

३. दोन्ही हात कमरेवर ठेवा.

४. एक पाय उचलून वर ठेवा. पाय ठेवताना प्रथम टाच टेकवा. पुढे झुकू नका. शरीर सरळ रेषेत

ठेवा.

५. अशा प्रकारे (उजवा पाय वर, डावा वर, उजवा पाय खाली, डावा पाय खाली) जलद गतीने घाई न करता ३ मिनिटे करा.

६. खाली बसा. ३० सेकंद थांबा. आता तुमच्या नाडीची गती मोजा. जर तुमची पुन:प्राप्तीची गती कमी असेल, तर डॉक्टरांचा सल्ला घ्या आणि प्रारंभिक व्यायाम सुरू करा. जर तुमची पुन:प्राप्तीची गती चांगली किंवा उत्तम असेल तर तुम्ही प्रगत व्यायामांना सुरुवात करा आणि प्रगत व्यायामांच्या प्रत्येक टप्प्यावर पुन:प्राप्त नाडी-गतीचे वारंवार मापन करा.

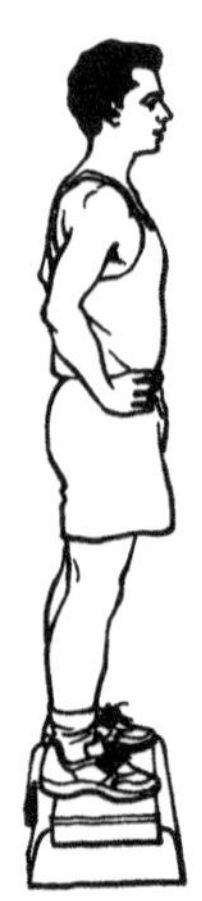

खालील तक्त्यात तुमची पुन:प्राप्त नाडी-गती व्यायाम थांबवल्यावर ३० सेकंदानी किती असावी, हे दिलेले आहे.

सावधानतेचा इशारा—

हे करताना जर तुम्हाला श्वास घ्यायला त्रास, चक्कर किंवा मळमळणे असे जाणवले तर ताबडतोब थांबवा आणि डॉक्टरांचा सल्ला घ्या.

पुन:प्राप्त नाडी-गती (R.P.R) — पुरुष.			
वय	वाईट	बरे	चांगले	उत्तम
२०-२९ १०२+	८६-१००	७६-८४	७४ किंवा कमी
३०-३९ १०२+	८८-१००	८०-८६	७८ किंवा कमी
४०-४९ १०६+	९०-१०४	८२-८८	८० किंवा कमी
५०+ १०६+	९२-१०४	८४-९०	८२ किंवा कमी

पुन:प्राप्त नाडी-गती — स्त्री			
वय	वाईट	बरे	चांगले	उत्तम
२०-२९ ११२+	९४-११०	८८-९२	८६ किंवा कमी
३०-३९ ११४+	९६-११२	८८-९४	८६ किंवा कमी
४०-४९ ११६+	९६-११४	९०-९४	८८ किंवा कमी
५०+ ११८+	१००-११६	९२-९८	९० किंवा कमी

तुमचा मूलभूत चयापचयी परिमाण (Basal Metabolic Rate) किती असावा?

२४ तासांत शरीरात विश्रामित अवस्थेत असताना (पडलेले परंतु झोपलेले नसताना) ज्या गतीने शरीरातील ऊर्जेचे ज्वलन होते, त्याला मूलभूत चयापचयी परिमाण (B.M.R.) म्हणतात. हे शरीराने विश्रामित अवस्थेत किती कॅलरीज वापरल्या, त्याचे द्योतक आहे.

चयापचयाचे दोन प्रकार आहेत आणि ह्या दोन्हींचा मूलभूत चयापचयामध्ये (B.M.R.) समावेश आहे.

🏃 चय किंवा वर्धन करणे.

🏃 अपचय किंवा लहान घटक तयार करणे.

ह्या दोन्ही प्रकारचे कार्य सातत्याने सुरू असते आणि दोन्हींचा समन्वय साधलेला असतो.

तुमचा मूलभूत चयापचयी परिमाण तुमच्या ऊर्जावापर आणि ज्वलन ह्या शरीराने घेतलेल्या कॅलरीजचा मापक असतो. उच्च मूल चयापचयी परिमाण तुम्ही खाल्लेल्या अन्नाच्या जलद ज्वलनाचे द्योतक आहे. तर निम्न मूलभूत चयापचयी परिमाण तुम्ही खाल्लेल्या अन्नाच्या संथ ज्वलनाचे द्योतक आहे. अतिरिक्त ऊर्जा चरबीच्या रूपात साठविली जाते.

ज्या व्यक्तींमध्ये उच्च मूलभूत चयापचयी परिमाण असतो, त्या व्यक्तींनी कितीही खाल्ले तरीसुद्धा मेद शरीरात साठत नाही तर निम्न मूलभूत चयापचय परिमाण असलेल्या व्यक्तींनी एक घास जरी घेतला तरी त्याचे लगेचच मेदात रूपांतर होते.

तुमच्या मूलभूत चयापचय परिमाणाची नक्की संख्या काढणे अवघड आहे आणि त्याची आत्यंतिक आवश्यकताही नाही. पुष्कळ लोकांना त्यांचा मूलभूत चयापचय परिमाण उच्च किंवा निम्न आहे याची जाणीव असते. यात महत्त्वाची गोष्ट म्हणजे मूलभूत चयापचय परिमाण उत्तम असावा. त्यामुळे तुम्हाला आहार आणि व्यायामाच्या कार्यक्रमाचे फायदे मिळायला लागतात.

🏃 मूलभूत चयापचय परिमाण (B.M.R.) वयोमानानुसार घटत असतो. ४० वर्षाची व्यक्ती त्याचा विशीतील आहार घेत राहिल्यास त्याचे वजन वाढू लागते. वयोमानानुसार आहार कमी व्हायला हवा. मूलभूत चयापचय परिमाण कमी झाल्याने कमी आहारात शारीरिक गरजा भागतात.

- ज्या व्यक्ती कमी कॅलरीजचा आहार घेतात किंवा कुपोषित असतात, तसेच दीर्घकाळ उपोषण करणाऱ्या व्यक्ती यांचे शारीरिक वजन कमी न होता स्नायूंचे आकारमान, त्यांची संख्या व ऊर्जा घटतात. त्यामुळे उपासमार करून वजन कमी करणे हा चांगला उपाय नाही.

- मूलभूत चयापचय परिमाण वाढवण्याचा उत्तम उपाय म्हणजे व्यायाम करणे. व्यायामाने केवळ मूलभूत चयापचय परिमाण वाढत नसून उच्च मूलभूत चयापचय परिमाणाची पातळी काही काळ सातत्याने राखली जाते. प्रात:कालीन व्यायाम म्हणूनच फायदेशीर मानला जातो कारण त्यात तुमच्या ऊर्जेचे फक्त ज्वलन होते असे नाही तर उच्च मूलभूत चयापचयामुळे ऊर्जेचे ज्वलन सातत्याने होत राहते आणि दिवसभरात तुम्ही जो काही आहार घेता, त्याचा त्वरेने चयापचय होतो.

- जनुके उच्च मूलभूत चयापचय परिमाण राखण्यात महत्त्वाची भूमिका निभावतात. उच्च मूलभूत चयापचय परिमाण असणाऱ्या व्यक्तींच्या अपत्यांचा मूलभूत चयापचय परिमाण उच्च असतो. हे आणि खाण्यापिण्याच्या सवयी ह्यांमुळे लठ्ठ व्यक्तींची मुले लठ्ठ का होतात, हे लक्षात येते व कृश व्यक्तींची मुले त्यांच्याच सारखी कृश का राहतात, हे कळते.

- काही व्याधींमुळे चयापचयात एवढा बदल होतो की तुमचे वजन व्यायाम व आहारात बदल न करता देखील घटते. ह्याचे एक उदाहरण म्हणजे थायरॉइड (Thyroid) ग्रंथीचे काही आजार. थायरॉइड ग्रंथीचे प्रमुख कार्य चयापचयावर नियंत्रण ठेवणे आहे. ह्या ग्रंथीतून जेव्हा कमी प्रमाणात थायरॉक्सिन हा अंतस्राव वाहतो, तेव्हा त्या स्थितीला हायपो थायरॉइडिझम असे म्हणतात. ह्या मुळे आलस्य, कमी भूक, मलावरोध आणि औदासीन्य, स्मृतिनाश इत्यादी गोष्टी वाढतात. तर ज्या व्यक्तींमध्ये थायरॉक्सिनचे प्रमाण वाढते त्या व्यक्ती हायपरथायरॉइडिझमच्या शिकार होतात. ह्या लोकांमध्ये चळवळ, नाडींची गती वाढणे, वजन कमी होणे इत्यादी गोष्टी आढळतात.

तुमची तंदुरुस्तीबद्दलची जाणकारी किती चांगली आहे?

तुम्हाला स्वस्थ असण्याविषयी कसे वाटते, हे तुमच्या तंदुरुस्तीविषयीचे चांगले द्योतक आहे. तंदुरुस्त व्यक्ती साधारणपणे निरोगी असतात आणि त्यांच्या हर्रंदिन जीवनानुभावातून आनंद घेत असतात. प्रत्येक दिवशी ते आपले आयुष्य उत्तम प्रकारे साजरे करतात.

खालील प्रश्नावली वाचून तुम्ही किती तंदुरुस्त आहात, ते ठरवा आणि

उत्तर बरोबर असल्यास तिथे (✔)करा

- [ ] तुम्हाला विक्षोभक (disturbing) निद्रेचा त्रास आहे का?
- [ ] तुमचा स्वभाव चिडखोर आणि किरकिरा आहे का?
- [ ] लोक तुमच्या वाढलेल्या पोटाची थट्टा करतात का?
- [ ] पायऱ्या चढताना तुम्ही कठड्याचा आधार घेता का?
- [ ] दोन पायऱ्या एकदम चढल्यास तुम्हाला श्वास घेण्याचा त्रास होतो का?
- [ ] तुम्ही नियमितपणे जेवण वर्ज्य करता का?
- [ ] तुम्ही तुमचा व्यवसाय, जोडीदार आणि सहकारी यांच्याविषयी कायम नाराज असता का?
- [ ] तुम्ही टी.व्ही. पुढे तासनतास बसून घालवता का?
- [ ] तुम्हाला जुन्या गोष्टी सारख्या उगाळत राहण्याची सवय आहे का?
- [ ] तुम्ही सतत काळजी करत असता का?
- [ ] तुम्हाला दारू, तंबाखू, कोकेन, मादक द्रव्ये आणि झोपेच्या गोळ्यांचे व्यसन आहे का?
- [ ] गेल्या वर्षात तुम्हाला किरकोळ किंवा गंभीर आजारासाठी दवाखान्यात बऱ्याच वेळा दाखल व्हावे लागले आहे का?
- [ ] तुम्ही उच्च उष्मांक असलेल्या पदार्थांचे (बर्गर, वेफर्स, कार्बनयुक्त पेये) यांचे वारंवार सेवन करता का?
- [ ] तुम्हाला नोकरीवरून एकापेक्षा अधिक वेळा काढण्यात आले आहे का?
- [ ] जवळच्या अर्धा मैल अंतरावरील मार्केटला चालत जाण्याऐवजी तुम्ही वाहनावर जाणे पसंत करता का?

जर तुम्ही खुणा केल्या असतील :

१ किंवा २ प्रश्नांना तुमचे उत्तर 'होय' असल्यास तुम्ही शारीरिक सुस्थितीत आहात.

३ ते ५ प्रश्नांना 'होय' उत्तर असल्यास तुम्हाला तुमच्या शारीरिक तंदुरुस्तीची पातळी वाढवायला हवी. तुम्ही तणावाखाली आहात. तुम्हाला नियमित व्यायाम करून, ताकद वाढविणे अत्यावश्यक आहे. मानसिक आणि भावनिक समस्यांची उकल करण्याकडे लक्ष द्या.

६ पेक्षा जास्त प्रश्नांना तुमचे 'होय' उत्तर असल्यास जागरूक व्हा! तुम्ही प्रचंड मानसिक ताणाखाली आहात. स्वत:कडे दुर्लक्ष करू नका.

तुमची मानसिक अवस्था कशी आहे?

मानसिक व्याधींमुळे शारीरिक व्याधी जडू शकतात. तसेच उलटही घडू शकते. तंदुरुस्ती राखण्यात तुमच्या मनाची महत्त्वाची भूमिका असते.

अनेक रुग्ण, जे दीर्घकालीन व्याधी किंवा दुखण्यांनी पीडित असतात, त्यांना मानसिक समस्या सुद्धा उद्भवू शकतात. औदासीन्य, निद्रानाश, गंड, चिंता, दीर्घकालीन व्याधींतून निर्माण होऊ शकतात. लठ्ठ व्यक्तींना सामाजिक टीकेचे लक्ष्य केल्यास त्यांना क्रोध, लज्जा, औदासीन्य, अपराधीपणाची भावना इत्यादी घेरू शकतात.

मानसिक अथवा भावनिक ताणांमुळे शारीरिक व्याधी उद्भवू शकतात. फुफ्फुसाचा दमा, उच्च रक्तचाप, त्वचेचे विकार, हृदयाच्या तक्रारी ह्या काही व्याधींमध्ये मनाचा महत्त्वाचा सहभाग असतो. म्हणून अशा प्रकारच्या व्याधींना मनो-कायिक व्याधी म्हटले जाते.

जोमदार शारीरिक व्यायामाव्यतिरिक्त, मनाची अवस्था, तुम्ही योग, ध्यानधारणा, पॉझिटिव्ह थिंकिंग इत्यादी पद्धतीने, जी तुम्हाला रुचेल, बदलू शकता.

■

व्यायामाच्या कार्यक्रमाला सुरुवात करताना

तुम्ही व्यायामाच्या कार्यक्रमाला सुरुवात करण्याआधी तुम्हाला कुठल्या प्रकारच्या व्यायामाची आवश्यकता आहे, याचे नियोजन करणे महत्त्वाचे आहे. अन्य इतर बाबींप्रमाणे विशिष्ट नियोजनातच अर्धे यश दडलेले असते.

१. तुमच्यासाठी अशा प्रकारचे वैद्यकीय कार्ड तयार करा.

१. नाव

२. वय

३. लिंग

४. वजन

५. बॉडी मास इंडेक्स (BMI)

६. कमरेचा घेर

७. कंबर-नितंब गुणोत्तर

८. आरामदायी नाडी-गती

९. पुन:प्राप्त नाडी-गती

१०. आजारपणाचा इतिहास

- क्षयरोग
- उच्च रक्तदाब
- मधुमेह
- फुफ्फुसाचा दमा
- ॲलर्जी
- हृद्रोग
- तीव्र किंवा दीर्घकालीन पाठीच्या कण्याचे रोग
- सांध्यांचे आजार
- मुदतीचा ताप

- शस्त्रक्रिया
- अंतर्गळ (शस्त्रक्रिया केलेली किंवा न केलेली)
- कुठलेही फ्रॅक्चर किंवा सरकलेले हाड

११. सध्या:स्थित किंवा भूतकाळातील स्त्रीरोगांचा त्रास (फक्त स्त्रियांसाठी)

- रक्तप्रदर
- श्वेतप्रदर
- कटिशूळ
- बीजांडात किंवा गर्भाशयाला गळू
- अपत्यांची संख्या (नैसर्गिक प्रसूती आणि सिझेरियन)

१२. विशिष्ट कौटुंबिक आजाराचा इतिहास

१३. नुकत्याच केलेल्या तपासण्या

१४. पूर्वी केलेल्या तपासण्या

१५. डॉक्टरांनी लिहून दिलेली औषधे

१६. आणखी काही इतर माहिती, जी तुम्हाला महत्त्वाची वाटते.

हे वैद्यकीय कार्ड भरल्यावर तुमच्यादृष्टीने धोकादायक घटक कोणते, याचे स्पष्ट चित्र तुमच्यापुढे येईल आणि धोकादायक घटकांची तुम्ही मनोमन नोंद ठेवावी.

🏃 जर वर उल्लेखलेल्या व्याधींपैकी तुमचा पूर्वेतिहास किंवा सध्या:स्थिती असल्यास, तुम्ही डॉक्टरांचा सल्ला घेणे आवश्यक आहे. तुम्हाला काही वैद्यकीय तपासण्या करण्याचा सल्ला कदाचित तुमचे डॉक्टर देऊ शकतील.

🏃 जर तुमचे वय ३५ पेक्षा जास्त असेल, तर व्यायामाला सुरुवात करण्यापूर्वी काही वैद्यकीय तपासण्या करणे आवश्यक आहे.

🏃 जर तुमचे वय ४० पेक्षा जास्त असेल, तर तुमचा कार्डिओग्राम काढणे आवश्यक आहे. कदाचित तुमचे हृदयरोगतज्ज्ञ डॉक्टर तुम्हाला स्ट्रेस टेस्ट करण्यासही सांगतील.

🏃 जर तुमचा लठ्ठपणाचा इतिहास असेल, तर तुम्ही किती व्यायाम करणे इष्ट, याचा सल्ला तुमच्या डॉक्टरांकडून घेणे आवश्यक आहे.

🏃 तुमच्या मनात काही शंका असल्यास त्यांचे डॉक्टरांकडून निराकरण करून घेणे आवश्यक आहे.

🏃 काही व्यायामशाळांमध्ये प्रवेश घेताना सोबत डॉक्टरांचे फिटनेस सर्टिफिकेट आवश्यक असते, तर काही ठिकाणी या सगळ्या टेस्ट आधी केल्यानंतरच व्यायाम कार्यक्रमात प्रवेश मिळतो.

२. व्यायाम करताना काही महत्त्वाचे नियम लक्षात ठेवा

व्यायाम करताना खालील नऊ सुरक्षित नियमांचे पालन करा. नेहमी हे नियम ध्यानात असू द्या.

सर्व प्रकार सावकाश करा : व्यायामाला सावकाश सुरुवात करा. सुरुवातीला फारच दमछाक होईल अशाप्रकारे व्यायाम करू नका. या पूर्वी तुम्ही जर कधीच व्यायाम केला नसेल तर व्यायामाची सुरुवात दिवसाकाठी ५ मिनिटांपासून करा. त्यानंतर काही दिवसांनी त्यात ३ ते ५ मिनिटे वाढवत जा, तोपर्यंत तुम्ही २० मिनिटे व्यायाम करू शकाल. व्यायामाची सुरुवात तुम्ही जलद चालण्याने करू शकता. व्यायाम नेहमी जलद परंतु सुखकारक गतीमध्ये करावा. तुमचे श्वसन नेहमीपेक्षा जलद असावे परंतु व्यायाम करताना व्यवस्थितपणे संभाषण चालू ठेवता आले पाहिजे.

घाम गाळण्याची कल्पित कथा : व्यायाम करताना घाम गाळणे आवश्यक आहे का? नाही. तज्ज्ञांच्या मते दमट हवामानात शरीराला जास्त घाम येतो. अशा ठिकाणी तुम्ही कमी श्रम केल्याने सुद्धा जास्त घाम येऊ शकतो. तर कोरड्या हवेमध्ये घाम त्वचेद्वारे जास्त प्रमाणात शोषला जातो आणि तुम्हाला गार वाटते. मुख्यत्वे नाडीची गती हाच तुमच्या व्यायामाचा उत्कृष्ट मापक आहे.

एका रात्रीतून बांधा सुडौल होईल अशी वृथा अपेक्षा बाळगू नका. तीन महिन्यांच्या नियमित व्यायामानंतर तुमचे शरीर प्रमाणबद्ध तंदुरुस्त होण्यास सुरुवात होईल.

तुमच्या मर्यादांची जाणीव ठेवा : जर तुम्हास अतिरिक्त थकवा जाणवत असले किंवा शरीरात दुखत असेल तर तुम्ही व्यायामाचा अतिरेक करीत आहात. परंतु थोड्या प्रमाणात शरीर हे दुखेलच. विशेषत: व्यायामाला सुरुवात केल्यावर पहिल्या सप्ताहामध्ये. त्यामुळे व्यायामाला आडकाठी येण्याचे काहीच कारण नाही.

नियमित असा : रोज नियमित व्यायाम करणे उत्तम. परंतु हे साध्य करणे अवघडच. आठवड्यातून तीन ते चार वेळेस २० मिनिटे व्यायाम करण्याचे उद्दिष्ट ठेवा. पाच ते सहा वेळा व्यायाम करणे समाधानकारक. व्यायाम करणे क्षुल्लक कारणांमुळे टाळू नका. अस्वस्थ वाटल्यास डॉक्टरांचा सल्ला घ्या. व्यायामाची कमाल पातळी गाठण्यास अनेक आठवड्यांचा, महिन्यांचा अवधी

जाऊ शकतो. एक ते दोन आठवडे व्यायामात खंड पडल्यास तंदुरुस्तीची पातळी खालावते.

प्रथमतः शरीराला व्यायामासाठी गरम करा : व्यायामासाठी शरीराला अनुकूल करणे महत्त्वाचे आहे. अन्यथा चुकीच्या पद्धतीने व्यायाम केल्यास स्नायू आणि सांध्यांना इजा होऊ शकते. व्यायामापूर्वी शरीराला ताणल्यास स्नायू मोकळे होऊन लवचिक बनतात. जसे तुमचे वय वाढते तसे हृदयाला संरक्षण देणे अधिक महत्त्वाचे असते. चुकीच्या पद्धतीने खूप दिवसांनंतर अतिव्यायाम केल्यास रक्तचापात हानिकारक वाढ होऊन हृदयाला हानी होऊ शकते आणि शरीराच्या वाढलेल्या मागण्यांचा पुरवठा करू शकत नाही. वॉर्मिंगने स्नायूंचे काठिण्य कमी होते. व्यायामानंतरच्या वेदना कमी होतात आणि हृदय व फुफ्फुस अधिक कार्यक्षम बनतात.

सहज सुरुवात करा : पहिल्याच दिवशी क्रॉसकंट्री धावणे किंवा एरोबिक्स करणे शक्य नसते. सहज व्यायामांच्या प्रकारांनी शरीराची हानी होत नाही. विशिष्ट प्रकारचे शारीरिक व्यायाम आपले शरीर सहजपणे करू शकते. यांमध्ये पोहणे किंवा पाण्यातील व्यायाम यांचा समावेश होऊ शकतो. पाण्यामुळे स्नायू आणि सांध्यांना इजा होण्याची शक्यता कमी होते. लयबद्ध चालणे किंवा सायकलिंग हे व्यायाम केव्हाही तसेच कुठेही करण्यासारखे आहेत. त्यामुळे व्यायामाची वेळ आणि तीव्रता वाढविता येते. हे प्रकार क्वचितच हानिकारक आहेत. हृद्रोगाच्या व्यक्ती, दम्याचे पेशंट, गर्भवती स्त्रिया आणि वृद्ध व्यक्ती यांनी ह्या प्रकारांनी सुरुवात करावी आणि हृदय, शरीर, सांधे, स्नायू यांची एक पातळी गाठल्यावरच इतर दमछाक घडविणारे व्यायाम करावेत.

पाण्याची पातळी : व्यायाम करताना पाणी पिऊ नये; ही एक कल्पित गोष्ट आहे. व्यायामामुळे शरीरातील पाणी मोठ्या प्रमाणात घामावाटे निघून जाते. क्रीडापटूंचे व्यायामापूर्वी आणि व्यायामानंतर वजन केल्यास व्यायामानंतर त्यांचे वजन १ किलोने घटते असे दिसून येईल. हे शरीरातील पाण्याच्या ऱ्हासामुळे होते आणि याचे रूपांतर तीव्र डिहायड्रेशनमध्ये होऊ शकते. तहान लागणे हे डिहायड्रेशनचे सुप्त लक्षण आहे आणि शरीराला पाण्याची गरज असण्याचे द्योतक आहे.

उपाशीपोटी व्यायाम करू नका : ही सुद्धा एक कपोलकल्पित गोष्ट आहे की व्यायाम रिकाम्या पोटीच करायला हवा. रिकाम्या पोटी फार शारीरिक श्रम पडल्यास रक्तातील शर्करा एकदम कमी होऊन हायपोग्लायसेमिक किंवा निम्न रक्तशर्करा पातळीने चक्कर, थकवा येणे, मळमळणे अशी लक्षणे

उद्भवू शकतात.

🏃 **हळूहळू व्यायाम संपवा :** शरीराला त्याची आरामदायी अवस्था प्राप्त करण्यासाठी वेळ लागतो. ह्यामध्ये फुफ्फुसे, स्नायू, सांधे, हृदय यांचा प्रामुख्याने समावेश होतो. जोरदार व्यायामानंतर एकदम थांबू नका. जॉगिंग केल्यावर किंवा कष्टप्रद व्यायाम केल्यानंतर २-३ मिनिटे चालत रहा. आरामदायी अवस्थेत येताना श्वसनाचा वेग वाढवा. कोमट शॉवरखाली आंघोळीने फायदा होऊ शकतो. ताणण्याचे व्यायाम केल्याने अधिक फायदा होतो.

🏃 **शरीराने दिलेल्या सावधानतेच्या इशाऱ्यांकडे दुर्लक्ष करू नका :** स्नायूंना दुखापत किंवा ताण याकडे दुर्लक्ष करू नका. पाठीमध्ये दुखणे, गुडघे दुखणे किंवा काठिण्य येणे याचा अर्थ तुम्ही व्यायाम थांबवायला हवा. छातीत दुखणे किंवा छातीकडून पाठीकडे दुखणे (घामासह किंवा घाम न येता) याचा अर्थ हृदयरोगाचा झटका पण येऊ शकतो. छातीवर दडपण, अशक्तपणा, मळमळणे, श्वास घेताना त्रास होणे इत्यादी गोष्टी जाणवल्यास व्यायाम ताबडतोब थांबवून शरीर शिथिल करावे. त्वरित डॉक्टरांना बोलावून वैद्यकीय मदत घ्यावी.

३. तुमचे लक्ष्य निर्धारित करा

व्यायामाला सुरुवात करण्यापूर्वी तुगचे लक्ष्य काय आहे, हे निश्चित करा. तुम्हाला फक्त वजन कमी करायचे आहे का? तुम्हाला काटक व पीळदार स्नायू असलेले शरीर घडवायचे आहे का? तुम्हाला शक्ती आणि जोमयुक्त शरीर हवे आहे? अर्थातच! व्यायामाला सुरुवात केल्यानंतर या गोष्टी घडणार आहेत; पण तुमच्या कुठल्या गोष्टी महत्त्वाच्या वाटतात त्याप्रमाणे तुम्ही व्यायाम निवडू शकता. अन्यथा दिशाहीन व्यायामातून काहीच निष्पन्न होणार नाही.

एकदा आपल्या लक्ष्याची निश्चिती केल्यानंतरच तुम्ही व्यायामाला सुरुवात करावी. तुमची ध्येये काय आहेत, या संबंधी तुमच्या जिमच्या मार्गदर्शकाबरोबर विचारविनिमय करा. तुमच्या व्यायामाचे परिणाम बहुतांश तुमची व्यायामाशी बांधिलकी आणि ध्येयावरील लक्ष्य ह्यांवर अवलंबून आहेत.

तुमच्या व्यायामाची आखणी तुम्हाला व्यायामातून काय साधायचे आहे, ह्यावर अवलंबून आहे.

ताकद, जोम, चिवटपणा

	ताकद	जोम	चिवटपणा
सायकलिंग	✓✓	✓✓✓	✓
नाचणे	–	✓	✓✓✓
फुटबॉल	✓✓	✓✓	✓✓
गोल्फ	–	–	✓
जिमनॅस्टिक	✓✓	✓	✓✓
डोंगरावर चढणे	✓	✓✓	–
जॉगिंग	✓	✓✓✓	✓
ज्युदो	✓	✓	✓✓✓
रॅकेट खेळ (टेनिस, बॅडमिंटन)	✓	✓	✓✓
रोईंग	✓✓✓	✓✓✓	✓
स्क्वॉश	✓	✓✓	✓✓
पोहणे	✓✓✓	✓✓✓	✓✓✓
चालणे	–	✓	–
वजन उचलणे	✓✓✓	–	–
योगा	–	–	✓✓✓

फायदेकारक ✓   अतिशय चांगले परिणाम ✓ ✓   फारच चांगले परिणाम ✓✓✓

४. व्यायामाची योजना तयार करा :

एकदा तुम्हाला व्यायामातून काय साधायचे आहे, हे निश्चित झाले म्हणजे तुम्ही तुमच्या जिमच्या मार्गदर्शकाबरोबर कुठल्या प्रकारचे व्यायाम तुम्हाला योग्य आहेत, ह्याची आखणी करा. तुम्हाला घरी, जिममध्ये किंवा मैदानावर धावणे किंवा चालणे ह्यांपैकी काय करायला हवं, ह्याची सुद्धा आखणी करायला हवी.

तुमचे लक्ष्य काय आहे, ह्यावरून तुम्हाला किती वेळ करायला हवे, हे निश्चित करता येईल. उदाहरणार्थ, जर वजन कमी करणे हे तुमचे उद्दिष्ट असल्यास ते जरुरीचे आहे.

रोज व्यायाम करणे अत्यावश्यक आहे. तर शरीरसंवर्धन हे महत्त्वाचे असल्यास विभागलेल्या व्यायामप्रकाराने फायदा होईल.

तुमच्या गरजेप्रमाणे व्यायामप्रकार निवडणे आवश्यक आहे. एक २० मिनिटांची आदर्श व्यायाम पद्धती पुढच्या विभागात दिलेली आहे. ह्याप्रमाणे तुम्ही तुमची उद्दिष्टे आणि त्याचे निकाल याचे पुनर्मूल्यांकन करणे जरुरीचे आहे.

वजन घटविण्यात महत्त्वाची गोष्ट म्हणजे 'माफक आणि हळूहळू'. साधारणत: ५०० ग्रॅम वजन प्रत्येक आठवड्यास घटणे हे सुरक्षित मानले जाते. ह्यामुळे वजन नियमित घटण्याची शक्यता वाढते. वजन घटण्यात मूलत: मेद कमी होतो. स्नायूंच्या आकाराचा ऱ्हास क्वचित होतो.

जर ह्यापेक्षा जास्त प्रमाणात जर तुमचे वजन दर आठवड्याला कमी होत असेल, तर ह्याचा अर्थ तुमचा व्यायामाचा अतिरेक होत आहे आणि एवढ्या जलद वजन कमी होणे अनावश्यक आहे आणि यामध्ये मेदाबरोबरच स्नायूंचा पण ऱ्हास होत आहे.

तुमचे उद्दिष्ट आणि तुमचा व्यायाम प्रकार		
उद्दिष्ट	**प्रकार**	**टिप्पणी**
चिवटपणा वाढवणे	सायकलिंग, रोईंग, धावणे किंवा जिने जोमाने चढणे (हृदयगतीच्या ६०-८० टक्के) ४५-६० मिनिटांसाठी	ह्या उच्च ताणपूर्ण व्यायामांनी शरीराची लवचिकता वाढते.
वजन कमी करणे	चालणे, जॉगिंग, स्विमिंग, सायकलिंग, नाचणे, रोईंग, दोरीवरच्या उड्या मारणे या गोष्टी २० मिनिटे सातत्य राखून केल्यास वजन कमी करण्यास उपयुक्त ठरू शकतात.	कुठल्याही व्यायामात ऊर्जेचे ज्वलन होते. ताणण्याच्या व्यायामापेक्षा एरोबिक व्यायाम प्रकारात अधिक कॅलरीजचे ज्वलन होते.
स्नायू व्याख्या	वजन उचलणे आदी व्यायाम प्रकार कमी विश्राम घेऊन (फक्त ३० सेकंद) दोन आवर्तनामध्ये अशा व्यायाम प्रकाराची निवड करा.	ह्या व्यायामप्रकारांमुळे ऊर्जेचा व्यय अधिक कॅलरीजने होऊन परिणामत: शारीरिक मेद कमी होऊ लागतो.

तुमचे उद्दिष्ट आणि तुमचा व्यायाम प्रकार		
उद्दिष्ट	प्रकार	टिप्पणी
स्नायू संवर्धन	ह्यासाठी तुम्हाला भारी वजने उचलून व्यायाम करणे आवश्यक आहे. ह्यामुळे स्नायूंचे संवर्धन होते. पण लक्षात असू द्या की कमी वजन जास्त वेळा उचलण्याने फायदा होईल आणि हे व्यायाम तुमच्या मार्गदर्शकासमोर उत्तम प्रकारे केले जातात. ह्या व्यायामांचा समावेश एरोबिक्स बरोबर करणे अधिक इष्ट. ज्यामध्ये तुम्ही हृदगती किमान ६०-८० टक्क्यांत हे व्यायाम करू शकता. सायकलिंग, धावणे, जिना चढणे किंवा रोईंग किमान २० मिनिटे करणे. दुसरा मार्ग असा की वजन उचलणे. एरोबिक्स हे कमी व्यायामाच्या दिवशी केल्याने, हृदयाचे स्वास्थ्य सुधारते आणि कॅलरीजचा व्यय होतो.	काही शरीर संवर्धन करणाऱ्यांचे असे म्हणणे आहे की एरोबिक्समुळे स्नायू संवर्धनावर परिणाम होतो. त्यामुळे ते ताकदीचे व्यायामप्रकार आणि उच्च प्रथिनयुक्त आहारावर लक्ष केंद्रित करतात.

सावधानतेचा इशारा—

शरीरातील विशिष्ट जागेवरील काही इंच मेद कमी करणे, जिथे मेद फार साठलेला आहे असे शक्य नसते. कारण शरीरातील ऊर्जेचे ज्वलन (शरीरात साठलेल्या अतिरिक्त मेदाचे) समानतेने होत असते तर फक्त व्यायाम घडलेल्या भागातूनच होते असे नाही.

शरीरातील विशिष्ट भागातील मेद कमी होण्यासाठी तो त्या भागात किती प्रमाणात साठला आहे, तसेच तुमच्या शरीराची मेद साठविण्याची काय सवय आहे, (नितंबामध्ये मेद साठविण्याची सवय असल्यास) तुमच्या नितंबातील मेद व्यायामामुळे कमी होईल. जेव्हा शरीरातील विशिष्ट भागांना व्यायाम घडतो, तेव्हा

तेथील स्नायू जास्त कणखर बनतात आणि वजन कमी झाल्यासारखे वाटते. पण हा बदल स्नायूंची वाढ होण्याशी संबंधित असतो.

तुमचा व्यायाम अशा प्रकारचा असावा की तो करताना तुम्हाला आनंददायी वाटावा तसेच त्यामध्ये वैविध्य पण असावे. म्हणजे कंटाळवाणे जाणवणार नाही आणि त्यात जास्त स्नायुसमूहांचा समावेश होईल.

५. वेळापत्रक तयार करा

व्यायाम केव्हा, कुठे, कसा, कितीदा आणि कुणाबरोबर करायचा हे निश्चित करा. ह्यासाठी तुमच्या कुटुंबीयांची, मित्रांची मदत घ्या आणि तुम्ही सफल व्हाल अशी श्रद्धा ठेवा. सकारात्मक दृष्टिकोन ठेवणे महत्त्वाचे आहे.

फार कमी लोक दु:खी आणि नाउमेद न होता वजन कमी करू शकतात. एक वेळ अशी पण येऊ शकते जेव्हा तुम्हाला वाटेल वजन कमी होतच नाही. अशा वेळी सकारात्मक दृष्टिकोन बाळगणे आवश्यक आहे. अशावेळी तुमच्या गावात पाठबळ देणारे गट शोधल्यास फायदा होऊ शकतो किंवा समान उद्दिष्टे असणाऱ्या व्यक्तींनी एकत्र आल्यास फायदा होऊ शकतो.

जर मैदानावरच्या व्यायामासाठी वेळापत्रक आखले असेल तर खराब हवामानात पर्यायी व्यायाम असणे जरुरीचे आहे.

व्यायामाचे वेळापत्रक करताना व्यायाम केव्हा करावा, हे ठरविणे महत्त्वाचे आहे. शास्त्रज्ञांमध्ये दीर्घकाल वाद आहे की व्यायाम केव्हा केल्याने फायदेशीर ठरेल? अनेक व्यक्तींसाठी व्यायामाची वेळ त्यांच्या दिनचर्येवर अवलंबून असते.

शरीरातील सिर्कॅडीयन चक्रांच्या आणि व्यायामाच्या संबंधावर बरेच संशोधन झाले आहे (सिर्कॅडीयन चक्र शरीराचे तापमान, चयापचय आणि रक्तदाब ह्यांवर नियंत्रण ठेवते.) की कुठल्या वेळेला व्यायाम केल्याने तो शरीराला जास्त फायदेशीर होईल. जेव्हा शरीराचे तापमान वाढलेले असते, त्यावेळी केलेला व्यायाम उपयुक्त ठरतो. तर शरीराचे तापमान कमी असताना केलेला व्यायाम फारसा उपयुक्त ठरत नाही. साधारणत: झोपेतून उठण्याच्या १-३ तास अगोदर शरीराचे तापमान कमी होते. दुपारी शरीराचे तापमान सर्वाधिक असते. त्यामुळे दुपारी उशिरा केलेला व्यायाम जास्त फायदेशीर होईल असे मानण्यास काहीच हरकत नाही. स्नायू तापलेले असून ताकदही वाढलेली असते आणि तुमची आरामदायी नाडी-गती

आणि रक्तचाप दोन्हीही कमी असते.

तथापि, ह्या सर्व गोष्टींमध्ये अतिशय महत्त्वाचे आहे तुम्ही नियमित व्यायाम करणे. त्यामुळे तुम्हाला वेळ मिळताच आणि न विसरता व्यायाम करणे हे जरुरी आहे. तुमचा व्यायाम दोन गोष्टींवर अवलंबून आहे.

* तुमचे दिवसाचे वेळापत्रक कसे आहे? तुम्ही दुपारी किंवा संध्याकाळी फार व्यस्त आहात का? सकाळी केलेला व्यायाम तुमच्यासाठी जास्त फायदेशीर होऊ शकतो का? किंवा सकाळ आणि संध्याकाळ दोन्ही वेळेला तुम्हाला जमेल तसा व्यायाम करावा लागेल का?

* दिवसाकाठी कुठल्या वेळेला तुम्हाला जास्त उत्साही वाटते? प्रत्येक व्यक्तीची दिवसाकाठी एक विशिष्ट वेळ असते, त्यावेळी ती व्यक्ती उत्साह आणि शक्तीने परिपूर्ण असते. अशी वेळ व्यायामासाठी बाजूला ठेवल्यास चांगले. जर सकाळी लवकर उठणे तुम्हाला जमत नसेल तर रात्री व्यायाम करणे इष्ट. जर तुमचा पिंड नसेल तर सकाळी जबरदस्तीने व्यायाम करण्यात काहीच अर्थ नाही. दिवसाच्या शेवटी थकून गेल्यावर शक्ती नसताना व्यायाम केल्याने फारसा फायदा होणार नाही.

परंपरागत सकाळी लवकर उठून केलेला व्यायाम हा सर्वोत्तम मानला जातो. ह्या वेळी दुसरे काही व्याप नसतात. तुम्हाला उत्साही वाटत असते आणि व्यायाम करण्याची इच्छाही असते. तुमच्या कामासाठी संपूर्ण दिवस असतो आणि त्यासाठी भरपूर शक्ती पण असते. तुमच्या वेळापत्रकात कसातरी व्यायाम घुसवण्याची आवश्यकता नसते. तुम्हाला व्यायामापासून विचलित करणारी व्यवधाने कमी असतात. जर तुम्ही नव्यानेच व्यायामाला सुरुवात केली असेल, तर नियमित व्यायाम करण्याच्या दृष्टीने तो सकाळीच केलेला चांगला. अभ्यासाने असे आढळून आलेले आहे की सकाळी व्यायाम करणाऱ्या व्यक्ती जास्त कसोशीने तो नियमितरीत्या चालू ठेवतात.

तुम्हाला जमणाऱ्या वेळी व्यायाम करण्याचा एकच अपवाद आहे आणि तो म्हणजे जेव्हा तुम्ही धावणे किंवा रेसिंगसारख्या स्पर्धेसाठी तयारी करत असता, त्यावेळी स्पर्धा होणार असलेल्या वेळी सराव केल्यास फायदा होतो. उदाहरणार्थ, जर सायकलिंगची स्पर्धा सकाळी ८ वाजता असेल, तर ह्याच वेळेला सायकलिंगचा सराव केल्यास शरीर पण ह्या वेळेशी तडजोड करते.

सकाळच्या व्यायामासाठी

१. व्यायामाला आवश्यक कपडे, बूट, रॅकिट रात्रीच तयार ठेवा म्हणजे सकाळी गजर झाल्यावर वस्तू शोधण्यात फार वेळ जाणार नाही.

२. जर गजराबरहुकूम उठण्यास जमत नसेल तर दोन वेगळ्या वेळांचा आलार्म लावा. एक घड्याळ तुमच्या उशाशी ठेवा आणि दुसरे तुमच्या खोलीत दुसऱ्या जागी. ह्यामुळे दुसऱ्यांदा आलार्म झाल्यावर तुम्हाला अंथरुणातून उठावेच लागेल.

३. व्यायामासाठी तुमच्याबरोबर जोडीदार असणे चांगले. अशावेळी जर तुम्हाला व्यायाम चुकवण्याचा मोह झाला तर तुमचा जोडीदार तुम्हाला व्यायामासाठी प्रवृत्त करेल. जर तुम्ही जास्त वेळ झोपलात तर तुमचा जोडीदार तुम्हाला फोनवरून किंवा प्रत्यक्ष येऊन जागे करेल.

दुपारच्या/संध्याकाळच्या व्यायामासाठी

१. तुमची व्यायामाची वेळ निश्चित करा आणि त्याचे पालन करा. दुसऱ्या गोष्टींमुळे विचलित होऊन व्यायाम चुकवू नका. छोटीशी तडजोड चालू शकेल. परंतु तुमच्या उद्दिष्टांपासून फार लांब भरकटू नका. लक्षात ठेवा, मेजवानी व्यायामानंतर चांगली, व्यायामापूर्वी नव्हे. जर तुमचे पोट भरलेले असेल तर तुम्हाला व्यायाम करताना आलस्य जाणवेल तसेच मन आणि शरीर जड झालेले जाणवेल.

२. मैदानावर व्यायाम करत असल्यास उन्हाळ्यातील तापमान आणि आर्द्रता ह्यांच्यावर पण लक्ष असू द्या. गरम हवेत तुमचे शरीर लवकर धामाधूम होईल. त्यामुळे उन्हाळ्यात व्यायामापूर्वी भरपूर पाणी पिणे हे चहा, कॉफी किंवा कोल्ड्रिंक पिण्यापेक्षा जास्त महत्त्वाचे आहे.

तसेच व्यायामासाठी लागणारी साधने यांचे नियोजन करणे गरजेचे. ह्याबद्दलचा उल्लेख पुढील भागात विस्तृतरीत्या आलेला आहे.

६. तुमचे मूल्यमापन करा

🏃 तुमच्या फ्रिजला व्यायामाचे पत्रक चिकटवा आणि प्रत्येक व्यायाम सत्राची नोंद ठेवा. व्यायामपत्रक या पुस्तकातील पुढच्या भागात दिलेले आहे.

🏃 निर्धोक व्यायामासाठी तुमच्या शरीराचे नियमित मूल्यमापन आवश्यक आहे. तुमची हृदयगती ह्याची उत्तम मार्गदर्शक आहे. तुम्ही योग्य पातळीवर व्यायाम करत आहात हे जाणण्यासाठी व्यायामापूर्वी, व्यायाम करताना आणि व्यायामानंतर हृदयगतीचे मापन करणे आवश्यक आहे.

🏃 व्यायाम करण्यापूर्वी तुमची आरामदायी नाडी-गती जाणून घेणे जरुरीचे आहे.

🏃 तुमची उद्दिष्ट-नाडी-गती (Target Pulse rate) काढणे पण जरुरी आहे. सैद्धांतिकरीत्या तुम्ही कसलाही व्यायाम करू शकता पण प्रत्यक्ष व्यायाम

करताना एका विशिष्ट गतीनंतर तुमच्या हृदयावर ताण पडणे धोकादायक आहे. उद्दिष्ट नाडी-गती ही तुमच्या व्यायामासाठी योग्य आहे. कमाल हृदयगतीपेक्षा ही वेगळी आहे. तुमची कमाल हृदयगती २२०– तुमचे वय, ह्यावरून मोजता येते.

व्यायाम करत असताना तुमची नाडी-गती, तुमच्या कमाल हृदयगतीच्या ६०-८० टक्के असणे आवश्यक आहे. हीच तुमची उद्दिष्ट-नाडी-गती. व्यायाम करत असताना ही गती किमान २० मिनिटे सातत्याने राखणे आवश्यक आहे. ह्या गतीचे उल्लंघन होऊ देणे योग्य नाही.

जर तुम्ही ३० वर्षाचे असाल तर तुमची कमाल हृदयगती
२२०-३०=१९० आहे.
व्यायाम सुरू करताना तुमची नाडी-गती
१९० च्या ४०-५० टक्के = ८६-९५ असावी.
व्यायाम करत असताना तुमची नाडी-गती
१९० च्या ६०-८० टक्के = ११४-१५२ असावी.
हीच तुमची उद्दिष्ट-नाडी-गती (T.R.P.) आहे.

७. व्यायाम आनंददायी करा

- जर तुम्हाला व्यायामाचा कंटाळा असेल, व्यायाम म्हणताच जर तुमच्या नजरेसमोर घामाने डबडबलेले शरीर, त्याच त्या कंटाळवाण्या शारीरिक हालचाली असे चित्र उभे राहत असेल तर व्यायामातून आनंद शोधा.

- मित्र जोडा आणि एकत्र व्यायाम करा. अनेक व्यक्तींना समूहात व्यायाम आवडू शकतो. व्यायामशाळा, सायकलिंग, चालणे ह्यांसाठी समूह तयार करा.

- जर तुम्हाला घरीच व्यायाम करणे आवडत असेल तर स्थिर सायकल किंवा ट्रेडमीलसारख्या वस्तू घरी ठेवा. संगीत ऐकत किंवा टी.व्ही. बघत तुम्ही व्यायामाचा आनंद घेऊ शकता.

- वैविध्य ही व्यायामातील आवश्यक गोष्ट आहे. तुम्हाला व्यायामाचा कंटाळा येता कामा नये. व्यायामातील वैविध्य आणि थोडासा बदल तुमच्या स्नायूंचा थकवा कमी करतो.

- तुमच्या कुटुंबाला व्यायामात सामील करून घ्या.

- स्वतःला पुरस्कृत करा. जर तुम्ही दोन आठवडे नियमित व्यायाम केला तर एक चित्रपट बघा. दोन महिने नियमित व्यायाम केल्यास नवीन कपडे खरेदी करा.

व्यायाम आनंददायी आणि उत्साह वाढेल अशा प्रकारे करा. व्यायामाला अनुरूप पण चांगले कपडे घाला, ज्यामुळे तुम्हाला चांगले वाटेल. घर संगीत आणि हास्याने भरून जाऊ द्या. व्यायाम मिलिटरीच्या कवायतीऐवजी एखाद्या सहलीसारखा उत्साहवर्धक वाटावा.

एरोबिक व्यायाम

ढोबळ मानाने व्यायामाचे दोन प्रकारांत वर्गीकरण करता येईल : एरोबिक व्यायाम आणि ॲनएरोबिक व्यायाम.

एरोबिक व्यायाम म्हणजे काय?

ज्या व्यायामप्रकारांमध्ये स्नायूंना दीर्घकाल ऊर्जापुरवठा करण्यासाठी मोठ्या प्रमाणात, सतत प्राणवायूची गरज भासते, अशा व्यायामप्रकारांना एरोबिक व्यायाम म्हणतात. अशा व्यायामांमुळे हृदय आणि रुधिराभिसरण संस्था तसेच श्वसनसंस्था यांना नैसर्गिकपणे ताकद प्राप्त होते. ह्यामुळे रक्ताभिसरणाचे परिमाण वाढते. ह्याचा फायदा म्हणजे रक्तातील हिमोग्लोबिनची वाढ होते. त्यामुळे रक्तातील प्राणवायूची वाढ होते. हृदय आणि फुफ्फुसाचे स्नायू सशक्त होतात. आरामदायी नाडी-गती कमी होते. फुफ्फुसांची क्षमता वाढते.

एरोबिक व्यायाम म्हणजे कुठलीही शारीरिक हालचाल किमान २० मिनिटे करणे. ज्यामध्ये हृदयगती कमाल हृदयगतीच्या ६०-८० टक्के असते आणि प्रमुख ऊर्जास्त्रोत प्राणवायू आणि शरीरातील चरबी असतात.

एरोबिक व्यायामाचे उदाहरण म्हणजे चालणे, धावणे, जॉगिंग, पोहणे, रोईंग, सायकलिंग आणि दोरीवरच्या उड्या मारणे. विविध प्रकारचे नृत्यही एरोबिक व्यायामच आहेत. बॅडमिंटन, स्क्वॅश, टेनिस ह्या खेळांमुळे हृदय आणि रुधिराभिसरण संस्था ह्यांचे कार्य सुधारते. हे प्रकार एरोबिक व्यायामामध्ये येतात.

तुमचे हृदय आणि फुफ्फुस कार्यक्षम होण्यासाठी, एरोबिक व्यायाम सहन होणे आवश्यक आहे. प्रत्येक वेळी किमान २० मिनिटे किंवा अधिक वेळ हे व्यायाम करणे आवश्यक आहे.

एरोबिक व्यायाम हे मनोरंजक होऊ शकतात. मनोरंजक केल्यास शरीर व्यायामास रुकार देऊ लागते. नृत्याचा आनंद कुणास नाकबूल होईल काय?

टेनिस, बॅडमिंटन आणि स्क्वॉश मित्रांसमवेत खेळता येतात. हे प्रकार स्पर्धेमुळे आनंददायी होतात. चालणे आणि जॉगिंग ह्या कौटुंबिक घटना होऊ शकतात.

सर्व एरोबिक व्यायामांचा परिणाम एकच असतो काय?

ह्याचे उत्तर नाही असे आहे. तत्त्वत: वरील सर्व व्यायामांचे वर्गीकरण एकाच गटात केले गेले आहे. परंतु प्रत्येक प्रकाराचे परिणाम वेगळे जाणवतात, जेव्हा स्नायूंचा विचार केला जातो. सर्व एरोबिक व्यायामप्रकारांनी हृदय आणि फुप्फुसाचे कार्य सुधारते आणि कॅलरीजचे ज्वलन होते. वेगवेगळ्या व्यायामप्रकारांत वेगवेगळ्या स्नायुसमूहांचा वापर होतो आणि परिणाम भिन्न असतात. भिन्न व्यायामप्रकारांचे भिन्न परिणाम शरीरात दिसून येतात. ह्याचा पुरावा म्हणजे, धावणाऱ्या व्यक्तीचे पाय काटक असतात. सायकलिंग करणाऱ्याचे पोटरीचे स्नायू आणि मांड्या विकसित असतात. स्नायूंची ताकद, चिवटपणा आणि ठेवण (anatomy) तुम्ही करत असलेल्या व्यायामप्रकारांवर अवलंबून असते.

ह्यामुळे तुम्ही तुमच्या स्वास्थ्याचे उद्दिष्ट ठेवणे गरजेचे आहे. ऊर्जेचे ज्वलन आणि हृदय आणि रुधिराभिसरण संस्थेचे कार्य वाढविणे म्हणजेच स्वास्थ्य का? असे असल्यास तुम्ही कुठल्याही एरोबिक व्यायामाची निवड केल्यास चालेल. पण तुमचे उद्दिष्ट जर चांगली शरीरयष्टी घडविणे असेल तर तुम्हाला व्यायामाची निवड फार काळजीपूर्वक करावी लागेल.

कदाचित तुम्ही, जे तुमच्या उद्दिष्ट-साधनाशी विसंगत असू शकतील, असेही व्यायाम करीत असाल.

तुमच्या उद्दिष्टांशी सुसंगत कुठले एरोबिक व्यायाम आहेत, ते जाणून घेण्यासाठी :

- तुम्हाला वेगवेगळे स्नायुसमूह, जे वेगवेगळ्या व्यायामात वापरले जातात, माहीत असणे आवश्यक आहे.
- शरीराला उच्च विरोध आणि निम्न विरोध करणाऱ्या व्यायामप्रकारांतून तुम्ही निवड केली पाहिजे.

स्नायुसमूह कोणते आहेत?

शास्त्रीय नाव	ते कुठे आहेत
Biceps द्विशीर	दंडावर
Brachialis भुजस्नायू	दंडावर
triceps त्रिशीर स्नायू	दंडाच्या मागच्या बाजूस
deltoids अधिस्कंध	खांद्यावर

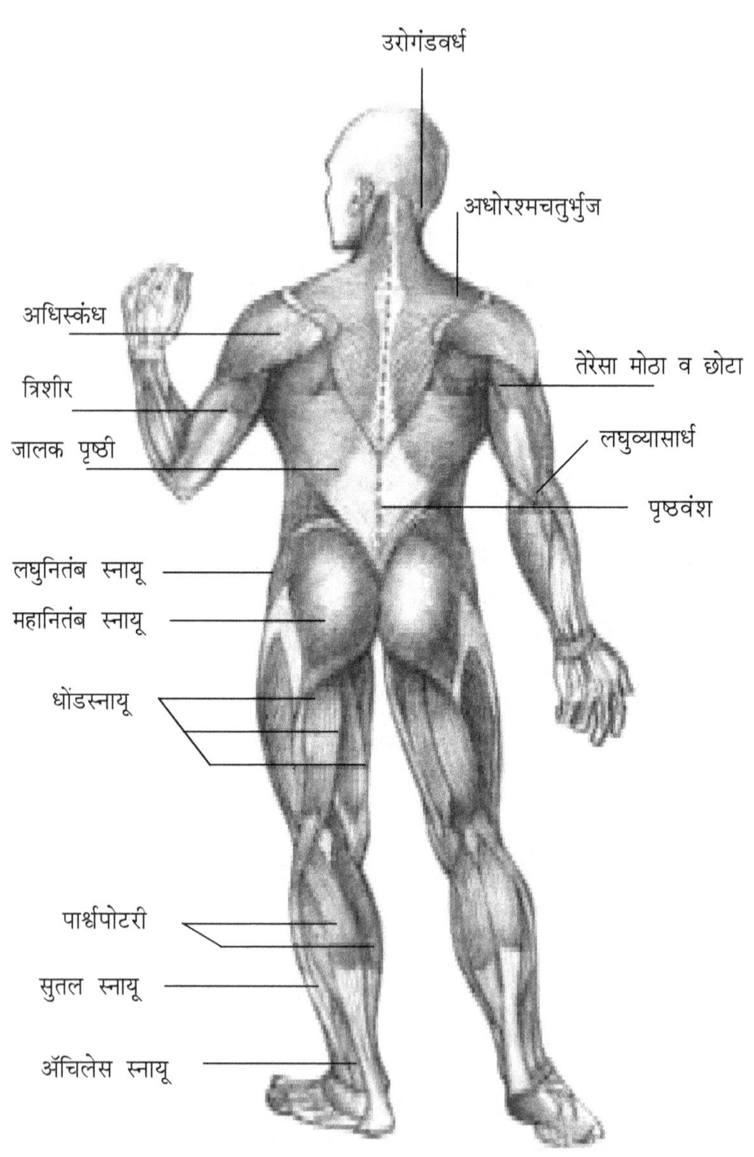

उरोगंडवर्ध
अधोरश्मचतुर्भुज
अधिस्कंध
त्रिशीर
जालक पृष्ठी
तेरेसा मोठा व छोटा
लघुव्यासार्ध
पृष्ठवंश
लघुनितंब स्नायू
महानितंब स्नायू
धोंडस्नायू
पार्श्वपोटरी
सुतल स्नायू
ॲचिलेस स्नायू

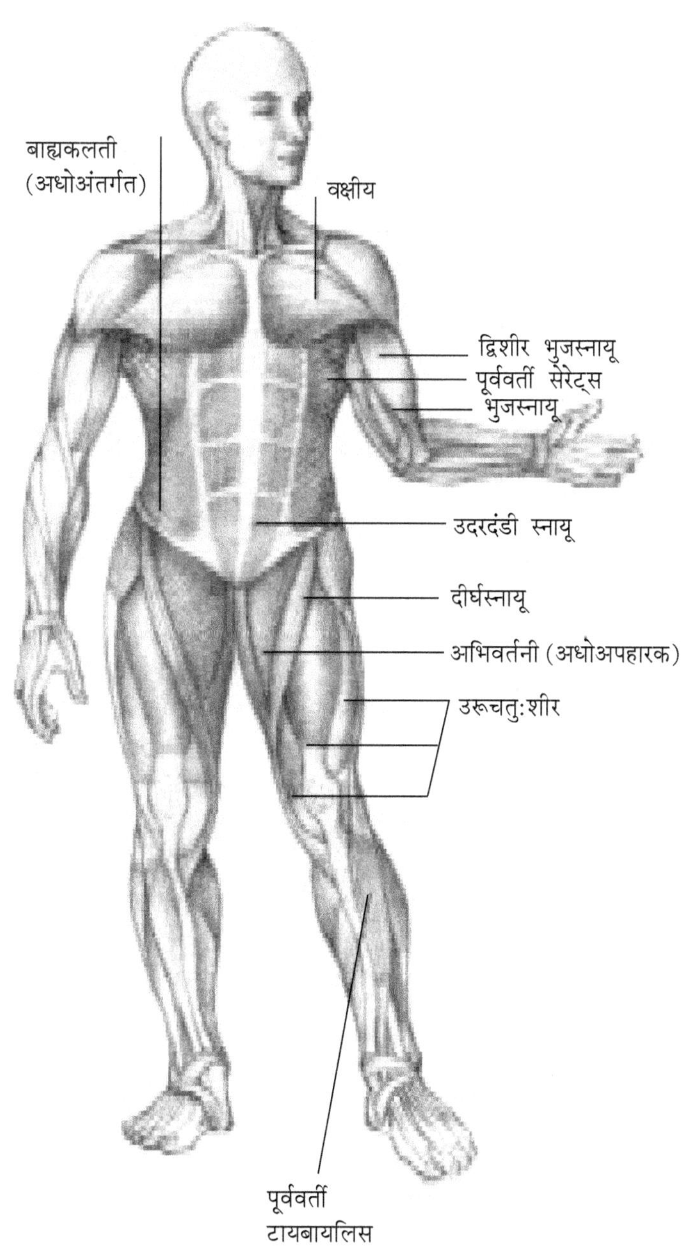

बाह्यकलती (अधोअंतर्गत)
वक्षीय
द्विशीर भुजस्नायू
पूर्ववर्ती सेरेट्स
भुजस्नायू
उदरदंडी स्नायू
दीर्घस्नायू
अभिवर्तनी (अधोअपहारक)
उरूचतु:शीर
पूर्ववर्ती टायबायलिस

sternocledomastoid उरो-गंडवर्ध	मानेवर
trapezius चतुष्कोनी स्नायू	पाठीच्या वरच्या भागात
pectorals वक्षीय	छातीवर
intercostal अंतरापर्शुकीय	फासळ्यांमध्ये
errector spinae पृष्ठवंश	मध्य आणि पाठीच्या खालच्या बाजूस
paraspinal परापृष्ठवंशी	पाठीवर
lattisimus dorsi जालकपृष्ठी	पाठीवर
obliques तिर्यक	कमरेच्या बाजूला
rectus abdominas उदरदंडी स्नायू	पोटावर
gluteus maximus महानितंब स्नायू	नितंबावर
adductors अभिवर्तनी	मांडीच्या आतील बाजूस
hamstrings धोंड स्नायू	मांडीच्या मागील बाजूस
sartorius दीर्घस्नायू	मांडीच्या आतील बाजूस
quadriceps femoris उरूचतुःशीर	मांडीच्या समोरील बाजूस
rector femoris मांडीचे प्रमुख हाड	मांडीबरोबर समोरील बाजूस
gastrocnemius जंघापिंडी	पोटरीजवळ
soleus सुतल स्नायू	खालच्या पोटरीच्या पाठीबाजूस

तुम्ही कुठल्या स्नायूंचा वापर करता?

कृती	मुख्यतः वापरले जाणारे स्नायू	इतर वापरले जाणारे स्नायू
एरोबिक डान्स	पोटाचे स्नायू, नितंब स्नायू, उरूचतुःशीर, धोंडस्नायू	छाती, हात, खांदा आणि पाठीचे स्नायू
सायकलिंग (स्थिर आणि रस्त्यावरील)	उरूचतुःशरी, महानितंब, पोटरीचे स्नायू, हात, पोटाचे स्नायू, मज्जारज्जूवरील स्नायू	शरीराचा खालचा आणि वरचा भाग
रोईंग	पाठीच्या खालच्या भागातील स्नायू	
धावणे (सपाट जमिनीवर)	धोंड स्नायू आणि पोटरीचे स्नायू	

कृती	मुख्यतः वापरले जाणारे स्नायू	इतर वापरले जाणारे स्नायू
धावणे (उतारावर)	कमरेच्याखालील स्नायू, नितंब, उरूचतु:शीर आणि पोटरीचे स्नायू	
जिना चढणे	उरूचतु:शीर, पोटरीचे स्नायू	

उच्च प्रतिकार आणि निम्न प्रतिकार म्हणजे काय?

उच्च प्रतिकार असणारे व्यायाम उदा. रोईंग, धावणे (उतारावर), जिना चढणे आणि सायकलिंग शरीराचे आकारमान वाढवतात. निम्न प्रतिकार असणारे व्यायाम उदा. चालणे, सपाट जमिनीवर धावणे आणि एरोबिक्स नृत्य ह्यांमुळे शरीर काटक बनते आणि स्नायुसमूह प्रमाणबद्ध होतात. ह्याचे कारण आहे प्रतिकार! जेवढा जास्त प्रतिकार तेवढी जास्त कार्ये स्नायुसमूहांना करावी लागतात आणि तेवढा मोठा आकार स्नायुसमूहांचा दिसू लागतो. तेव्हा उच्च प्रतिकार व्यायामांमुळे तुमची चरबी आणि कॅलरीजचे ज्वलनच नाही, तर स्नायूंचे आकारमान सुद्धा वाढते.

अनेक स्त्रियांना उच्च प्रतिकार व्यायामात भाग घेणे आवडत नाही. कारण वाढलेल्या स्नायूंमुळे पारंपरिक सौंदर्य कल्पनांना बाधा येते. एक गोष्ट ध्यानात ठेवण्यासारखी म्हणजे स्नायूंचे आकारमान वाढण्यासाठी 'टेस्टोस्टिरोन' हे हार्मोन आवश्यक आहे आणि स्त्रियांमध्ये त्याचे प्रमाण नगण्य असते. त्यामुळे स्त्रिया उच्च प्रतिकार व्यायाम करू शकतात. त्यामुळे त्यांच्या शरीरयष्टीत वाढ होऊन ताकद आणि चिवटपणा वाढू शकतो.

सोपे एरोबिक व्यायाम

चालणे

चालणे हा एरोबिक व्यायामाचा एक सोपा आणि सर्वोत्तम प्रकार आहे. नियमित चालण्याच्या व्यायामाने अनेक व्याधींतून मुक्तता होऊ शकते. यामध्ये हृदयरोगाचा पर समावेश आहे. जलद चालण्याने तुम्हाला शरीर शिथिल झाल्याचे जाणवेल तसेच तुमच्या विचारांना चालना मिळेल.

🏃 हृदयासाठी फायदेकारक बाबी.

🏃 पोटरीचे स्नायू रक्ताभिसरणात अतिशय महत्त्वाचे आहेत. प्रत्येक (खालोखाल)

पाऊल पडताना पोटरीच्या स्नायूंचे आकुंचन होऊन मोठ्या प्रमाणात रक्त परत शरीराकडे पाठविले जाते.

🏃 चालण्याने मनोधैर्य वाढण्यास मदत होते.

🏃 त्यासाठी वेगळ्या आणि महाग उपकरणांची गरज नाही. चालण्याचा व्यायाम केव्हाही, कुठेही करता येतो.

🏃 खेळाडू आणि व्यायाम सुरू करणारे दोघांसाठी ह्याची सारखीच उपयुक्तता आहे.

🏃 ज्यांना कठीण व्यायाम सोसणार नाही, अशांसाठी चालणे हा चांगला व्यायाम आहे.

🏃 चालण्यामुळे सांधे आणि स्नायूंवर फाजील ताण येत नाही. त्यामुळे हाडे आणि स्नायूंची इजा चालणाऱ्यांमध्ये संभवत नाही.

🏃 हृदयरोगी, गर्भवती स्त्रिया, संधिवाताचे रुग्ण, टी. बी. पेशंट, दमेकरी आणि इतर रोग असणाऱ्या व्यक्तींना चालण्याच्या व्यायामाचा फायदा होऊ शकतो. ज्या व्यक्तींना तीव्र व्यायाम सोसत नाही, त्यांना पण चालण्याने फायदा होऊ शकतो.

चालण्याची उत्तम पद्धत कोणती?

🏃 चालताना बूट योग्य प्रकारचे घाला. योग्य प्रकारच्या बुटाने चालणे आनंददायी होते. अयोग्य बुटाने चालणे दु:खद होऊ शकते. बूट फार जड व घट्ट असू नयेत आणि घातल्यावर चालताना तुमच्या आकार वाढलेल्या पावलांना नीट बसतील इतके सैल असावेत.

🏃 चालण्यासाठी धावपट्टी निवडा. ज्यामध्ये हाडे, सांधे ह्यांना दुखापत होणार नाही अशी धावपट्टी असावी. सिमेंट काँक्रिटच्या धावपट्टीपेक्षा मृदू धावपट्टी उत्तम असते.

🏃 चालण्यास सुरुवात करताना वॉर्म-अप होण्यासाठी ५ मिनिटे एका गतीने चाला. वॉर्म-अप होणे महत्त्वाचे आहे. ह्यामुळे सर्व स्नायू मोकळे होऊन त्यांना दुखापत होत नाही. वॉर्म-अपमुळे स्नायू जास्त ताण देण्यास समर्थ होऊन ऊतींची दुखापत वाचवतात. तुमचे शरीर चरबीचे ज्वलन करून ऊर्जा मिळविण्यास तयार होते.

जेव्हा आपण व्यायामाला सुरुवात करतो, तेव्हा सुरुवातीची १५ मिनिटे शरीर शर्करेचा वापर करते. त्यानंतरच चरबीचे ऑक्सीकरण होऊ लागते. म्हणूनच व्यायामाची सुरुवात फार जोमाने करू नये. त्यामुळे तुम्हाला त्वरित थकवा जाणवेल आणि चरबीचे ज्वलन फारसे होणार नाही.

- ❧ ताणण्याचे व्यायाम करा.
- ❧ चालत असताना, चालण्याच्या लयीनुसार तुमचे हात गोल फिरवा.
- ❧ सुरुवात सावकाशपणे करा. त्यानंतर क्रमश: गती वाढवा. मग जोरात चाला. विनाकारण तुमच्या कुवतीपेक्षा गती वाढवू नको. त्यामुळे तुमच्या मांडीच्या स्नायूंवर ताण पडून दुखापत होऊ शकेल.
- ❧ चालताना उद्दिष्ट-नाडी-गती (T.P.R.) गाठण्याचा प्रयत्न करा आणि किमान २० मिनिटे ही गती राखण्याचा प्रयत्न करा.
- ❧ तुमचे डोके व पाठ सरळ ठेवा. झुकून चालू नका.
- ❧ प्रथम तुमच्या टाचा टेकवून चालण्यास सुरुवात करा.
- ❧ उत्तम संतुलनासाठी बाजूने आणि उलटे चालण्याचा प्रयत्न करा.
- ❧ चालण्याचा व्यायाम संपविताना गती कमी करा आणि त्याच्या निम्म्या गतीने ५ मिनिटे चालत राहा. ह्यानंतर शिथिलतेचे व्यायाम करा.
- ❧ रात्री किंवा पहाटे चालताना समोरचे दिसेल अशाच जागी चालण्याचा व्यायाम करा. शक्यतो मित्रमंडळींसमवेत चालण्याचा व्यायाम करा. त्यामुळे सगळ्यांचा उत्साह द्विगुणित होईल.
- ❧ तुमच्या बरोबर एक पाण्याची बाटली ठेवा आणि शरीरातील पाण्याचे प्रमाण योग्य राखा.

चालणाऱ्यांसाठी ताणण्याचे व्यायाम

ताणण्यामुळे शरीराचा लवचिकपणा वाढून चालणे जास्त सुखावह होते आणि तुम्ही जास्त अंतर चालू शकता. ताणण्याच्या व्यायामाअगोदर वॉर्म-अप व्यायाम करणे आवश्यक आहे.

डोके फिरवणे : डोके सावकाश गोल हलवा. डोके एका बाजूला खांद्यापाशी वळवून सावकाश दुसऱ्या खांद्यापर्यंत आणि त्यानंतर सहज शक्य होईल तिथपर्यंत पाठीमागे वळवा. अशाच प्रकारे दुसऱ्या खांद्यापासून सुरुवात करून, पाच ते दहा वेळा करा.

हातांचे वर्तुळाकार व्यायाम : दोन्ही हात सरळ आणि उलटे गोलाकार फिरवा. किमान १५ वेळा प्रत्येक हात असा फिरवा.

नितंबाचे व्यायाम : उजवा पाय अर्धे पाऊल मागे घ्या. डावा गुडघा वाकवा आणि सर्व वजन तुमच्या उजव्या नितंबाकडे खेचण्याचा प्रयत्न करा. १५-२० सेकंद अशा प्रकारे राहा. त्यानंतर डाव्या पायांनी पण असेच करा. दहा वेळा सराव करा.

उरूचतुःशीर ताणणे : सरळ उभे राहा. आधारासाठी भिंतीला

(quadriceps) टेका. गुडघे मागे घ्या. टाच पार्श्वभागाला लावण्याचा तेवढा प्रयत्न करा. हानाते टाच नितंबांना चिकटविण्याचा प्रयत्न करा. १५-२० सेकंद ह्या स्थितीत राहण्याचा प्रयत्न करा. हाच व्यायाम दुसऱ्या पायाने करा. १० वेळा पुनरावृत्ती करा.

पोटरी ताणणे : भिंतीपासून एका हाताच्या अंतरावर उभे राहा. हात मागे न्या. एक पाय पुढे घेऊन गुडघ्यात वाकवा. दुसरा पाय गुडघ्यात सरळ ठेवा. पाठ सरळ ठेवून नितंब भिंतीकडे ओढा. ३० सेकंद ह्या स्थितीत राहा. शिथिल व्हा आणि दुसऱ्या पायाने पुनरावृत्ती करा. पोटरी ताणण्याच्या स्थितीतून मागचा गुडघा वाकवा. त्यामुळे कोन बदलून स्नायू ताणा. टाचा जमिनीशी चिकटलेल्या असू द्या. १५-२० सेकंद अशा स्थितीत राहा.

पाय ताणणे : एका खुर्चीच्या पाठीमागच्या बाजूचा आधार घेऊन उभे राहा. गुडघ्यात वाकून एक पाय पुढे घ्या आणि तो पाय पुढे मागे हलवा. अशा प्रकारे दहा आवर्तने करा.

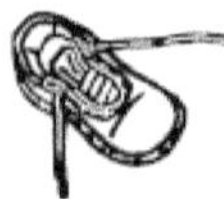

योग्य शरीरस्थिती (Posture)

● चालताना सरळ चाला. शरीर ताठ ठेवा. पाठीचा कणा सरळ असू द्या. त्यामुळे शरीराचा तोल नीट राहील. पोट जमेल तितके आत घेण्याचा प्रयत्न करा.

● डोके वर उचला. हनुवटी जमिनीला समांतर असू द्या.

● चालताना खाली बघू नका. तुमची दृष्टी १० फूट लांब अंतरापर्यंत प्रक्षेपित करा. यामुळे चालताना धावपट्टीवरील अडथळे तुमच्या लक्षात येतील आणि इजा होण्याचे वाचेल.

● दीर्घ श्वास घेत असताना नितंब आत ओढायचा प्रयत्न करा. तुमचे हात शरीराच्या लयीप्रमाणे नैसर्गिकरीत्या हालू द्या. कोपरांजवळ ९० अंशानी वाकलेले असू द्या. हात पुढे मागे हालवा. पायाच्या हालचालीच्या विरुद्ध दिशेने हात हलू द्या. हातांचा एकमेकांना स्पर्श होऊ देऊ नका.

● चालताना पाय जमिनीवर आपटू नका.

● शरीर मागे-पुढे झुकवू नका.

● जास्त अंतर काटण्यासाठी लांब ढांगा टाकत चालू नका. जर गती हे तुमचे उद्दिष्ट असेल तर छोटी पावले टाकत जलद चाला.

मैदानावर चालण्यापेक्षा ट्रेडमीलवर चालणे चांगले का?

हा व्यक्तिगत आवडीचा भाग आहे. अनेकजण शपथेवर, सकाळी बाहेर फिरणे सर्वोत्तम आहे, असे नमूद करतात. तर अनेकांना अंथरुणातून उठून सरळ ट्रेडमील मशीनवर घरातच चालणे जास्त योग्य वाटते. ट्रेडमील मशीनला फिरणारा एक बेल्ट असतो. ज्याची गती नियंत्रित करता येते. त्यावरती चालता येते (ट्रेडमील विषयी माहिती पुढे विस्तृत तपशील देऊन दिली आहे.)

नवीन मशीन्समध्ये अनेक सोयी आहेत. ह्या मशीनवर तुमच्या चालण्याची गतीच नव्हे तर तुमची हृदयगती आणि ऊर्जेचे ज्वलन हे सुद्धा कळून येते. ट्रेडमीलवर चालण्याचा एक फायदा असा की तुम्हाला बाहेरच्या हवामानाचा त्रास होत नाही. तसेच तुमच्या फावल्या वेळात तुम्हाला घरी किंवा व्यायामशाळेत चालता येते. तसेच तुम्ही किती चालला, हे पण कळून येते आणि बाहेरील प्रलोभनांपासून मुक्त राहता येते. पार्कमध्ये चालणाऱ्या व्यक्ती मध्येच मित्र भेटल्यानंतर गती कमी करतात आणि चालताना गती अतिशय महत्त्वाची असते.

परंतु बाहेर चालणेही सुखावह असते. आजूबाजूला चालणाऱ्या व्यक्ती बघून आपले मनोधैर्य वाढते. एखादी लठ्ठ व्यक्ती घाम गाळत चालताना पाहून तुमचा पण तुमच्या स्वास्थ्य-कार्यक्रमाचे पालन पूर्णपणे करण्याचा निर्धार होतो. सकाळी लवकर चालल्यास त्याचे अनेक फायदे आहेत. धुके आणि धूर यांचा त्रास जाणवत नाही. हवा शुद्ध असते. निसर्गाच्या सान्निध्यात प्रसन्नता जाणवते. बाहेर चालण्याचा एकच तोटा हा की तुमच्या चालण्यावर पूर्ण नियंत्रण नसते. चालण्यास सुरुवात केल्यानंतर काही वेळा गती कमी होऊ लागते. योग्य निर्धाराने चालत राहिल्यास गती नीट राहू शकते. नाडीवर बोट ठेवून नाडी-गतीचा अंदाज पण तुम्ही घेऊ शकता. यासाठी पेडोमीटर उपयुक्त आहे.

तुम्ही किती वेळ चालावे?

चालण्यास आरंभ करणाऱ्यांनी सुरुवातीला सावकाशच चालावे. प्रथम ५-१० मिनिटे, आठवड्यातून चार ते पाच वेळा चालावे. त्यानंतर हळूहळू चालण्याचा वेळ व अंतर वाढवित जावे. तुमच्या चालण्याची वेळ दर आठवड्याला १० टक्के वाढवित कमाल एक तासापर्यंत न्यावी. त्यानंतर चालण्याची गती वाढविण्यावर लक्ष केंद्रित करावे. चालण्याच्या गतीवर दर आठवड्याला लक्ष ठेवावे, रोज नव्हे.

आदर्शत: तुम्ही रोज चालावे. एखाद्या दिवशी चालावयास जमले नाही तर दुसऱ्या दिवसापासून पुन्हा चालण्यास सुरुवात करावी आणि चालताना नेहमीपेक्षा थोड्या कमी गतीने चालावे. तुम्हाला थकवा जाणवल्यास एखादा दिवस विश्रांती घ्यावी.

सर्वोत्तम गती कुठली?

चालताना तुमच्या गतीची तुम्हीच निवड करा. इतरांच्या सल्ल्यावर जाऊ नका. दुसऱ्यांना जी झेपते ती कदाचित तुमच्यासाठी फारच हळू किंवा त्रासदायक असू शकेल. तुमच्या नाडी-गतीला तुमची चालण्याची गती ठरवू द्या. तुमची उद्दिष्ट-हृदयगती साध्य करण्याचा प्रयत्न करा. हा प्रयत्न अगदी पहिल्याच दिवशी नको.

चालताना एक सर्वसाधारण नियम असा आहे की तुमचा श्वासोच्छ्वास जोरात व्हावा. चालताना धाप लागू नये. चालताना बोलण्याची वेळ पडल्यास व्यसस्थित बोलता येईल इतपत गती असावी. चालण्यास सुरुवात करताना गतीपेक्षा अंतर जास्त महत्त्वाचे, हे लक्षात ठेवावे. सुरुवातीला जास्त अंतर काटण्यास प्राधान्य द्यावे. आठवड्याला जेव्हा तुम्ही २० किमी अंतर पार कराल, तेव्हाच तुम्ही गती वाढविण्याचा विचार करावा.

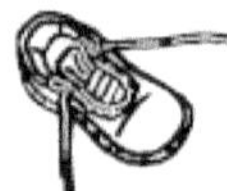

उष्माघातापासून रक्षण

● जेव्हा वातावरण थंड असेल तेव्हाच चालावे. जर तुम्ही समुद्रकिनाऱ्याजवळ राहत असाल, तर थंड हवेच्या वेळीच चाला. जर तुम्ही समुद्रसपाटीपासून लांब राहत असाल, तर तुम्ही सकाळच्या वेळी किंवा दुपारनंतर जेव्हा सूर्याची किरणे तिरपी पडतात, त्याच वेळी चालावे.

● चालण्यापूर्वी पाणी प्या. चालायला सुरुवात करण्यापूर्वी अर्धा लिटर पाणी प्या. तहान लागेपर्यंत थांबू नका. तहान लागणे याचा अर्थ शरीरातील ऊतींना पाण्याची गरज आहे, असा होतो. तहान लागल्यावर पाणी प्यायल्यास पेशींतील पाण्याचा ऱ्हास झालेला असतो. दर अध्या तासाला १५०-२०० मिली. पाणी घोट घोट पीत राहा.

● चालताना सैल सुती कपडे घाला. शर्ट लांब बाह्यांचा असावा. कपड्यांचा रंग हलका असावा. त्यामुळे सूर्यकिरणे परावर्तित होऊन गर्मी कमी जाणवेल. पॉलीप्रोपिलीन पासून तयार केलेले कपडे तुम्ही परिधान करू शकता. त्यामुळे घाम शोषण्यास मदत होते आणि घामाचे बाष्पीकरण सुलभरीत्या होते.

● तुमच्या बरोबर पाण्याची बाटली असू द्या. फार गरम वाटल्यास थोडे पाणी अंगावर शिंपडा, त्यामुळे शरीरातील उष्णता कमी होऊन गारवा जाणवेल.

● डोके आणि मान, टोपी किंवा स्कार्फने झाका.

● सूर्यकिरणांपासून संरक्षण करण्यासाठी चष्मा वापरा. त्यामुळे डोळ्यांचे अतिनील किरणांपासून संरक्षण होईल.

हिवाळ्यात चालताना

● चालण्याच्या पोषाखावर गरम कपडे घालून थंडीपासून संरक्षण करा. चालताना तुम्हाला गरम न वाटता आरामदायी वाटेल इतकेच गरम कपडे घाला. वारा आणि पाऊस यांच्यापासून संरक्षणाकरिता जॅकेट घाला. एकच जाड गरम कपडा घालण्यापेक्षा अनेक पातळ कपडे घाला. जशी जशी शरीरातील उष्णता वाढेल, तसा एक एक सुती कपडा कमी करत जा.

● वाऱ्याचा झोत चेहऱ्यावर पडेल अशा प्रकारे चाला. त्यामुळे परतताना वाऱ्याचा झोत तुमच्या पाठीवर पडेल आणि परतताना तुम्ही दमलेले असल्यास चालणे सुकर होईल.

● कमी वारा असलेल्या मार्गाची निवड करा. दाट झाडीचा मार्ग वाऱ्यांपासून संरक्षण करतो.

● बर्फ नसलेल्या भागातच चाला.

● पुढील रस्ता नीट दिसण्यासाठी जवळ टॉर्च असू द्या.

चालताना किती ऊर्जेचे ज्वलन होते?

वेगवेगळी क्रमिक पुस्तके याबद्दल वेगवेगळे आकडे देतात. याचे कारण असे की वापरण्यात येणारी शारीरिक ऊर्जा ही फक्त चाललेल्या अंतरावर अवलंबून नसते. तर बहुतांशी तुमच्या वजनावर अवलंबून असते. लठ्ठ व्यक्तींमध्ये चालताना जास्त ऊर्जेचे ज्वलन होते. कारण त्यांना चालताना कृश व्यक्तीपेक्षा जास्त मेहनत करावी लागते. साधारणत: चालताना १५०-२५० कॅलरीज प्रति तास ज्वलन होते आणि ते शरीराच्या वजनावर अवलंबून असते.

तर मग ह्यात गती कुठे येते? जर गती वाढवताना तुम्ही कमी अंतर चालत असाल, तर तुम्हाला हृदय आणि रक्ताभिसरण संस्थेचे स्वास्थ्य वाढविता येईल. पण ह्यामध्ये कमी गतीने चालण्यापेक्षा कमी कॅलरीजचे ज्वलन होईल. अनेक व्यक्ती चालताना सुरुवातीला अतिशय जलद गतीने चालतात आणि थोडे अंतर चालल्यावर धपकन जमिनीवर बसतात. अशा प्रकारात फारच थोड्या कॅलरीजचे ज्वलन होते. अनेक व्यक्तींची गैरसमजूत असते की खूप घाम आल्यास खूप कॅलरीजचे ज्वलन होते. तुम्ही पाव मैल जोरात चाललात आणि धापा टाकत घामाघूम होत थांबलात आणि आजच्या दिवसात आपण आपले चालण्याचे उद्दिष्ट गाठले आहे; अशी तुमची समजूत झाली असे होईल, तर तुम्ही फारच कमी कॅलरीजचे ज्वलन केले

आहे. त्यापेक्षा सावकाश गतीने दीर्घ अंतर चालणे हे केव्हाही चांगले. जलद चालणे लांब अंतरासाठी असल्यास ते फायदेशीर होते.

शक्तियुक्त चालणे

शक्तियुक्त किंवा गतिमान चालणे म्हणजे अशा गतीने आणि अशा पद्धतीने चालणे ज्यामुळे तुमच्या हृदय आणि रक्ताभिसरण संस्थेला चांगला व्यायाम मिळतो. हे तीव्र जलद चालणे आहे, ज्यामध्ये जलदरीत्या हात वर्तुळाकार फिरतात आणि अशा गतीने जी जॉगिंग करण्याइतकीच जलद आहे. ह्यासाठी तुम्हाला चालण्याचय पद्धतीत सुधारणा करणे आवश्यक आहे. तसेच गरज भासल्यास अधिक वजन घेऊन चालणे पण आवश्यक आहे.

शक्तियुक्त चालण्याने अधिक ऊर्जेचे ज्वलन होते. ह्याचे कारण तुम्ही जास्त अंतर चालता असे नसून शक्तियुक्त चालण्यासाठी अन्य स्नायूगटांचा वापर पण होत असतो. जो साध्या चालण्यामध्ये होत नाही आणि ह्या अन्य स्नायुसमूहाने वापरलेल्या ऊर्जेमुळे अधिक कॅलरीजचे ज्वलन होते.

गतीचे स्वतःचे अनेक फायदे आहेत. गती वाढविल्यास व्यायामाची वेळ अथवा अंतर कमी करू नये. शक्तियुक्त चालण्याने हृदयाची विशिष्ट गती सहजरीत्या साधता येते.

शक्तियुक्त चालण्यासाठी योग्य शरीरस्थिती राखून चालणे गरजेचे आहे. तसेच चालताना योग्य गतीने आणि अंतराने पावले टाकण्यामुळे गती उत्तम राखण्यास मदत होते. हातांच्या योग्य हालचालीमुळे शरीराला पुढे ढकलणे सोपे जाते. शक्तियुक्त चालणे हे निरंतर असावे असे नाही. जर शक्तियुक्त चालणे तुम्हाला त्रासदायक वाटत असेल, तर १-२ मिनिटे शक्तियुक्त चालण्यानंतर ५-१० मिनिटे तुम्ही सहजगतीने चालू शकता आणि मग हळूहळू शक्तियुक्त चालण्याची वेळ वाढवू शकता. अधिक फायद्यासाठी अंतर मात्र कमी करू नका.

क्रॉस ट्रेनिंग

क्रॉस ट्रेनिंग म्हणजे तमुही करित असलेल्या व्यायामाबरोबर आणखी एखादा जोड व्यायाम करणे. एकदा तुम्ही करित असलेल्या व्यायामास शरीर अनुकूल (adaptation) झाले की त्यानंतर त्या व्यायामासाठी शरीराला पुढे फारसे श्रम करावे लागत नाहीत. म्हणून त्याबरोबर जोड व्यायाम करणे महत्त्वाचे असते.

शक्तियुक्त चालणाऱ्यांनी वजने उचलण्याचा व्यायाम करणे संयुक्तिक असते. जलद धावणाऱ्यांनी पाण्यातील व्यायाम केल्यास अधिक फायदे

मिळू शकतात. व्यायामपद्धती, तीव्रता, वेळ आणि स्नायूगटांचा वापर यांत बदल म्हणजे क्रॉस ट्रेनिंग.

वजने घेऊन चालणे योग्य आहे का?

वजने घेऊन चालणे हे सल्लावह नाही. ज्यांना वजन कमी करायचे आहे, अशा व्यक्ती बरेचदा अशा प्रकारे चालत असतात. वजन कमी करण्यासाठी अंतर वाढविणे आणि वेळ वाढविणे तसेच शक्तियुक्त चालणे फायदेशीर आहे. परंतु वजने घेऊन चालणे हे ह्या सर्वांपिक्षा जास्त उपयुक्त आहे. अतिरिक्त वजनामुळे तुमच्या शरीराचे तात्पुरते वजन वाढून, तुमच्या शरीराला तेवढ्याच अंतरासाठी जास्त ऊर्जा खर्च करावी लागते.

काही व्यक्ती चालण्याची गती वाढविण्यासाठी हाता वजने धरतात किंवा घोटा किंवा मनगटावर वजने बांधतात. हा प्रकार अयोग्य आहे. त्यामुळे शारीरिक संतुलन बिघडते आणि स्नायूंना दुखापत होऊन ताण येऊ शकतो.

ह्याकरिता योग्य पद्धत म्हणजे पाठीवर एखादे ५०० ग्रॅम वजनाचे पुस्तक घेऊन चालणे. दर आठवड्याला ५०० ग्रॅमने वजन वाढवीत कमाल ५ ते ७ किलो वजनाचा भार तुम्ही सहन करू शकता. ह्यापेक्षा जास्ती वजने मार्गदर्शकाच्या सल्ल्याशिवाय वाहू नयेत.

आणखी एक सुरक्षित पद्धत म्हणजे वजनदार बेल्ट वापरणे. पाठीवर किंवा नितंबावर अतिरिक्त वजन येईल असा बेल्ट वापरल्यास कमरेच्या स्नायूंनी हे वजन पेलले जाईल आणि दुखापत किंवा संतुलन बिघडण्याची शक्यता कमी असेल.

जॉगिंग

१५ कि. मी. प्रतितास ह्या गतीने केलेल्या शरीराच्या मुक्त हालचालींना जॉगिंग असे म्हणतात. ह्यापेक्षा जास्त गतीला धावणे असे म्हणतात.

चालण्यापेक्षा जॉगिंगचा फायदा असा की तेवढ्याच वेळात अधिक ऊर्जेचे ज्वलन होते. त्यामुळे पोटरीच्या आणि धोंड स्नायूची ताकद वाढून ते अधिक प्रमाणबद्ध होतात. पण जॉगिंग करताना काळजीपूर्वक करणे गरजेचे आहे. कारण जॉगिंग करताना शरीराला इजा होण्याची शक्यता आहे. एका अहवालानुसार खेळांमधील ५० टक्के इजा ह्या जॉगिंग करताना होतात.

ज्या व्यक्तीचे शरीर प्रमाणबद्ध आहे, त्यांनीच जॉगिंग करावे. बैठे काम करणाऱ्या व्यक्तींनी एकदम जॉगिंग करू नये. गर्भवती महिला तसेच हृदयरोग्यांनी पण जॉगिंग करू नये.

योग्य गोष्टी कोणत्या?

🏃 सरावाला सुरुवात करण्यापूर्वी तुमच्या डॉक्टरांकडे तपासणी करा. त्यामुळे काही तक्रारी असल्यास त्यांचे निराकरण होईल.

🏃 योग्य प्रकारची पादत्राणे घाला (चालण्यावरील विभाग पाहा.)

🏃 सुरुवात करताना शरीर ताणणे आणि वॉर्म-अप करा. (चालणाऱ्यांनी घ्यावयाच्या ताणावरील विभाग पाहा.)

🏃 चालताना हिरवळीवर किंवा मृदू धावपट्टीवर शक्यतो चाला. त्यामुळे सांधे आणि स्नायूंना कमीत कमी दुखापत होईल.

🏃 ज्या पृष्ठभागाची धक्के सहन करण्याची क्षमता नसेल, अशा सिमेंट कॉंक्रिटच्या धावपट्टीवर सराव करू नका.

🏃 टाच प्रथम टेकवून मग चवडा अशा प्रकारे चाला आणि चवडे वाकवू नका.

🏃 जॉगिंग करतेवेळी फार घाम येतो. घाम शोषून घेतील अशा प्रकारचे मोगे घाला. पाणी योग्य प्रमाणात प्या.

ट्रेडमीलवर धावण्याचे फायदे कोणते?

ट्रेडमीलवर जॉगिंग हा मैदानावरील जॉगिंगला उपयुक्त पर्याय आहे. ट्रेडमीलवर चालण्यासाठी दिलेल्या सूचनांचे पालन करा. १२-१५ कि. मी/तास घ्या. गतीचे लक्ष्य असू द्या. जॉगिंग करताना २५० ते ७०० कॅलरीज ऊर्जेचे ज्वलन होऊ शकते. जे तुमच्या गती आणि शरीराच्या वजनावर अवलंबून आहे.

जॉगिंग किती वेळा करावे?

नियमित जॉगिंग करणारे दिवसाकाठी अनेक मैल अंतर कापू शकतात, जर त्यांची शारीरिक स्थिती उत्तम असेल तर, नवोदितांनी सुरुवातीला जरा बेतानेच सराव करावा. कारण सुरुवातीला थकवा लवकर जाणवू शकतो. जॉगिंग करण्याचा उत्तम उपाय म्हणजे सुरुवातीला चालणे, त्यानंतर शक्तियुक्त चालणे आणि त्यानंतर थोडेसे जॉगिंग. जेव्हा तुम्हाला थकवा जाणवेल तेव्हा गती कमी करून चालत राहा.

जॉगिंगला सुरुवात करताना १० मिनिटांच्या चालण्यात पहिल्यांना ३० सेकंद जॉगिंग आणि नंतर चालणे असेपण तुम्ही करू शकता. त्यानंतर क्रमशः वेळ वाढवित ३०-६० सेकंद जॉगिंग आठवड्यातून दोन किंवा तीन दिवस करू शकता. जर तुम्हाला आरामदायी वाटत असेल तर जॉगिंगची वेळ तुम्ही अजून वाढवू शकता. जर तुमच्या पोटरीचे स्नायू दुखावयास लाजले किंवा गुडघा दुखतो आहे असे जाणवले तर जॉगिंग पूर्णत: बंद करा, पण चालणे मात्र सुरू ठेवा.

वजन घेऊन जॉगिंग करणे योग्य आहे काय?

जेवढे तुमचे जास्त वजन, तेवढ्या जास्त कॅलरीजचे ज्वलन व्यायाम करताना होईल. ज्यांना वजन कमी करायचे आहे त्यांच्यासाठी शरीरावर अतिरिक्त वजने घेऊन जॉगिंग करणे हा कमी वेळात चांगला पर्याय आहे. ह्यामध्ये तोटा फक्त एकच आहे की अतिरिक्त वजनामुळे वजन पेलणाऱ्या सांध्यांवर जास्त ताण येतो. जर योग्य काळजी घेतली नाही तर नितंब, गुडघा आणि घोट्यावर विपरित परिणाम जाणवू शकतात. व्यक्तिगत मार्गदर्शकाच्या सल्ल्यानुसारच वजने घेऊन जॉगिंग करावे. गर्भवती महिला, संधिवाताचे रोगी, हृदयरोगी यांनी अशाप्रकारे जॉगिंग करू नये.

(आधीच्या प्रकरणात दिलेले उष्माघातापासून प्रतिबंध आणि थंडीमध्ये चालण्यावरील विभाग पाहा.)

सायकलिंग

सायकलिंगमधून एरोबिक्सचे फायदे होतात. हे सायकलिंगची गती २०-२५ कि. मी. प्रति/तास असल्यास मिळतील. सायकलिंगचा अतिरिक्त फायदा म्हणजे ते जलद, प्रदूषणविरहित आणि स्वस्त वाहतुकीचे साधन आहे आणि प्रत्यक्षात व्यायाम व वाहतूक याची तुम्ही उत्तम सांगड घालू शकता. सायकलिंगमुळे हाडे आणि सांधे यांवर जॉगिंगपेक्षा कमी ताण येतो.

सायकलिंगचे फायदे कोणते?

एरोबिक्स व्यायामाच्या फायद्याव्यतिरिक्त सायकलिंगमुळे हृदय आणि रुधिराभिसरण यांचे कार्य सुधारते. सायकलिंगचे काही अन्य फायदे पण निश्चितच आहेत. सायकलिंगने शरीरातील स्नायूंची, शरीरातील खालच्या तसेच वरच्या भागाची ताकद वाढते आणि त्यातही शरीराच्या खालच्या (धोंड स्नायू, पोटरीचे स्नायू, उरूचतु:शीर, महानितंब स्नायू) स्नायूंची ताकद आणि आकरमानात वाढ होते.

परंतु स्नायूंची अभिवृद्धी हा याचा एक दुष्परिणाम आहे. अर्था हा परिणाम जे नियमित सायकलिंग करतात तसेच चढावर पेडलिंग करतात, स्थिर सायकलवर जोरात पेडलिंग करतात अशांमध्येच दिसून येईल.

हळूवार सायकलिंग सर्वच व्यक्ती करू शकतात. परंतु हृदयरोगी, हर्निया आणि श्वसनाचे आजार असणाऱ्या व्यक्तींनी सायकलिंग करू नये.

कुठलाही व्यायाम, ज्यामुळे पोटावर अतिरिक्त ताण येऊ शकतो, जसे– आयसोमेट्रिक व्यायाम, एरोबिक व्यायाम– हर्नियाने पीडित व्यक्तींनी करू नयेत. त्याऐवजी चालणे किंवा पोहणे हे व्यायाम हर्नियाग्रस्त

व्यक्तींसाठी हितावह आहेत.

योग्य प्रकार कोणते?

- सुरक्षित जागेची निवड करा. जिथे धूळ आणि प्रदूषणाचा प्रादुर्भाव नसेल.
- सुरक्षिततेसाठी शिरस्त्राण (Helmet) वापरा.
- तुमच्या उंचीला योग्य सायकलची निवड करा. सीटवर बसल्यानंतर तुमचे पाय जमिनीला टेकता यावेत. उभ्या सायकलिंगमुळे तुम्हाला सायकलवर ताठ बसता येईल आणि डोके वर ठेवता येईल. वाकलेल्या सायकलीमुळे गती वाढते पण स्नायूंवर अतिरिक्त ताण येतो.
- अधिक सुरक्षिततेसाठी रस्त्यावर चांगली पकड असणाऱ्या पसरट टायर्सच्या सायकलीची निवड करावी.

बाहेर सायकलिंग करणे व्यायामाच्या सायकलीपेक्षा चांगले आहे का?

स्थिर सायकली ज्यांना एक्सर सायकल असे संबोधतात, सायकलिंगचे सर्व फायदे देतात. (अधिक माहितीसाठी 'योग्य हत्यारे' हे प्रकरण पाहा.) स्थिर सायकलीमुळे तुम्हाला निसर्गाच्या लहरी, कोंडलेली वाहतूक किंवा सायकलवरचा तोल इत्यादींची काळजी करावी लागत नाही. बहुतेक स्थिर सायकलींमध्ये गतीमापक यंत्र बसविलेले असते. तुम्ही तुमची गती आणि प्रतिकार दर आठवड्याला वाढवू शकता. काही सायकलींना पुढे-मागे होणारे हँडलबार्स असतात. त्यामुळे तुम्हाला रोईंग केल्याची अनुभूती मिळू शकते. ह्या सायकलींचा वापर शरीराच्या वरच्या भागाला व्यायाम मिळण्यासाठी उपयुक्त होतो.

उत्तम गती कोणती?

एरोबिक व्यायामाचे फायदे मिळविण्यासाठी तुमची गती कमाल १६-२० कि. मी प्रति तास असावी. २५ कि. मी/सि ही गती व्यायामाचे फायदे मिळविण्याच्या दृष्टीने उत्तम आहे. ह्यापेक्षा जास्त गती, ज्यांना स्पर्धेमध्ये भाग घ्यायचा आहे त्यांच्यासाठीच योग्य. जास्त गती म्हणजे जास्त कॅलरी ऊर्जेचे ज्वलन. पण जास्त गतीने अपघाताचा धोका संभवतो. गती जास्त असल्यास सायकलचा तोल सावरणे अवघड होते.

सायकलिंग किती वेळा योग्य आहे?

सुरुवात करताना फक्त दिवसाकाठी ५ मिनिटे सायकलिंग करावे. त्यानंतर क्रमश: वेळ वाढवत जावे. योग्य फायदे प्राप्त होण्यासाठी एका वेळी किमान २० मिनिटे असे आठवड्यातून तीन वेळा करावे.

सायकलिंगमुळे तुमच्या किती कॅलरीजचे ज्वलन होते?

हे तुमचे वजन व सायकलिंगची गती ह्यांवर अवलंबून आहे.

१५ कि. मी./तास ह्या गतीने तुमच्या ३००-६०० कॅलरीजचे ज्वलन, तुमच्या वजनानुसार होऊ शकते.

२५ कि. मी. ह्या गतीने ५००-९०० कॅलरीजचे ज्वलन होऊ शकते (आधीच्या प्रकरणात दिलेले उष्माघातापासून प्रतिबंध आणि थंडीमध्ये चालण्यावरील विभाग पाहा.)

जलतरण आणि पाण्यातील व्यायाम

पोहणे हा संपूर्ण शरीरासाठी एरोबिक व्यायाम आहे. पाण्याच्या उत्प्लावकतेमुळे (buoyancy) ताण आणि इजा होण्याचा संभव कमी होतो. संधिवाताचे दु:ख आणि काठिण्य पोहण्याने कमी होते. ज्या व्यक्ती संधिवाताच्या दुखण्यामुळे व्यायाम करू शकत नाहीत, अशा व्यक्तींना पोहणे किंवा पाण्यातील व्यायाम फायदेशीर ठरू शकतात.

योग्य पद्धती कोणत्या?

- तुमच्या पोहण्याच्या मार्गदर्शकाने दिलेल्या सूचनांचे पालन करा.
- फार घट्ट किंवा फार सैल, ज्यामध्ये मोकळ्या हालचाली शक्य आहेत, अशाच पोहण्याच्या पोषाखाची निवड करा.
- पोहण्याची टोपी घाला. शरीरावर सनस्क्रीन क्रीम लावा.
- कधीही एकटे पोहू नका.
- ताकद वाढण्यासाठी पुरेसा अवधी जाऊ द्या. पहिल्याच दिवशी अर्धा मैल पोहण्याचा प्रयत्न करू नका. सुरुवातीला एक किंवा दोन चकरा मारा. त्यानंतर रोज एकेक चक्कर वाढवत जा.
- पायात पेटके आल्यास घाबरू नका. पाठीवर पडा. पाय शिथिल ठेवा. दुसऱ्या पायाने पोहत काठापर्यंत या.
- जिथे जीवनरक्षक पहारेकरी काठावर आहे, अशाच स्विमिंगपूलची निवड करा.
- पोहताना धांगड-धिंगा करू नका. शांतपणे पोहा.
- पोहताना स्विमिंग पूलला फेऱ्या घालणे आणि पाण्यातील व्यायाम यांची सांगड घाला.

शरीराच्या कोणत्या भागांना व्यायाम घडतो?

पोहण्यामुळे संपूर्ण शरीराला व्यायाम घडतो. पोहण्याच्या स्ट्रोक्सनी त्या त्या

स्नायुसमूहांना व्यायाम घडतो. वक्षीय स्नायू, पाठीचे स्नायू, त्रिशीर स्नायूंना मुख्यत्वे पोहण्यामुळे व्यायाम घडतो.

साधारणत: किती वेळा पोहावे?

साधारणत: रोज पोहणे उत्तम. परंतु न जमल्यास किमान आठवड्यातून तीन वेळा तरी पोहण्याचा सराव करावा.

पोहताना किती ऊर्जेचे ज्वलन होते?

एरोबिक व्यायामाचे फायदे पोहण्यातून मिळण्यासाठी तुम्ही एकावेळी १०-१५ मीटर्स/मिनिटे पोहणे अपेक्षित आहे.

१५ मीटर्स/मिनिट ह्या गतीने तुमच्या २५० ते ४५० कॅलरीज/तास ऊर्जेचे ज्वलन होते.

४५ मीटर्स/मिनिटे गतीने तुमच्या ५००-१००० कॅलरीज/तास ऊर्जेचे ज्वलन होते.

ऊर्जेचे ज्वलन तुमची गती आणि शरीराचे वजन ह्यांवर अवलंबून आहे.

पाण्यातील व्यायामांचे फायदे कोणते?

पाण्यामधील व्यायाम हा जमिनीवरील त्याच प्रकारच्या व्यायामापेक्षा कमी कष्टप्रद आहे. गुरुत्वाकर्षणशक्ती पाण्यात तरंगण्यामुळे कमी होते. ह्यामुळे स्नायू, सांधे, संधिबंध यांच्यावर कमी ताण पडतो. पाण्यातील व्यायाम कुठल्याही वयोगटातील व्यक्ती सहजगत्या करू शकतात.

पाण्यातील व्यायाम करण्यास सोपे आहेत असे जाणवले तरी ते अधिक कष्टप्रद आहेत. याचे कारण पाणी थोड्या प्रमाणात व्यायामाला प्रतिकार करते आणि पाण्यात व्यायाम करताना या प्रतिकाराला सामोरे जावे लागते. जमिनीवरील व्यायाम पाण्यात केल्यास २५% अधिक कॅलरीजचे ज्वलन होते. जरी पाण्यात व्यायामासाठी अधिक शक्ती लागत असली तरी पाण्यात हालचाली जास्त सुकर होतात आणि व्यायामासाठी फारसे कष्ट करावे लागत नाहीत. पाण्यातील व्यायामाने शरीराला अधिक फायदे मिळतात. शरीर जास्त ताणले जाऊ शकते. पाण्यातील व्यायामाने शरीराचे तापमान न वाढता अधिक वेळ व्यायाम करता येतो.

छातीएवढ्या पाण्यात व्यायाम करणे इष्ट. पाणी फार गरम किंवा फार गार असू नये. जर सुरुवातीला पाणी फार गार जाणवले, तर वॉर्मिंगअप करावे. त्यामुळे स्नायू आणि सांधे मोकळे होतील.

पाण्यातील वॉर्मिंगअप आणि ताणण्याचे व्यायाम

प्रथम ५-१० मिनिटे वॉर्म-अप व्यायाम करावेत. निम्नलिखित व्यायामांचा त्यात समावेश असावा.

- गुडघे उचलणे
- गुडघा उचलून छातीला टेकविणे आणि सावकाश खाली सोडणे
- पाय वर उचलणे
- एका जागी चालणे
- टाचेवर चालणे
- हात गोलाकार फिरविणे
- हात खाली-वर पाण्यात फिरविणे.

वॉर्मिंग-अप झाल्यावर तुम्ही शरीर ताणण्याचे व्यायाम करू शकता. मागे, बाजूला हालचाली करू शकता. ताणलेली स्थिती ६-१० सेकंद राखावी आणि त्यानंतर शरीर सावकाश शिथिल करावे.

पाण्यातील व्यायामाने तुमची अंगस्थिती (Posture) तुम्ही सुधारू शकता. पाण्यात, काठाला पाठ टेकवून सरळ उभे राहा. काठाला मागे ढकलण्याचा प्रयत्न करा. नितंब आकुंचित करा. पोट शक्यतो आत ओढा. अशा स्थितीत काही सेकंदे राहा आणि नंतर शरीर शिथिल सोडा.

प्रगत एरोबिक-व्यायाम

मंडलाकृती तालीम (circuit training)

मंडलाकृती तालीम हा एरोबिक व्यायामाचा एक सर्वोत्तम प्रकार आहे. परंतु हा ज्यांनी प्रगतावस्था गाठली आहे, त्यांच्यासाठीच योग्य आहे. हा संपूर्ण शरीरासाठी व्यायामप्रकार आहे, ज्यामध्ये एका पाठोपाठ एक व्यायामप्रकार वेगाने करणे अपेक्षित आहे. ह्या वेगाकार व्यायामामुळे तुमच्या हृदयाची गती वाढून एरोबिक व्यायामाचे फायदे मिळतात. व्यायामाच्या निवडीनुसार कुठल्याही किंवा सर्व स्नायूंचा वापर होतो.

मंडलाकृती व्यायामाचे अनेक प्रकार आहेत. तुमच्या गरजेनुसार, कुवतीनुसार तुम्ही त्यांची निवड करू शकता. चिवटपणासाठी, वजन कमी करण्यासाठी किंवा स्नायू संवर्धनासाठींच्या व्यायामात फरक आहे. जर तुम्हाला शरीर संवर्धन करायचे असेल (body building) तर तुम्ही रोज तासभर धावण्याची काही गरज नाही. हा चिवटपणाचा व्यायाम आहे आणि ह्यामुळे शरीराचे आणि स्नायूंचे आकारमान

वाढण्यास काहीच उपयोग होणार नाही. तुम्ही असे व्यायाम निवडायला हवेत, जे तुम्हाला तुमच्या उद्दिष्टाप्रत घेऊन जातील आणि जे तुमच्या उद्दिष्टाला मारक ठरणार नाहीत.

मंडलाकार व्यायाम पूर्ण केल्यानंतर तुम्हाला ताजेतवानेपणा जाणवेल आणि शरीर कमी थकलेले जाणवेल. तसेच कष्टप्रद हालचालीमुळे शरीरात साठलेल्या विषारी द्रव्याचा निचरा पण होईल. पारंपरिक व्यायामपद्धतीमध्ये विषारी द्रव्ये ऊतीमध्ये हृदयगती आणि रुधिराभिसरण संथ झाल्यावर अडकून राहतात. मंडलाकार व्यायामामुळे हृदय आणि रक्ताभिसरण संस्थेच्या सततच्या मागण्यांची पूर्तता होऊन विषारी द्रव्यांचा निचरा होतो आणि तुमच्या स्नायूंना अतिरिक्त रक्तपुरवठा होऊन स्नायू कमी वेळात पूर्वस्थितीला येतील.

वजन उचलण्याच्या व्यायामातून एरोबिक्सचे फायदे मिळू शकतात का?

वजन उचलण्याच्या व्यायामाला ॲनएरोबिक (ऑक्सिजनरहित) व्यायाम पद्धती मानतात. काही शास्त्रज्ञांचा असा समज आहे की वजन उचलण्याच्या व्यायामातून एरोबिक व्यायामाचे फायदे मिळत नाहीत तर त्यामधून फक्त स्नायूवर्धन साधते.

परंतु एक गोष्ट वैज्ञानिकरीत्या सिद्ध झालेली आहे की कुठल्याही व्यायाम-प्रकाराने हृदय आणि फुफ्फुसांची कार्यक्षमता वाढते. वजन उचलण्याच्या व्यायामाने हृदय आणि श्वसनसंस्थेचे कार्य काही प्रमाणात निश्चितच वाढते.

जर तुमचे उद्दिष्ट एरोबिक क्षमता कमी शारीरिक चरबीसह वाढवणे आणि ॲनएरोबिक ताकद प्रशंसनीय स्नायूंसह असल्यास सुवार्ता अशी की वजन उचलण्याचे उद्दिष्ट एरोबिकरीत्या मंडलाकार व्यायामाने साधते.

पारंपरिक वजने उचलण्याच्या व्यायाम पद्धतीत प्रत्येक व्यायामाच्या संचानंतर पर्याप्त विश्रांती घेण्यास सांगितले जाते. त्यामुळे हृदयगती आणि रक्तदाब प्रत्येक व्यायाम संचानंतर वाढून एकदम कमी होतात. ह्या पद्धतीमध्ये अनावश्यक वेळ, A.T.P. (आणि इतर ॲनअरोबिक इंधन) च्या संवर्धनात जातो आणि जड वजने उचलण्यासाठी मानसिक तयारी पण करावी लागते आणि अनावश्यक वेळेमुळे एरोबिक संस्था यात सामील होऊ शकत नाही.

वजने उचलण्यापासून एरोबिक व्यायामाचे फायदे मिळविण्यासाठी प्रत्येक व्यायाम संच एका पाठोपाठ विश्रांती न घेता करायला हवा. व्यायामसंचाचे आयोजन अशा प्रकारचे असावे की त्यामध्ये एकाच स्नायूंचा समावेश नसून सर्व प्रकारच्या स्नायुसमूहांना व्यायाम घडेल किंवा संपूर्ण शरीराला व्यायाम घडेल. एरोबिक पद्धतीने वजने उचलण्याचा व्यायाम घडण्यासाठी एक सोपा उपाय म्हणजे वजने उचलण्याचा व्यायाम केल्यावर दोरीवरच्या उड्या मारणे, नाचणे किंवा एकाच

जागेवर जॉगिंग विश्रांती कालात करणे. जर हे तुम्ही २० मिनिटांपर्यंत करू शकलात तर तुमच्या हृदय आणि रक्ताभिसरण संस्थेला चांगला व्यायाम घडला, असे मानण्यास हरकत नाही.

जर तुम्ही गर्दीतील सुविधांमध्ये व्यायाम करत असाल किंवा घरी व्यायाम करताना व्यायाम साधनांचा बदल करण्यात वेळ जात असेल, तर एरोबिक व्यायामाचे फायदे कमी मिळतील कारण तुमच्या शरीराची गतिमानता कमी होईल. तुमचे उद्दिष्ट शरीराला गतिमान राखणे आहे. जर व्यायाम थांबवण्याचीच वेळ आली तर उठाबशा काढा किंवा दोरीवरच्या उड्या मारा.

पारंपरिक वजने उचलण्याच्या पद्धतीत भारी वजने विश्रांतीनंतर उचलावीत असे सुचवण्यात येते. दोन व्यायाम संचांतील विश्रामकाळ ६ मिनिटांपर्यंत असल्यास जास्त वजने उचलण्याची क्षमता निश्चितच वाढते पण त्याचबरोबर वजने उचलताना इजा होण्याची शक्यतासुद्धा वाढते. अतिभारी वजने उचलताना येणाऱ्या प्रतिकाराने स्नायू, संधिबंध आणि कंडरा (Tendons) यांवर अतिरिक्त ताण येऊ शकतो.

मंडलाकार व्यायाम फायदेशीर आहे. त्याने वजन उचलण्याच्या जोखमी कमी होतात. हा व्यायाम सातत्य राखून करावयाचा असल्याने प्रतिकार आपोआप कमी होतो. स्नायूंना व्यायाम घडल्याने कमी वजने उचलून पण अतिरिक्त फायदा होतो (दोन व्यायाम संचांतील विश्रांती कमी केल्यामुळे). तुम्ही सक्रिय असल्यामुळे स्नायुसमूह जास्त कार्यक्षम बनतो (पारंपरिक व्यायामपद्धतीप्रमाणे). तुमच्या हृदय आणि फुप्फुसांना अधिक फायदे मिळतात.

जर तुम्ही पारंपरिक पद्धतीने वजने उचलत असाल, तरीही तुम्ही मंडलाकार व्यायाम एकदा तरी करण्यास हरकत नाही. हृदय आणि फुप्फुसे यांना अनुकूल करून, मनाला आव्हान देऊन, अतिरिक्त चरबीचे ज्वलन करू शकता. जोपर्यंत तुम्ही सक्रियपणे व्यायाम करता, तोपर्यंत तुम्हाला एरोबिक व्यायामाचे फायदे मिळून विशिष्ट स्नायुसंवर्धनाचे अतिरिक्त लाभ मिळतात.

पठार अंमल (The Plateau effect)

नेहमी ऐकू येणारा प्रवाद असा की तुमचा व्यायाम पूर्वीसारखाच चालू असूनही आता तुमचे वजन मात्र घटत नाही. अनेक लोकांना असेही जाणवते की एका विशिष्ट काळानंतर व्यायामाचे फायदे विशिष्ट वजन घटण्याच्या दृष्टीने जाणवत नाहीत. कारण शरीराला ह्या बदललेल्या वातावरणाचा सराव घडलेला असतो.

अशा वेळी व्यायामाची वेळ वाढवल्यास प्रतिकार वाढून जास्त वजने उचलण्याची क्षमता वाढते. व्यायामाची वेळ वाढल्याने सीमीत फायदा

होऊ शकतो.

संशोधकांना असे आढळून आले की व्यायामप्रकारात बदल केल्यास ज्यामध्ये वेगवेगळ्या स्नायुसमूहांचा अंतर्भाव होतो, तुमचे कार्यमान वाढते. जर व्यायाम करताना आपल्या कार्यक्षमतेचे पठार गाठले असे तुम्हाला वाटल्यास फक्त व्यायामाची वेळच वाढवून चालणार नाही तर तुम्हाला आणखी एखाद्या पूर्वीपेक्षा अधिक प्रतिकारक असणाऱ्या आपल्या पसंतीच्या अशा दुसऱ्या व्यायामाकडे वळावे लागेल किंवा व्यायामात घ्यावे लागेल.

ॲनएरोबिक व्यायाम

ॲनएरोबिक व्यायाम हे तीव्र स्वरूपाचे व्यायाम असून यामध्ये तत्काल ऊर्जेसाठी हृदय आणि श्वसनसंस्थेतील ऑक्सिजन पुरवठ्याऐवजी ग्लायकोजनचे ज्वलन होते. ॲनएरोबिक ह्या परिभाषेचा अर्थ 'ऑक्सिजनशिवाय' असा होतो. ॲनएरोबिक व्यायामामुळे तात्पुरता ऑक्सिजनचा तुटवडा निर्माण होतो, याचे कारण शरीराची ऑक्सिजनची गरज जास्त आणि पुरवठा कमी असे असल्यामुळे होते. ह्या व्यायामपद्धतीत मूळ ऊर्जा स्नायूंमध्ये साठलेले ग्लायकोजन वापरले जाते. ॲनएरोबिक व्यायाम पद्धतीत स्नायूंना अधिक तीव्र कार्य, तीव्र गतीने, कमी वेळात करावे लागते. ह्यामुळे शरीराची ताकद वाढून शरीर अधिक जोमाने व्यायामासाठी तयार होते. ह्या व्यायामपद्धती फार वेळ करणे शक्य नसते, कारण ह्यामध्ये ऑक्सिजनचा ऊर्जा म्हणून वापर नसतो आणि लॅक्टिक आम्लाचे अतिरिक्त उत्पादन होते.

ह्यामुळेच ॲनएरोबिक व्यायामाच्या दोन संचांमध्ये शारीरिक पुन:प्राप्ती (recovery) येणे महत्त्वाचे आहे. लॅक्टिक आम्लाच्या उत्पादनाने स्नायूंना थकवा जाणवतो आणि दुसऱ्या व्यायाम समूहाला सुरुवात करण्यापूर्वी साठलेल्या लॅक्टिक आम्लाचे ज्वलन होणे गरजेचे आहे. पुन:प्राप्तीच्या वेळात स्नायू ऑक्सिजनचा वापर करून तीव्र व्यायामात व्यय झालेली ऊर्जा भरून काढू शकतात.

ॲनएरोबिक व्यायामाचे उदाहरण म्हणजे वजन उचलणे, जलद धावणे किंवा तीव्र व्यायाम. ॲनएरोबिक व्यायाम म्हणताच तीव्र आणि जलद अशी व्यायामपद्धती तुमच्या डोळ्यांसमोर येऊ द्या. उच्च प्रतिकारक व्यायाम हे स्नायूंची चिकाटी, शक्ती आणि ऑक्सिजनशिवाय क्षमता वाढवण्यास उपयुक्त आहेत.

एका आदर्श व्यायाम पद्धतीत एरोबिक आणि ॲनएरोबिक व्यायाम पद्धती दोन्हींचा समावेश हवा. पुन: ज्या ॲनएरोबिक व्यायामांची तुम्ही निवड कराल, ती तुमच्या व्यायामांच्या उद्दिष्टांशी तसेच तुमच्या शारीरिक क्षमतेशी सुसंगत हवी. ह्यासाठी महत्त्वाचा नियम म्हणजे ज्या व्यायामप्रकारांनी तुम्हाला प्रफुल्लित वाटेल, जे तुम्हाला सहज शक्य होतील आणि जे तुम्ही नियमित करू शकाल, अशाच व्यायामप्रकारांची निवड करावी.

ऑनएरोबिक व्यायामाचे चार प्रकार आहेत :

१. समताणिक (isotonic) व्यायाम
२. सममात्रीय (isometric) व्यायाम
३. कॅलिस्थेनिक्स (calistenics)
४. समगतिक (isokinetic) व्यायाम

समताणिक व्यायाम म्हणजे काय?

समताणिक म्हणजे 'सारखा दाब'. ह्या व्यायामप्रकारांमध्ये स्नायूंचे आकारमान तेच राहून लांबी मात्र व्यायाम करतेवेळी बदलते. ह्या व्यायाम पद्धतीत स्नायूंचे आकुंचन व्यायामाच्या प्रतिकाराविरुद्ध होते आणि त्याच वेळी सांध्यांची पण हालचाल घडत असते. उदा. भारी वजने उचलणे.

सममात्रीय व्यायाम म्हणजे काय?

सममात्रीय म्हणजे 'समान लांबीचे'. ह्या व्यायामप्रकारांमध्ये स्नायूंचे व्यायाम करताना होणाऱ्या आकुंचनामुळे, स्नायूंची लांबी बदलत नाही. उदा. टेनिसचा चेंडू दाबताना हात सरळ ठेवणे, भिंतीच्या विरुद्ध जोर लावणे इ. सममात्रीय व्यायामाची उदाहरणे आहेत.

ह्या व्यायाम पद्धतीची मुख्य गोष्ट म्हणजे एकाच स्थितीत बराच वेळ राहणे ही आहे. ह्यामुळे स्नायूंची वाढ होते. एकाआड एक स्नायूंचे आकुंचन केल्याने लवकर आणि सोप्या पद्धतीने व्यायाम घडतो. हे व्यायाम करताना स्नायूंचे आकुंचन, प्रतिकाराविरुद्ध हालचाल न होता घडत असते. स्नायूंचे आकारमान वाढवण्याऐवजी हे व्यायाम स्नायूंची ताकद आणि ताण सहन करण्याची क्षमता वाढवत असतात. कुठल्याही स्नायूंची ताकद वाढवण्यासाठी शरीर एका स्थितीमध्ये ५-६ सेकंद स्थिर असणे आवश्यक आहे. व्यायाम ५-८ वेळा एका व्यायाम-समूहात पुन्हा करणे स्नायूंच्या अधिक आकुंचनासाठी आवश्यक आहेत.

जर तुम्ही हृदयरोग किंवा उच्च रक्तदाबाने पीडित असाल, तर सममात्रीय व्यायाम तुम्ही टाळलेले बरे. ह्या पद्धतीच्या व्यायामात स्नायूंचे आकुंचन घडल्याने रक्तदाब पटकन वाढू शकतो.

सममात्रीय व्यायाम भौतिकी चिकित्सा (physiotherapy) मध्ये फार उपयुक्त आहेत कारण ह्या चिकित्सेचे उद्दिष्ट स्नायूंची ताकद वाढवणे आहे. उदा. सर्व्हायकल स्पॉन्डिलायटिसच्या रुग्णांना मानेचे सममात्रीय व्यायाम शिकविले जातात. त्यामुळे त्याच्या शिरा आणि मानेच्या स्नायूंची ताकद वाढते. भौतिक चिकित्सक (physiotherapist) सममात्रीय व्यायाम उत्तम प्रकारे शिकवू शकतो.

स्नायूंच्या आकुंचनामुळे हृदयाची गती वाढून तुमचे शरीर जास्त ऊर्जेचे ज्वलन करू लागते. सममात्रीय व्यायामाने स्नायूंचा थकवा जाणवतो आणि शरीर विश्रांती घेत असताना स्नायू पूर्वस्थितीत येण्यासाठी ऊर्जेचे ज्वलन होते. ह्याव्यतिरिक्त पूर्वस्थितीत आलेले स्नायू मोठे आणि ताकदवान झाल्यामुळे दैनंदिन कामकाजासाठी त्यांना अधिक ऊर्जेची गरज भासते. ह्या व्यायाम पद्धतीचा दोष म्हणजे 'एन्डोर्फिन्स' नावाची द्रव्ये रक्तात शिरतात आणि नवीन ऊर्जा तसेच ताण शिथिल झाल्याची जाणीव मेंदूला होते.

कॅलिस्थेनिक्स म्हणजे काय?

हा एक हलका व्यायामप्रकार सर्वसाधारण तंदुरुस्तीसाठी आहे. ह्यामुळे स्नायूंची ताण झेलण्याची क्षमता, ताकद, चिवटपणा आणि सांध्यांच्या हालचाली वाढतात. ह्या पद्धतीमध्ये उठा-बशा, टाचेला स्पर्श करणे, हात चक्राकार फिरवणे, कंबर फिरविणे, गुडघ्यात वाकणे इत्यादी व्यायाम. ज्यांनी सांध्यांच्या हालचाली वाढतात असे प्रकार, कोलांट्या उड्या, ताई चि, योगासनाचे काही प्रकार आणि जिमनॅस्टिक ह्या साऱ्यांचा समावेश कॅलिस्थेनिक्समध्ये होतो. हे व्यायाम सर्व स्पर्धेत भाग घेणाऱ्या व्यायामपटूंसाठी आवश्यक आहेत. व्यवस्थितपणे केल्यास हे व्यायाम निर्धोक आहेत. कॅलिस्थेनिक्स व्यायामप्रकारात फार ऊर्जेचे ज्वलन होत नसल्याने लठ्ठ व्यक्तींना त्याचा फारसा फायदा होऊ शकत नाही. परंतु वॉर्म-अप आणि व्यायाम संपताना पूर्वस्थितीवर येण्यासाठी केल्यास ह्या व्यायामांनी फायदा होतो.

समगतिक व्यायाम म्हणजे काय?

समगतिक याचा शब्दशः अर्थ 'एकाच गतीने' केलेले व्यायाम. हे व्यायाम एका खास उपकरणासमवेत केले जातात. ह्या प्रकारात शारीरिक हालचाली एकाच गतीने करण्याचा प्रयत्न केला जातो. ह्या व्यायामांचा उपयोग स्नायूंची ताकद आणि सहनशक्ती (विशेषतः एखाद्या दुखापतीनंतर) मापण्यासाठी केला जातो. अशा प्रकारात वेगवेगळ्या हालचालींमध्ये वजन उचलण्याचा प्रयत्न केला जातो. अशा प्रकारात वजन फक्त उचलणे हे उद्दिष्ट नसून ते एका स्थितीपर्यंत उचलून पुनः पूर्वस्थितीला आणावयाचे असते. अशा व्यायामांनी ताकद आणि सहनशक्ती दोन्हींची वाढ होते.

ॲनएरोबिक व्यायामाचे फायदे कोणते आहेत?

ॲनएरोबिक व्यायाम हे थोड्या अवधींसाठी तसेच ऑक्सिजनचे ज्वलन करण्याऐवजी स्नायू संवर्धनासाठी उपयुक्त आहेत. नुकत्याच उपलब्ध झालेल्या वैद्यकीय माहितीनुसार ॲनएरोबिक व्यायाम महत्त्वाचे आहेत. एरोबिक व्यायाम हे हृदय आणि फुप्फुसाच्या

स्वास्थ्याकरिता आवश्यक असून ॲनएरोबिक व्यायामामुळे शारीरिक सुस्थिती, चिवटपणा, स्नायूंची ताकद, गती, चापल्य, स्नायूंचे नियंत्रित आकारमान इत्यादी गोष्टींसाठी फायदा होतो.

फक्त व्यायामपटू किंवा क्रीडापटू यांनाच ॲनएरोबिक व्यायामांच्या फायद्याची गरज असते असे मानणे गैर आहे. ॲनएरोबिक व्यायामाची गरज सर्वांना, सर्व वयोगटातील व्यक्तींना, स्त्री आणि पुरुष दोघांनाही असते. ह्यामुळे फक्त शरीरच सुस्थितीत राहते असे नसून हाडांची घनता वाढल्याने हाडे ठिसूळ होण्याची शक्यता कमी होते. त्यामुळे तुमची ताकद आणि सहनशक्ती वाढते.

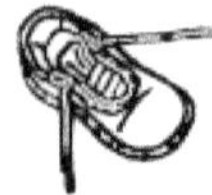 **ताकद आणि सहनशक्ती**

ताकद म्हणजे कमाल जोर. स्नायुसमूहाद्वारे किंवा एका स्नायूद्वारे लावण्याची क्षमता.

सहनशक्ती म्हणजे स्नायूंची किंवा एका स्नायूची प्रतिकार सहन करण्याची विशिष्ट कालापर्यंतची क्षमता.

३० किलो वजन काही सेकंदांसाठी उचलणे हा ताकदीचा भाग. तर ३० किलो वजन अर्ध्या तासापर्यंत वाहून नेणे हा सहनशक्तीचा भाग आहे.

ॲनएरोबिक चयापचय म्हणजे काय?

ॲनएरोबिक चयापचय हा एक असा प्रकार आहे ज्यामध्ये तुमचे शरीर तुम्ही खाल्लेल्या अन्नाच्या 'इंधनाचे' रूपांतर ऊर्जेमध्ये करते. साठलेल्या कर्बोदकांपासून स्नायूंना अप्रत्यक्ष रूपाने ऑक्सिजनचा पुरवठा होतो. आकस्मिक हालचालींसाठी ॲनएरोबिक चयापचयाने इंधनाचा त्वरित पुरवठा होतो. जेव्हा तुमच्या शरीराला हृदय आणि रक्ताभिसरण संस्थेने एरोबिक प्रमाणात पुरवलेल्या ऑक्सिजनपेक्षा अधिक प्रमाणात ऑक्सिजनची गरज भासते, त्यावेळी हा पुरवठा ॲनएरोबिक चयापचयाने केला जातो. कर्बोदके (ग्लुकोज आणि ग्लायकोजेन या शर्करांमध्ये) ऑक्सिजन तत्काळ पुरवण्यासाठी साठवून ठेवतात. जेव्हा ऊर्जेची गरज नियमित, दीर्घकालीन असेल, त्यावेळी एरोबिक चयापचयाने स्नायूंना पुरवठा होतो.

ॲनएरोबिक तलसीमा (threshold) म्हणजे काय?

एकदा तुमचे शरीर अंशकालीन ॲनएरोबिक चयापचयावरून दीर्घकालीन एरोबिक चयापचयावर स्थिरावले की माफक प्रमाणात शरीर क्रियाशीलता एरोबिक चयापचयाने सहन करू शकते. परंतु आकस्मिकरीत्या अधिक ऊर्जेची गरज भासल्यास

(धावण्याच्या शर्यतीत शेवटच्या टप्प्यात) तुमच्या शरीराला पुन्हा ॲनएरोबिकरीत्या ऊर्जा तयार करावी लागते. ह्या चयापचयाच्या बदलाला ॲनएरोबिक तलसीमा असे म्हणतात. दुर्दैवाने ह्या प्रक्रियेतील एक अतिरिक्त उत्पादन लॅक्टिक आम्ल आहे. लॅक्टिक आम्लाने स्नायूंना वेदना आणि थकवा जाणवतो. शरीराला लॅक्टिक आम्लाचे विघटन करण्यासाठी अतिरिक्त ऑक्सिजनची गरज भासते. त्यामुळे ॲनएरोबिक तलसीमा गाठल्यावर तुमची श्वासोच्छ्वासाची गती वाढते आणि तुम्ही तुमच्या ऑक्सिजनच्या कर्जाची परतफेड करता.

ॲनएरोबिक व्यायाम तुमची सहनशक्ती कशी वाढवतात?

शरीरातील ग्लुकोज आणि ग्लायकोजनचे साठे स्नायूंची सहनशक्ती वाढवण्यास इंधन म्हणून कामी येत असतात. स्नायूंची सहनशक्ती वाढवण्याचा एक उपाय म्हणजे कर्बोदकांचे सेवन वाढवणे. यासाठी आहारतज्ज्ञ आहारातून ६०-८० टक्के कॅलरीज कर्बोदकातून मिळतील अशा आहाराची शिफारस करतात. अशा आहारामुळे स्नायूंमधील ऊर्जा साठे वाढून, स्नायूंना थकवा येण्याचा अवधी लांबतो.

तुमची सहनशक्ती तुम्ही व्यायामाची पुनरावृत्ती वाढवून आणि दोन व्यायाम समूहांमध्ये विश्रांती घेऊन वाढवू शकता. ह्यामुळे शरीरात साठलेल्या लॅक्टिक आम्लाचे विसर्जन होते.

ज्या व्यायामांमध्ये हृदय आणि रक्ताभिसरण संस्थेच्या पुरवठ्यापेक्षा अधिक ऊर्जेची मागणी असते, अशा व्यायामांना ॲनएरोबिक व्यायाम म्हणतात.

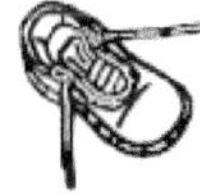

स्नायूंची ताकद वाढवण्यासाठी, त्या स्नायूंवर प्रतिकाराचे वजन वाढवा. स्नायूंची सहनशक्ती वाढण्यासाठी व्यायामांची पुनरावृत्ती वाढवा.

स्वास्थ्य राखणे, वाढवणे आणि उत्साही वाटणे हे व्यायामाचे प्राथमिक उद्दिष्ट असावे. वजने उचलण्याचा उपयोग आत्मविश्वास आणि शारीरिक ताकद वाढण्यासाठी होतो. तसेच शरीराचे आकारमान कृश राखण्यास सहायक होते. ज्यांना वजन घटवायचे आहे, त्यांना शरीरयष्टी कृश राखणे महत्त्वाचे आहे. व्यायामाने शरीरात संतुलन राखले जाते. तसेच दुबळ्या स्नायूंना, सांध्यांना इजा होण्यापासून वाचवले जाते.

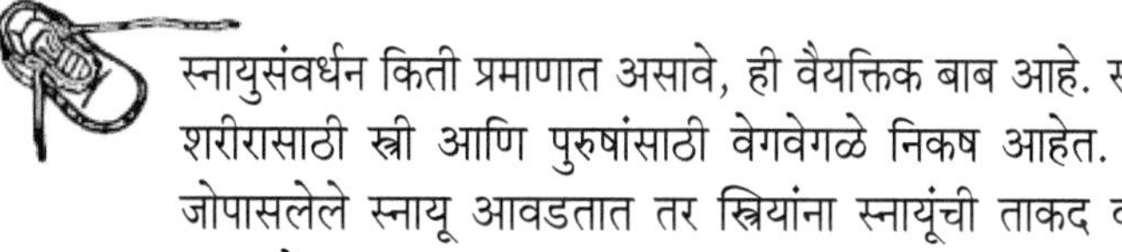

स्नायुसंवर्धन किती प्रमाणात असावे, ही वैयक्तिक बाब आहे. स्नायुयुक्त शरीरासाठी स्त्री आणि पुरुषांसाठी वेगवेगळे निकष आहेत. पुरुषांना जोपासलेले स्नायू आवडतात तर स्त्रियांना स्नायूंची ताकद वाढलेली आवडते.

अनेक व्यावसायिक व्यायामपटू अवैध आणि शरीराला घातक असलेल्या स्टिरॉईड्सचे सेवन स्नायुवृद्धीसाठी करतात. ह्यामुळे शरीराच्या अंतर्गत अंत:स्रावांचे संतुलन बिघडते आणि दीर्घकालासाठी ते घातक असते. ह्याचे अनेक दुष्परिणाम आहेत. पुरुषांमध्ये ह्यामुळे वृषणांची अपवृद्धी आणि पुरुषत्वाचा ऱ्हास होतो. तर स्त्रियांमध्ये यकृतात दोष निर्माण होणे, असंतुलित मन:स्थिती, पुरुषीपण दिसणे इत्यादी गोष्टी उद्भवतात.

वजने उचलणे

वजने उचलण्यास ताकदीचा व्यायामही म्हटले जाते. त्याचा फायदा वेगवेगळ्या व्यक्तींमध्ये वेगवेगळ्या प्रकारे दिसतो. एकाच प्रकारचे व्यायाम करणाऱ्या व्यक्तींना समान प्रमाणात फायदे मिळतीलच असे घडत नाही. व्यायामासोबत त्या व्यक्तीची आनुवंशिकता पण महत्त्वाची असते.

वजने उचलण्याच्या व्यायामातून ॲनएरोबिक व्यायामाचे सर्व फायदे मिळतात. सर्व वयाच्या व्यक्ती हे व्यायाम करू शकतात. मध्यमवयीन आणि वृद्ध व्यक्तींना सवय नसल्याने त्यांचा रक्तदाब एकाएकी वाढू शकतो. तसेच हृदय, हाडे आणि सांध्यांवर आकस्मिक ताण पडू शकतो.

तज्ज्ञ व्यक्तींच्या समोर आणि त्यांच्या सल्ल्याने वजने उचलण्याचा व्यायाम केल्यास तो निर्धोक असतो. व्यायामशाळेत वजने उचलण्यासंबंधीचे आणि सुरक्षिततेचे नियम लावलेले असावेत. प्रत्येक व्यायामशाळेचे नियम कदाचित वेगळे असतील परंतु वजने उचलण्याचा व्यायाम करणाऱ्यांना ते बंधनकारक असावेत.

वजने उचलण्याच्या व्यायामाचे फायदे कोणते?

- शारीरिक व्यक्तिमत्त्व बदलण्याचा हा एक प्रभावी उपाय आहे.
- स्नायूंचे आकारमान आणि घनता वाढवण्याचा एकमेव उपाय. वजने उचलण्याने शरीरातील चरबी कमी होऊन स्नायू वाढतात.
- ताकद, शक्ती आणि सहनशक्ती वाढते.
- हाडांतील कॅल्शियम वाढून हाडांच्या ठिसूळपणाला प्रतिबंध होतो.
- शारीरिक ताण झेलण्याची मज्जास्नायूंची क्षमता वाढते. मज्जास्नायू अनुकूलनाने (adaptation) मज्जातंतूंची संदेशवहन क्षमता आणि सहसंबंधाची वृद्धी होते.
- चिवटपणा आणि गती वाढते.
- धावणारे, सायकलिंग करणारे, ज्यांना आपले वजन स्थिर ठेवायचे असते त्यांना ४-६ आठवड्यांच्या वजन उचलण्याच्या व्यायामाने चांगले फायदे

झाल्याचे आढळून आले आहे.

🏃 तुमचे चयापचय सुधारते. ऊर्जेचे ज्वलन दिवसभर होते.

🏃 पाठीचे स्नायू आणि शरीरातील अन्य सांधे यांची ताकद वाढते. तसेच सर्व वयात संधिवातास प्रतिबंध होतो.

🏃 शरीरातील ग्लुकोजचा वापर वाढतो, त्यामुळे मधुमेह होण्याची शक्यता कमी होते.

वजन उचलण्याचे तीन घटक आहेत.

एकाग्रता (concentration), वारंवारता (frequency), अवधी (duration). ह्या तिन्हींचा एकमेकांशी आंतरिक संबंध आहे. एक भाग कमी पडल्यास अन्य दुसरे भाग वाढवल्यास अपेक्षित परिणाम मिळू शकतात. उदा. तुम्ही कमी वेळ व्यायाम केल्यास व्यायामाची वेळ आणि तीव्रता वाढवल्यास अपेक्षित परिणाम मिळवू शकता.

तुम्ही सुरुवात कशी करता?

स्वतःला शिक्षित करा : जेवढी जास्त माहिती तुम्ही करून घ्याल, तेवढ्या लवकर तुम्ही स्वतःची उद्दिष्टे निश्चित करू शकाल. तसेच ऊतींना दुखापत होण्याची शक्यता कमी होईल. व्यायामाला सुरुवात करण्यापूर्वी सर्व तपशील बारकाईने जाणून घ्या. योग्य पद्धतीने शिका. शक्य असल्यास तज्ज्ञ शिक्षकांकडूनच मार्गदर्शन घ्या.

सावकाशीने सुरुवात करा : सुरुवातीला ५०० ग्रॅम वजने घेऊन व्यायाम करा. सुरुवातीला फार वजने वाढवू नका. प्रत्येक स्नायुसमूहासाठी एकदा वजन उचलून व्यायाम करा. मग दोनदा, तीनदा असे वाढवत न्या. जेव्हा तुम्ही १२ वेळेला व्यायाम करू शकाल, तेव्हा आणखी ५०० ग्रॅम वजने वाढवा.

योग्य वजनांची निवड करा : फार कमी वजनांची निवड करू नका. शेवटच्या दोन समूहांमध्ये दम लागू नये. तसेच फार सोपेपणानेही होऊ नये. ज्या गतीमध्ये तुम्ही संपूर्ण संच सहजपणे करू शकाल, अशी गती ठेवून व्यायाम करावा. सराव करताना जास्ती पुनरावर्तन आणि कमी वजन असे असावे. व्यायाम करताना खूप कष्टप्रद जाणवल्यास वजन जास्त आहे; असे समजावे. प्रत्येक आवर्तनाला ४ सेकंद अवधी द्यावा. तो २ सेकंद वजन उचलण्यासाठी आणि २ सेकंद पूर्वस्थितीत येण्यासाठी असावा.

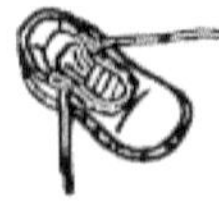

पुनरावृत्ती म्हणजे एका व्यायामाची हालचाल पुन:पुन्हा करणे. उदा. डंबेल ९० अंशामध्ये उचलून पुन: पूर्वस्थितीत आणणे, असे पुन: करणे. एक संच म्हणजे एका व्यायामाची ८ ते १२ किंवा जास्त वेळा मध्ये विश्रांती न घेता पुनरावृत्ती करणे. अनेक पुनरावृत्त्यांचा एक सेट होतो.

तुमचे उद्दिष्ट लक्षात असू द्या : स्वास्थ्यासाठी कमी वजने आणि अधिक पुनरावृत्ती, तर शरीर संवर्धनासाठी अधिक वजने उचलणे लाभप्रद.

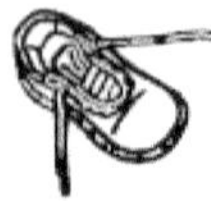

नव्याने वजने उचलताना तुमचे उद्दिष्ट भारी वजने उचलणे असले तरीही कमी वजनाने सुरुवात करावी.

क्रमाक्रमाने व्यायाम करा : सुरुवातीला मोठ्या स्नायूंचा उदा. पाठ, मांड्या, छाती इत्यादींचा व्यायाम करा. कारण हे स्नायू लवकर थकतात. त्यानंतर तुम्ही घोट्याचे स्नायू, उदा. द्विशीरस्नायू, त्रिशीरस्नायूंचा व्यायाम करू शकता. जर तुम्हाला एरोबिक्स आणि वजने दोन्हींचा व्यायाम करायचा असेल, तर वजने उचलण्याच्या व्यायामाने सुरुवात करा. एरोबिक्सने सुरुवात केल्यास वजने उचलताना तुम्हाला थकवा जाणवेल आणि पूर्ण ताकदीनिशी तुम्ही वजने उचलू शकणार नाही. तसेच वजने उचलताना ती अचूक तंत्राने उचलली जाणार नाहीत आणि इजा किंवा दुखापत होण्याची शक्यता वाढेल.

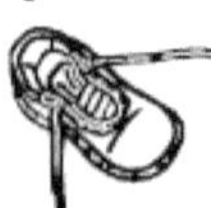

अंत:स्रावांना उत्तेजित करण्यासाठी आणि वजन घटविण्यासाठी प्रथम एरोबिक्स व्यायाम करा. त्यामुळे रक्तातील शर्करा कमी होऊन ऊर्जेकरिता चरबीचा चयापचय सुरू होईल.
कमाल स्नायुसंवर्धनासाठी तुम्ही ॲनएरोबिक्स व्यायाम प्रथम करायला हवेत. त्यामुळे पर्याप्त रक्तशर्करा ऊर्जा वजने उचलण्याच्या कामी येते.

सोपी सुरुवात : सुरुवातीला सांध्यांच्या साध्या हालचाली, उदा. द्विशीर स्नायूंचा व्यायाम, अनेक सांध्यांचा व्यायाम, उदा. उठाबशा, घालताना वजने घेऊन उठाबशा घालण्याचे काम व्यायामपटूंनीच करणे योग्य.

श्वासावर नियंत्रण ठेवा : वजने उचलताना एक महत्त्वाची गोष्ट म्हणजे श्वासोच्छ्वास सहजपणे चालू असावा. जास्त ताकद लावताना उच्छ्वास करणे योग्य. वजने खाली ठेवताना श्वास घ्यावा किंवा दोन संचांच्यामध्ये श्वास घ्यावा.

नियमितपणा असू द्या : संपूर्ण वर्षभर सराव सुरू असू द्या. मध्ये खंड

पडल्यास शरीराची व्यायाम करण्याची सवय गेल्यामुळे इजा होण्याची शक्यता वाढते.

तुमचे शरीर काय सांगते ते ऐका : एखाद्याच व्यायामपद्धतीला चिकटून व्यायाम न करता, तुमच्या शरीराला कष्ट न पडता, जे व्यायाम करता येतील, तेच करा. व्यायामाने तुम्हाला उत्साही व आनंदी वाटावे. व्यायामाने खूप थकवा जाणवल्यास दुसऱ्या दिवशी तुम्हाला अंथरुणातून उठताना त्रास जाणवेल. काही व्यक्तींना अधिक विश्रांतीची गरज लागेल.

योग्य आहार असावा : व्यायामाच्या काळात जर तुम्ही डाएटिंगवर असाल तर तुम्हाला शक्तीचा ऱ्हास तर जाणवेलच आणि त्याबरोबर स्नायूंचे आकारमानपण कमी होईल. त्यासाठी प्रथिने आणि कर्बोदके अधिक असलेला संतुलित आहार घेणे आवश्यक. व्यायामानंतर शरीराची झीज भरून काढण्यासाठी अर्ध्या तासाने जेवण करावे.

व्यायामाचा अतिरेक करू नका : सर्व व्यायाम करून आजच फायदे मिळतील अशा प्रकारचा व्यायामाचा अतिरेक करू नका. जास्त व्यायाम जास्त फायदेकारक, अशा भ्रमात राहू नका.

निराश होऊ नका : शरीराला बदललेल्या परिस्थितीशी जुळवून घेण्यास थोडा अवधी लागतो. त्यामुळे व्यायामाचे फायदे दिसण्यास थोडा वेळ लागेल पण निराश होऊ नका.

एका वेळी केलेल्या व्यायामाचे संच आणि त्यांची पुनरावृत्ती ही व्यायामाची घनता. कमी घनता म्हणजे कमी संच आणि पुनरावृत्ती. कमी घनतेचे व्यायाम तुम्ही तीव्रतेने करू शकाल. उदा. जास्त वजन थोड्या वेळासाठी उचलणे तर अधिक घनतेच्या व्यायामात कमी वजन घेऊन जास्त वेळ पुनरावृत्ती करणे.

अधिक व्यायाम/वजनाने स्नायूंच्या आकारावर काय परिणाम होतो?

व्यायामाचे फायदे मिळणे अनेक गोष्टींवर अवलंबून असते. उदा. चांगली व्यायामपद्धती, सहनशक्तीची वाढ, सर्वांगीण ताकद आणि हालचाल. वजने उचलणे ही ताकद वाढवण्याची प्रचलित आणि लोकप्रिय पद्धत आहे. एका स्नायूचा आकार वाढण्यासाठी त्यावर कमाल ताण पडणे आवश्यक आहे. त्यासाठी त्या स्नायूवर एका वेळी आठ ते दहा वेळा पुनरावृत्ती होणे गरजेचे आहे. जेवढी जास्त पुनरावृत्ती, तेवढी जास्त सहनशक्तीची वाढ होते. ताकद वाढवण्यासाठी जास्त पुनरावृत्ती आवश्यक आहे असे नसून, तुम्हाला वेळोवेळी वजनामध्ये पण वाढ करायला हवी.

एक स्नायू सशक्त होण्यासाठी त्यावर नेहमी पडणाऱ्या ताणापेक्षा अधिक ताण

पडायला हवा. ह्या ताणाला अधिक ताण (overload) असे म्हणतात. जेव्हा स्नायूंवर अधिक ताण पडतो, तेव्हा कार्यक्षमता आणि ताकद वाढते.

अधिक ताण क्रमश: वाढवण्यासाठी खाली दिलेल्या गोष्टींची वाढ करावी.

- प्रतिकार : वजने वाढवून.
- पुनरावृत्ती वाढवून.
- व्यायाम संच वाढवून.
- तीव्रता : दोन व्यायामांमधील विश्रामकाल कमी करून.

स्नायूंची अतिपुष्टी म्हणजे काय?

प्रतिकार वाढवणाऱ्या व्यायामाने स्नायूंचे आकारमान वाढते. ह्यालाच स्नायूंची अतिपुष्टी असे म्हणतात. स्नायूंची वाढ खालील एका किंवा अनेक अनुकूलनामुळे घडू शकते.

- आकुंचित प्रथिनांची (ऑक्टिन आणि मायोसिन) वाढ.
- मायोफायब्रिल प्रतितंतूंची संख्या आणि आकारमान ह्यांमध्ये वाढ.
- संयोगी, कंडरा आणि संधिबंध ऊतिसमूहात वाढ.
- वितंचके आणि पोषणद्रव्यांची वाढ.

वजने उचलण्याचे कोणते व्यायाम करावेत?

व्यायाम तुम्हाला जरूर असलेल्या ताकदीप्रमाणे निवडावे. जे व्यायाम तुम्हाला अपेक्षित असलेले फायदे मिळवून देतील, असेच व्यायाम निवडावेत. चांगल्या व्यायाम पद्धतीत निम्नलिखित व्यायामांचा समावेश असावा.

- बेन्च प्रेस (Bench press)
- उकिडवे बसणे (Squats)
- उठाबशा (Sit-ups)
- खांदा दाबणे (Shoulder press)
- बाजूचे व्यायाम (lateral raises)
- पाठीची खालची बाजू उचलणे (lower back raises)
- त्रिशीर व्यायाम (Triceps curls)
- क्रन्चेस (Crunches)
- द्विशीर व्यायाम (Biceps curls)
- धोंडशीर व्यायाम (Hamstring curls)
- खांद्यांचे व्यायाम (Shoulder shrups)
- पुढे ढकलण्याचे व्यायाम (Lunges)

ह्या सर्वसामान्य व्यायामांनी संतुलित सुधारणा होते आणि ज्यामुळे विशिष्ट प्रकारचे संवर्धन होईल असा एक सशक्त पाया प्राप्त होतो.

कमाल पुनरावृत्ती आणि १ कमाल पुनरावृत्ती म्हणजे काय?

एका वेळी तुम्ही किती वजन उचलू शकता, हे निश्चित करा. ह्याला १ कमाल पुनरावृत्ती असे म्हणतात.

अशा प्रकारचे पुनरावर्तन थकवा येईपर्यंत करण्यास कमाल पुनरावृत्ती असे म्हणतात. ह्याने व्यायामाची तीव्रता जाणता येते.

तुम्ही किती वजन उचलावे, हे तुमच्या १ कमाल पुनरावृत्तीवर अवलंबून असते. तुमच्या कमाल पुनरावृत्तीच्या ६०-८० टक्के वजन तुम्ही सहज उचलू शकता. पुढचे काही दिवस किंवा आठवडे ह्याच वजनाने सराव करा. कमी वजने आणि अधिक पुनरावर्तन अशा प्रकारे सुरुवात करणे उत्तम. त्यानंतर क्रमश: वजने वाढवत जावे.

टीप : केव्हाही १ कमाल पुनरावृत्तीने सुरुवात करू नये.

किती संच आणि आवर्तने योग्य आहेत?

एका संचात ८-१२ कमाल आवर्तन आठवड्यातून तीन वेळा ताकद वाढवण्यासाठी योग्य. अधिक ताकदीसाठी ४-६ कमाल पुनरावृत्तीपासून १२-२० पर्यंत वाढवत नेल्यास स्नायूंचे आकारमान आणि सहनशक्ती वाढते.

एका व्यायामसंचाची स्नायूंची ताकद वाढवण्यासाठी किमान किती आवर्तने करावीत, हा एक वादाचा मुद्दा आहे. एका तौलनिक अभ्यासातून असे निष्कर्ष काढले आहेत की एकसंच व्यायाम आणि अनेक संच व्यायाम यांतून मिळणाऱ्या फायद्यांमध्ये फारसा फरक पडत नाही.

जास्त वजने उचलण्याच्या व्यायामात ३-४ मिनिटांच्या पुन:स्थितीचा काल व्यतीत होणे आवश्यक आहे. अर्थातच हा काल पुन्हा तुम्ही करत असलेल्या व्यायामांवर पण अवलंबून आहे. तरी व्यायामाच्या दोन संचांमध्ये किमान विश्रांती असावी.

वजने उचलण्याचा व्यायाम किती वेळा करावा?

आठवड्यातून तीन वेळा व्यायाम हा आदर्श समजावा. शरीराला वजने उचलण्याच्या ताणातून पूर्वस्थितीवर येण्यास पर्याप्त अवधी द्यावा. पुढला व्यायाम सुरू करण्यापूर्वी स्नायू आदल्या दिवशीच्या व्यायामाच्या थकव्यातून मुक्त झालेले असावेत. एक नियम म्हणून दोन व्यायामांच्या मध्ये ४८ तासांचा अवधी जाऊ द्यावा.

काही शिक्षकांचे म्हणणे असे आहे की तुमच्या व्यायाम पद्धतीत थोडासा बदल

असावा. उदा. दर व्यायामाला वेगवेगळी वजने घेऊन व्यायाम करावा. धावपटू किंवा स्पर्धांसाठी तयारी करणाऱ्यांना ह्याचा फायदा होतो. जे अधिक वजने उचलून सराव करतात, त्यांना हे थोडे अवघड वाटेल. दर आठवड्याला उचललेल्या वजनांमध्ये फरक असावा.

वजने उचलण्यासाठी काय वापरावे?

वजने उचलण्याच्या व्यायामासाठी प्रतिकारक मशीन आणि सुटी वजने उपलब्ध आहेत. बहुतांशी लोक सुटी वजने पसंत करतात.

सुटी वजने (बारबेल, डंबेल्स आणि स्नायूंना समप्रतिरोध करणारी मशीन्स)- ह्यांमुळे विशिष्ट स्नायुसमूहाबरोबर अन्य स्नायूंना पण अनायासे व्यायाम घडतो. बारबेल आणि डंबेल्स वापरण्यास सोपी आहेत आणि ह्यामध्ये सुरुवातीला काही वजने वापरून क्रमश: ती वाढवता येतात. सहाय्यक स्नायू शरीराला स्थिर ठेवण्यास मदत करतात तसेच हातापायांना आधार देतात आणि शारीरिक स्थिती योग्य राखण्यास मदत करतात. सुटी वजने उचलण्याने मज्जास्नायूंचे कार्यसंबंध सुधारतात आणि केंद्रीय मज्जासंस्थेचे कार्य सुधारते. मनाला विशिष्ट हालचालींवर एकाग्रता साधावी लागते. त्यामुळे मज्जातंतू आणि स्नायू दिलेल्या आज्ञेचे पालन करतात.

प्रतिकारक मशीन्स ही एकाच स्नायूचे आकारमान आणि ताकद वाढवण्यासाठी (बाजूच्या स्नायूंची मदत न घेता) उपयुक्त आहेत.

तालीम पद्धती

साधे संच : ज्यांना वजने उचलण्याचे व्यायाम करायचे आहेत, त्यांच्यासाठी ह्याचे पालन आवश्यक आहे. तुम्ही किमान ८ आवर्तन १ कमाल पुनरावर्तनाच्या २०% (उदा ३×८ २०%) पुनरावर्तन म्हणजे ३ संचाची ८ पुनरावर्तने कमाल वजनाच्या २०% वजन उचलून करावी. ह्या पद्धतीने नवीन व्यक्तींनी सराव केल्यास दुखापत होण्याची संभावना घटते.

पिरॅमिड पद्धती : ही पद्धत नवोदितांसाठी नाही. ह्यामध्ये वजने वाढवून आवर्तने कमी केली जातात. (उदा. १००कि×१०, १२०कि×५, १३०कि×४, १४०कि×३, १५०कि×२, १६०कि×१) ज्यांचा आधी वजने उचलण्याचा पर्याप्त सराव झाला आहे, अशांनीच पिरॅमिड पद्धतीचा सराव करावा.

प्रगत पद्धती : ह्यामध्ये दोन किंवा तीन व्यायामप्रकार मध्ये विश्रांती न घेता केले जातात आणि विश्रांती पुढच्या मंडलाकार व्यायामाअगोदर घेतली जाते.

तुमची व्यायामातील प्रगती पुन: उत्तेजित कशी कराल?

नवोदित व्यायामपटूंमध्ये सुरुवातीला कशाही पद्धतीने व्यायाम केला तरी चांगली प्रगती दिसून येते. त्यानंतर छोटे-छोटे फायदे मिळणे पण अवघड होते. अतिशय प्रभावी व्यायाम कालांतराने निष्प्रभ ठरतात. तुमची प्रगती पुन: उत्तेजित करण्याचा एक मार्ग म्हणजे विशिष्ट स्नायूंच्या व्यायामात बदल करा. व्यायाम पद्धतीमधील कुठल्याही ठळक बदलाने नव्याने प्रगती साधता येते.

व्यायामातील बदलाने शरीराला अतिरिक्त फायद्यांसाठी उत्तेजन मिळते. जेव्हा एखादा नवीन व्यायाम समाविष्ट होतो, तेव्हा त्याचे फायदे सुरुवातीच्या काही आठवड्यांमध्ये मज्जा प्रेरक अनुकूलनतेमुळे दिसतात. प्राथमिक शिकणे आणि पुन: शिकणे ह्या अवस्थांमधून पुढे गेल्यावर ताकद मूलत: स्नायूंचे आकारमान वाढल्यामुळे वाढते.

परंतु हा बदल वारंवार करू नये. प्रत्येक स्नायुसमूहासाठी व्यायाम बदलणे प्रत्येक सरावाच्या वेळी आवश्यक नाही आणि ते हानिकारक पण ठरू शकते. कारण तुम्ही बदल फार लवकर करत असता. परिणामत: तुमच्याजवळ व्यायामाच्या बदलांचे फारच थोडे पर्याय शिल्लक असतात. प्रगतीच्या दृष्टीने व्यायामातील बदल मारक ठरू शकतात. जर व्यायामात तुम्ही बदल केलेत, तर तुमचे स्नायू, कंडरा, संधिबंध, शिरा आणि मज्जातंतू थोड्या प्रमाणात चांगला प्रतिसाद देऊ शकतात. आदर्श प्रतिकार किती, ह्याचे मापन करणे व्यायामात वारंवार बदल केल्यास अवघड होते.

निदान काही आठवडे तेच व्यायाम करीत राहिल्यास प्रतिकार आणि पुनरावर्तन यात पद्धतशीररीत्या वाढ सहजतेने साध्य करता येते.

नवोदितांनी त्यांना जे व्यायाम सुलभरीत्या करता येतील असेन व्यायाम निवडावेत. प्रगत व्यायामपटूंनी ज्या व्यायामांची त्यांच्या शरीराला सवय नाही असे व्यायाम निवडावेत. निरंतर ताकदीच्या वाढीसाठी निवडलेले व्यायाम ४ ते ८ आठवड्यांपर्यंत करावेत. त्यानंतर तुमच्या व्यायामांचे पुनर्योजन करून प्रत्येक स्नायुसमूहाला व्यायाम मिळावा.

पंप आणि जळजळ म्हणजे काय?

वजने उचलण्याच्या व्यायामानंतर १५-३० मिनिटांपर्यंत स्नायू घट्ट आणि फुललेले दिसतात. ह्यालाच 'पंप' असे म्हणतात. स्नायूंमध्ये रक्तद्रव साठल्याने असे घडते. स्नायूंच्या आकुंचनामुळे स्नायूचा व्यास वाढतो. आकुंचनाच्यावेळी

एका आंतरिक दाबांनी रक्तवाहिन्या आत जातात. यामुळे रक्तदाब वाढतो. वाढलेल्या रक्तदाबाने रक्तद्रव स्नायूंच्या आंतरकोशिकांमध्ये शिरतो. ह्यामुळे स्नायूंचा पंप दिसतो.

शरीर संवर्धन करणारे पंपकारक व्यायाम स्टेजवर येण्यापूर्वी करतात. फुललेल्या स्नायूंचा काही खास फायदा नाही. स्नायूंचे न फुलणे अतिव्यायामाचे दर्शक आहे. अतिव्यायामाने स्नायूंतील ग्लायकोजनच्या साठ्यांचा ऱ्हास होतो. त्यामुळे स्नायूंमधील द्रवांची, मुख्यत्वे रक्ताची घनता कमी होते.

जळजळ म्हणजे स्नायूंमध्ये वेदना जाणवणे. ही संवेदना वजने उचलण्याचे व्यायाम किंवा अत्याधिक पुनरावर्तनानंतर स्नायूंमध्ये लॅक्टिक आम्ल साठल्यामुळे जाणवते. ॲनएरोबिक विघटनामध्ये कर्बोदकांचा वापर होऊन पाणी आणि लॅक्टिक आम्ल किंवा मुक्त हायड्रोजन आयन निर्माण होतात. जर रक्तप्रवाह संथ असेल तर हे आम्ल यामध्ये अडकून राहते आणि ह्या विषारी द्रव्याचा निचरा न झाल्यामुळे जळजळ किंवा वेदना जाणवतात.

उच्च घनतेचे किंवा निम्न घनतेचे व्यायाम तुम्ही करावेत का?

पारंपरिक पद्धतीने शरीर संवर्धन करणारे उच्च घनतेचे, कमी तीव्रतेचे व्यायाम (कमी वजने वारंवार उचलणे) ह्या पद्धतीचा तोटा असा की तुम्ही सुरुवातीला पूर्ण ताकतीनिशी व्यायाम करत नाही कारण तुम्हाला माहित असते की हे व्यायाम अनेक वेळा करायचे आहेत. वारंवार वजने उचलताना थकवा पण जाणवतो आणि व्यायाम करताना तुमची पूर्ण ताकद वापरली जात नाही. तसेच ह्यामध्ये वेळेचा पण अपव्यय होतो आणि इजा किंवा दुखापत घडू शकते.

वजने उचलणाऱ्यांसाठी, अमेरिकन कॉलेज ऑफ स्पोर्ट्स मेडिसीनचा अत्याधुनिक सल्ला आहे की सुरुवातीला वॉर्मिंग-अप करून तीव्र पद्धतीचे व्यायाम करावेत.

व्यायाम सुरू केल्यापासून संपेपर्यंत त्याच तीव्रतेने व्यायाम करणे आवश्यक आहे. काही काळानंतर जर तीव्रता घटत गेली तर स्नायूंचा आकारही घटेल. व्यायामाची तीव्रता कमी होऊ नये म्हणून व्यायामाची वेळ फार जास्त वाढवू नये.

स्नायूंचे आकारमान वाढण्यासाठी काही घनतेचे, अधिक तीव्रतेचे व्यायाम फायदेशीर ठरतात. जर तुमच्या दृष्टीने व्यायामाची वेळ अधिक महत्त्वाची असेल, तर वजने उचलण्याला कमी वेळ देऊन उरलेल्या वेळात एरोबिक व्यायाम करावे.

तुम्ही जर अगदी नवखे असाल, तर व्यायामाला सुरुवात करताना उच्च घनतेचे व्यायाम कमी वजने घेऊन करावेत आणि स्नायूंचे आकार वाढवण्यासाठी निम्न घनता आणि अधिक तीव्रतेच्या व्यायामांचे उद्दिष्ट ठरवावे.

निम्न घनतेच्या व्यायामांनी ताकद वाढते. दोन व्यायाम संचांमधील पुनःप्राप्ती (recovery) जलद होते. व्यायामाच्या अधिक्याने होणाऱ्या इजेची संभावना कमी होते. तसेच हे व्यायाम भरभर करता येतात.

जर तुम्ही व्यायामाच्या प्रगत अवस्थेमध्ये असाल, तर तुमच्यासाठी कमी-घनतेचे व्यायाम अतिशय उत्तम आहेत.

सुयोग्य वातावरण

व्यायामासाठी योग्य वातावरणाची निवड ही अत्यावश्यक ठरते. जर तुम्ही मैदानावरील व्यायाम किंवा खेळ यांची निवड केली नसेल तर तुमच्यासाठी दोनच पर्याय उरतात– जिम किंवा हेल्थ क्लब अथवा घरी. तुमच्यासाठी जो पर्याय योग्य असेल त्याची निवड करा.

जिम किंवा हेल्थ क्लब खऱ्या योग्यतेचा आहे का?

एक चांगला जिम किंवा हेल्थ क्लब तुम्हाला उपकरणे, मार्गदर्शन आणि सराव या मार्गांनी फिटनेसची चांगली संधी देऊ शकतो. ज्यांना एकट्याला नियमित व्यायाम करणे जमत नाही; त्यांच्यासाठी इतर समान उद्दिष्टे असलेल्या लोकांबरोबर व्यायाम करणे फायदेशीर ठरते.

एखाद्या जिम किंवा हेल्थ क्लबची निवड करण्यापूर्वी तुम्ही अनेक जिम/हेल्थ क्लबची पाहणी करा. तुम्हाला कुठले व्यायामप्रकार करायचे आहेत, ते अगोदर ठरवा. त्याप्रमाणे सुविधा उपलब्ध आहेत का, याची खात्री करा. तुमचे उद्दिष्ट जर एरोबिक फिटनेस असेल तर तिथे रुधिराभिसरणाची उपकरणे, जसे ट्रेडमील, पॉवर स्टेपर्स, व्यायामाच्या सायकली आणि रोईंग मशीन आहेत का, हे बघा. जर तुम्हाला वजने उचलण्याचा व्यायाम करावयाचा असेल तर त्याची उपकरणे तसेच सुस्थिती तपासा. जर एरोबिक व्यायामाची सुविधा असेल तर फरशीवर लाकडी आवरण आहे का, हे पण जाणून घ्या.

जिमची निवड करताना खाली गोष्टी लक्षात ठेवा

- जिम मोठा, योग्य प्रकाश आणि हवेशीर आहे का?
- तुम्हाला हवी असलेली सर्व उपकरणे तिथे आहेत का?
- सर्व उपकरणे सुस्थितीमध्ये आहेत का?
- मार्गदर्शक योग्य प्रकारे शिकवू शकतात का?
- जिम लावण्यापूर्वी ते तुम्हाला फिटनेसच्या चाचणीला सामोरे जाण्यास

सांगतात का?

- तुमच्या वैद्यकीय इतिहासाची विचारणा करतात का?
- शिक्षक-विद्यार्थी प्रमाण योग्य आहे का?
- शिक्षक प्रत्येक विद्यार्थ्याला पुरेसा वेळ देतात का?
- जिमचे कर्मचारी लक्ष पुरवणारे तसेच उत्साह वाढवणारे आहेत का?
- आजूबाजूचे वातावरण स्वच्छ व आरोग्यदायी आहे का?
- अन्य विद्यार्थी जिमवर संतुष्ट आहेत का?
- नवीन लोकांच्या तपासणीसाठी डॉक्टर आहेत का?
- आकस्मिक अपघाताच्या वेळी प्राण वाचविणारी उपकरणे सुस्थितीत आहेत का? तसेच प्राणवायू (Oxygen) ची सोय आहे का?
- जिमचे वातावरण व्यायामाला पोषक आहे का?
- कृत्रिम श्वासोच्छ्वास आणि प्रथमोपचार देणारा तज्ज्ञ जिममध्ये आहे का?
- स्त्री-पुरुषांसाठी व्यायामाच्या वेळा वेगळ्या आहेत का?

स्विमिंग पूलची निवड करताना खालील गोष्टी लक्षात ठेवा

- स्विमिंग पूल किमान २५ मीटर्स लांब आहे का?
- पाणी स्वच्छ आहे का?
- पाणी वारंवार बदलले जाते का?
- शिकवण्यासाठी योग्य प्रशिक्षक आहे का?
- आकस्मिक प्रसंगी जीवरक्षक आहेत का?
- कपडे बदलण्यासाठीच्या खोल्या स्वच्छ आहेत का? शॉवर्स योग्य स्थितीत आहेत का?
- पोहण्याअगोदर शॉवर घेणे बंधनकारक आहे, असा नियम आहे का?
- नियमीत पोहणारे स्विमिंग कॅप वापरतात का?
- आजूबाजूचा परिसर स्वच्छ आणि आरोग्यदायी आहे का?
- अन्य पोहणारे समाधानी आहेत का?
- वातावरण खेळीमेळीचे आहे का?
- स्त्री-पुरुषांच्या वेळा वेगवेगळ्या आहेत का?

ह्या सोयींबरोबर काही अन्य गोष्टीही तुमच्यासाठी तेवढ्याच महत्त्वाच्या आहेत.

पूरक यादी

- व्यायामाचे ठिकाण तुम्ही सहज जाऊ शकाल असे तुमच्या घरापासून किंवा कार्यालयापासून जवळ आहे का?

- ते किती खर्चिक आहे?
- पार्किंगला पर्याप्त जागा आहे का?
- सार्वजनिक वाहतुकीने पोहचता येण्यासारखे ठिकाण आहे का?
- तिथे पाण्याची कारंजी आणि लॉकर्सची सोय आहे का?
- तिथे आधार देणारा समूह आहे का?

काही जिम किंवा हेल्थ क्लब दंपती किंवा ज्येष्ठ नागरिकांना काही सवलत देतात किंवा विशिष्ट मोसम अथवा समूहालाही सवलत देतात. काही जिम किंवा पूल तासाच्या हिशोबाने फी आकारतात. जर पूरक व्यायाम म्हणून तुम्ही पोहत असाल तर ते तुमच्या दृष्टीने फायदेशीर ठरू शकते.

घरी जिम उभारणे योग्य आहे का?

तुमच्या मनात घरच्या आरामदायी वातावरणात व्यायाम करण्याची इच्छा निर्माण होत असेल, त्यामुळे तुम्ही घरच्यांना जास्ती वेळ देऊ शकता. तसेच टी.व्ही. पाहत तुम्ही व्यायाम करू शकता. खराब वातावरण असल्यास किंवा जिममध्ये जाण्याचा कंटाळा आल्यास घरीच व्यायाम करू शकता.

जर तुमच्या घराजवळ चांगला जिम नसेल आणि तुम्ही घरी नियमित व्यायाम करण्यावर ठाम असाल, तर घरीच जिम उभारणे योग्य आहे. जर तुम्ही व्यायाम सुरू करण्याचा कार्यक्रम आखून व्यायामातील प्रकारांचे नियोजन केले असेल आणि घरातच सराव करायचा निश्चय केला असेल, तर घरातच तुम्ही पर्याप्त सोयी करू शकता. पुढे उल्लेखलेले व्यायामाचे अनेक प्रकार तुम्ही घरातच करू शकता. त्यासाठी तुम्हाला फक्त एका डंबेल्सच्या जोडीची आवश्यकता आहे.

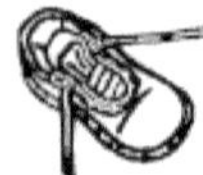

तुम्हाला खरोखरच घरात जिम हवा का?

- तुम्ही उपकरणांचा नियमीत वापर करणार आहात का? व्यायामाच्या नियमितपणाबद्दल तुम्ही किती जागरूक आहात? जर ट्रेडमील किंवा व्यायामाची सायकल इत्यादी महागाची उपकरणे तुम्ही विकत घेतलीत तर त्याचा पुरेपूर वापर कराल काय?

- उपकरणे विकत घेणे तुम्हाला परवडू शकते काय? एका डंबेलच्या जोडीने सुद्धा तुम्ही उत्तम प्रकारे व्यायाम करू शकता. तेव्हा महागडी उपकरणे विकत घेण्यापूर्वी काळजीपूर्वक विचार करा.

- उपकरणांमुळे तुमच्या उद्दिष्टांची पूर्तता होते का? निर्मात्यांच्या दाव्यांवर विश्वास ठेवू नका. पोटाच्या व्यायामाची उपकरणे, ज्यामुळे पोटावरची चरबी आणि घेर कमी होतो किंवा ट्रेडमील मशीन, ज्यामुळे

एका तासात आश्चर्यकारक कॅलरीज कमी होतात. खरेतर मशीनमुळे कॅलरीज कमी होत नाहीत तर कमी होतात तुम्ही केलेल्या श्रमामुळे. श्रम करायची तुमची तयारी नसल्यास कोणत्याही मशीनमुळे तुमची उद्दिष्ट पूर्ण होणार नाहीत.

● त्यासाठी तुमच्याकडे स्वतंत्र खोली आहे का? तुमच्याकडे उपकरणे ठेवण्यासाठी जागा नसल्यास तुम्ही उपकरणांची खरेदी करू नका. उपकरणे साठविण्यासाठी किंवा अधिक वाईट म्हणजे संरचनेतून वेगवेगळी करण्यासाठी (डिसॅबल करण्यासाठी) ते निरोधक होईल. मोठ्या शहरांमध्ये जागा मिळणे ही गोष्ट कठीण असल्यामुळे, अनेक मोठमोठी उपकरणे खरेदी करून कदाचित ती कधीच त्याच्या पॅकिंग क्रेटसमधून बाहेर येणार नाहीत. अशी खरेदी करण्यापेक्षा शयनगृहात सहजपणे बसू शकेल असे एखादेच मशीन घेणे चांगले.

बाजारात सर्व प्रकारच्या उपकरणांची रेलचेल आहे आणि या उपकरणांचे निर्माते त्यांच्या प्रावीण्याबद्दल पुष्कळ भलावण करतात; परंतु त्याच्या पसंतीपूर्वी तुम्ही ज्या उपकरणांच्या शोधात आहात, अशा नेमक्या उपकरणांची तुम्हाला जाणीव हवी.

उपकरणांची निवड कशी कराल?

🏃 **कुठल्या प्रकारची उपकरणे तुम्ही विकत घ्याल?** तुमची उद्दिष्टे तुम्ही उपकरणे विकत घेण्यापूर्वी ठरवायला हवी. शरीराच्या खालच्या भागालाच व्यायाम आवश्यक आहे? मग ट्रेडमील किंवा व्यायामाची सायकल विकत घ्या. जर संपूर्ण शरीराला व्यायाम घडावा असे तुमचे उद्दिष्ट असेल, तर रोईंग मशीन किंवा व्यायामाच्या सायकलवर व्यायाम करा. तुम्हाला स्नायूंवर मेहनत करायची आहे का? तर डंबेल्सचा जोड विकत घ्या. तुम्हाला एरोबिक आणि ऑनएरोबिक दोन्ही व्यायामांची सांगड घालायची आहे का? तर मग ट्रेडमीलवर चालायचा व्यायाम करा आणि डंबेल्सचा व्यायामही करा. कोणतेही उपकरण घरी विकत घेण्यापूर्वी त्याचा जिममध्ये वापर करून बघा.

🏃 **उपकरणे विशिष्ट पद्धतीने निर्माण केली आहेत का?** साधारणत: उत्तम ब्रँडस्ची उपकरणे विकत घेतल्यास खराब निघण्याची शक्यता कमी असते. उपकरण पूर्णपणे तपासून घ्या. त्यांच्या पुस्तिकेनुसार सर्व नीट प्रकारे काम करते आहे की नाही, याची खात्री करून, उपकरणाचे स्थिरत्व तपासून घ्या. काही वेळेस नुसत्या निरीक्षणाने उपकरणाच्या बिघाडांची कल्पना येत नाही.

उपकरणाची चाचणी घेताना व्यायामाचा योग्य पेहराव घातल्यास उत्तम.

🏃 **व्यायाम करताना उपकरण आरामदायी आहे का?** काही व्यक्तींची अशी धारणा असते की व्यायाम करताना त्रास झाल्यास ताकद वाढते. पण जर व्यायाम आरामदायी नसेल तर तो नियमितपणे करण्याचा तुम्ही कंटाळा कराल. व्यायाम करण्याची सर्व उपकरणे वापरण्यास सुलभ असावीत. एखादे उपकरण उत्तम निर्मित असूनही वापरताना त्रासदायक होऊ शकते. म्हणून विकत घेण्यापूर्वी दुकानातच पूर्णपणे वापरून बघावे. तुमच्या कमरेच्या खालच्या भागाकडे, सांधे आणि स्नायूंकडे लक्ष द्या. दीर्घकालीन व्यायामांसाठी सीट आरामदायी असावी. बार आणि हँडलला आवरण असावे. त्यामुळे हातांना आराम वाटेल. उपकरण वापरताना होणाऱ्या आवाजाकडे लक्ष द्या. पेडल मारताना होणाऱ्या आवाजामुळे तुम्ही त्रासता का?

🏃 **व्यायामांच्या उपकरणावर किती खर्च करावा?** जर तुम्ही घरातच जिम उभारत असाल, तर डंबेल्सच्या जोडी व्यतिरिक्त तुम्हाला काही हजार रुपये खर्च येईल. जर तुम्हाला हृदयगती, ऊर्जेचे ज्वलन, वेळ मोजणे इत्यादी गोष्टींसाठी अत्याधुनिक उपकरणे हवी असतील तर तुम्हाला आणखी पैसे मोजावे लागतील. ह्या गोष्टी उपयुक्त आहेत पण आवश्यकच आहेत असे नाही. प्रोग्रॅम केलेली उपकरणे, ज्यावर स्वनियंत्रित भार असतो, अशांपेक्षा हातांनी चालणारी मशीन्स पण वापरता येतील.

<table>
<tr><td colspan="4">साधारण किमती</td></tr>
<tr><td>ट्रेडमीलस्</td><td></td><td>२५०००</td><td>– १,००,००० रुपये</td></tr>
<tr><td>रोईंग मशीन</td><td></td><td>५०००</td><td>– १८,००० रुपये</td></tr>
<tr><td>व्यायाम सायकल</td><td></td><td>३०००</td><td>– ३०,००० रुपये</td></tr>
<tr><td>स्टेपर्स</td><td></td><td>४०००</td><td>– ४५,००० रुपये</td></tr>
</table>

ट्रेडमील म्हणजे काय?

ट्रेडमील म्हणजे एक सरकणारी पट्टी, ज्यावर तुम्हाला उभे राहिल्यावर चालणे किंवा जॉगिंग करणे भाग पडते. अन्यथा नुसते उभे राहिल्यास तुम्ही पडू शकता. ट्रेडमीलमुळे तुम्हाला घरातच व्यायाम करण्याचा फायदा मिळतो. कुठल्याही मोसमात तुम्ही व्यायाम करू शकता. तसेच संगीत ऐकत तुम्ही व्यायाम करू शकता. त्यामुळे तुमच्या चित्तवृत्तीच प्रफुल्लित होतात असे नाही तर संगीताच्या तालावर तुम्ही चालता.

ट्रेडमीलवर तुम्ही चालू शकता, जॉगिंग करू शकता किंवा धावू शकता. चालणे त्यामानाने सोपे आहे. त्यामुळे सांध्यांवर किमान ताण पडतो. जॉगिंग आणि धावण्यात प्रतिमिनिटास अधिक कॅलरीजचे ज्वलन होते.

कोणत्या गोष्टींची तपासणी करावी?

- **पृष्ठभाग :** हा मृदू किंवा कडक असू शकतो. परंतु तो आघातशोषक (Shock absorbent) असावा. जर तुम्ही धावणे किंवा जॉगिंग तसेच चालणार असाल, तर ट्रेडमीलवर मृदू पृष्ठभाग असणे चांगले.

- **घसरपट्टी :** व्यायामाचा दृढ निर्धार असणाऱ्यांसाठी ही अतिशय उपयुक्त आहे. घसरपट्टीच्या उतारावरून वरती चालल्यास तुमचा घसरपट्टीविरुद्धचा प्रतिकार वाढतो आणि याने जॉगिंग इतकाच फायदा होतो. ट्रेडमीलची धावपट्टी वरच्या दिशेने उचलण्याकरिता तुम्हाला एका १.२५ ते १.५ हॉर्सपॉवरच्या मोटरची आवश्यकता भासेल.

- **लांबी :** ट्रेडमील धावपट्टीची लांबी किमान ५ फूट असावी. जर तुम्ही त्यावर धावण्याचा सराव करणार असाल, तर तुम्हाला मोठी आणि रुंद धावपट्टी हवी.

- **बाह्यरूप :** धावपट्टीची चौकट मजबूत धातूची असावी.

- **डिजिटल दर्शक :** तुम्ही जर कॉम्प्युटराईज ट्रेडमीलची निवड केलीत तर त्यामध्ये वेळ, गती, अंतर, नाडीगती तसेच जळलेल्या कॅलरीज दिसण्याची सुविधा असते.

- **अलार्म :** हा वयस्कर व्यक्ती तसेच हृदयरोग्यांसाठी उपयुक्त आहे. तुमची नाडी-गती वाढल्यास अलार्म वाजणे बंद होते आणि मशीन त्वरित बंद होते.

- **त्वरित बंद होण्याचे बटन :** ही एक आपत्कालीन दोरी आहे, जी ओढल्याने मशीन त्वरित बंद होते. वयस्कर आणि हृदयरोगी व्यक्तींकरिता हे उपयुक्त आहे.

ट्रेडमील कसे वापरावे?

- मशीनचा वापर करण्यापूर्वी त्याची संपूर्ण माहिती करून घ्या.

- सुरुवातीला गती कमी ठेवा.

- सुरुवातीला धीम्या गतीने चाला. तुमचा तोल राखण्यासाठी तुम्ही बाजूच्या कठड्यांचा आधार घेऊ शकता, परंतु त्याने व्यायामाची तीव्रता घटेल.

- एकदा तुम्ही चालण्याच्या पद्धतीवर प्रभुत्व मिळवले की शक्यतो आधार घेऊ नका.

- तिरक्या घसरपट्टीवर चालताना किंवा धावताना अंगस्थिती नीट असू द्यावी.

फक्त कमरेमध्ये थोडे वाकणे तुमच्या पाठीकरिता फायदेशीर आहे.

स्टेशनरी सायकल म्हणजे काय?

एक्सर सायकल किंवा स्टेशनरी (स्थिर) सायकल घरातील व्यायामशाळेचे एक लोकप्रिय उपकरण आहे. अतिशय कमी खर्चात भरपूर व्यायाम घडवणारे हे उपकरण आहे. फार थोड्या जागेत हे समाविष्ट होऊ शकते. तुम्ही टीव्ही बघत त्यावर व्यायाम करू शकता. थोड्याच अवधीत पलंगावर लोळणाऱ्याचे व्यायामपटूत रूपांतर होऊ शकते.

स्थिर सायकलीत कोणत्या गोष्टी असाव्यात?

- **यांत्रिक किंवा विद्युत ब्रेक्स :** ज्या सायकलीमध्ये विद्युत ब्रेक्सची सुविधा असते, त्यामध्ये पॅडल प्रतिकार नियंत्रित केला असतो. यांत्रिक ब्रेक्स असलेल्या सायकलमध्ये तुम्ही करत असलेला प्रतिकार एका नॉबने नियंत्रित करू शकता. पॅडलिंग वाढल्यास कार्यगती वाढते. त्यामुळे नॉब नियंत्रित करून किंवा जलद पॅडलिंग करून व्यायामाची तीव्रता वाढवू शकता.

- **रबरी पकड (Grip) :** रबरी पकड असलेली सायकल न वापरणे उत्तम. अशी सायकल दिसण्यास आकर्षक असते, परंतु कार्यक्षमतेच्या दृष्टीने उपयुक्त नाही.

- **आरामदायी डिझाईन :** आरामदायी सीट असलेल्या सायकलने कंबर आणि पाठीच्या कण्यावरील ताण कमी होतो आणि ह्या स्थितीमुळे पायांच्या स्नायूंमध्ये उत्तम रक्ताभिसरण होते.

- **हँडल :** काही सायकलींमध्ये हँडल पुढे किंवा मागे करण्याची सोय असते. तुम्ही तुमच्या व्यायामाची तीव्रता बदलू शकता. हात आणि पाय दोन्हीला व्यायाम घडल्याने सायकलिंगपेक्षा जास्त फायदा होतो. तसेच व्यायामात वैविध्य येते.

- **डिजिटल दर्शक :** तुम्हाला परवडत असल्यास डिजिटल दर्शक असणारी सायकल उत्तम. त्यामध्ये तुमची नाडी-गती, वेळ, गती, अंतर आणि खर्च झालेल्या कॅलरीज इत्यादी गोष्टी कळणे आवश्यक.

- **उंची :** सायकलची उंची नियंत्रित करता येत असल्यास उत्तम.

सायकलचा वापर कसा करावा?

- सायकलचा वापर करण्यापूर्वी त्याच्या सर्व भागांची माहिती करून घ्या.
- हँडलची स्थिती आरामदायी ठेवा.

* सीटची उंची तुमच्या उंचीनुसार ठेवा. सीटवर बसून पॅडल मारताना तुमचा गुडघा किंचित झुकावा इतपतच उंची असावी.
* प्रतिकार (resistance) नियंत्रित असावा.
* पॅडल क्लिप्सचा वापर तुमची पावले पॅडलवर स्थिर राहण्यासाठी करावा. ह्यामुळे पॅडलिंग करणे आरामदायी होते.

रोईंग मशीन म्हणजे काय?

रोईंग हा हृदयासाठी एक उत्तम व्यायाम आहे. रोईंगने शरीराच्या वरच्या भागासच व्यायाम घडतो असे आपणास वाटत असल्यास उत्तम रोईंग केल्यास ८० टक्के श्रम पाय आणि कमरेस घडू शकतात.

कोणत्या गोष्टी तपासाव्यात?

* **इलेक्ट्रिक किंवा यांत्रिक मशीन :** इलेक्ट्रिक मशीन ह्या यांत्रिक मशीनपेक्षा उत्तम असतात. कारण त्यात उत्तम नियंत्रण (adjustment) करता येते आणि तुम्हाला महत्त्वाची माहिती (गती, नाडी-गती, खर्चलेल्या कॅलरीज इत्यादीची माहिती) मिळू शकते.
  हे यांत्रिक मशीन दोन प्रकारांत उपलब्ध असते. द्रवीय (Hydraulic) आणि वायुरोधक (Wind Resistant). वायुरोधक हे इलेक्ट्रिक मशीन इतकेच नैसर्गिक अनुभव देणारे आहेत.
* **सीट :** सुखद, पुढे मागे हलणारी सीट उत्तम समजावी.
* **रोधकता :** ज्या मशीनमध्ये एकसमान रोधकता संपूर्ण हालचालीत आहे अशा मशीनची निवड करावी.
* **डिजिटल दर्शक :** परवडत असल्यास ज्या रोईंग मशीनमध्ये नाडी-गती, वेळ, गती, अंतर दर्शवण्याची सोय आहे अशीच विकत घ्यावी.
  पावले ठेवण्यासाठी न घसरणाऱ्या फूट प्लेटस् यांना सुरक्षित पट्टे असावेत आणि उंची सोयीनुसार करता यावी.
* **ट्रान्सपोर्ट रोलर्स.**

रोईंग मशीन कसे वापरावे?

* वापरण्यापूर्वी मशीनच्या सर्व भागांची माहिती करून घ्यावी.
* अगोदर रोईंग केले असल्यास मशीन वापरणे तुम्हाला सोपे वाटेल. नसल्यास जमेपर्यंत सराव करा.
* पाठीला ताण बसू नये म्हणून ताठ बसा.

- ꙮ पाठीला बाक येऊ देऊ नका.
- ꙮ तुमचे कोपर शरीराच्या जवळ असू द्या.
- ꙮ श्वसन नैसर्गिक असू द्या. रोईंग करताना श्वास कोंडू नका.

पॉवर स्टेप्पर म्हणजे काय?

पॉवर स्टेप्परमुळे एरोबिक व्यायाम उत्तम प्रकारे घडतो. खास करून पृष्ठभाग, मांड्या आणि पाय यांना! परंतु तुम्ही जर व्हर्टिगोने पीडित असाल, तर तुम्ही स्टेप्परचा व्यायाम टाळलेलाच बरा. चक्कर येण्याची प्रवृत्ती असलेल्या व्यक्तींना स्टेप्पर वापरणे कष्टप्रद जाते. त्याला फार थोडी जागा लागते.

याचे फायदे कोणते आहेत?

पुन्हा यातून एरोबिक व्यायामाचे फायदे प्राप्त होतात. कमीत कमी १० मिनिटे जिना चढण्याचे फायदे यातून मिळू शकतात. त्यात पायांना कमी कष्ट पडतात.

कोणत्या गोष्टी तपासाव्यात?

- ꙮ उंची आणि गती नियंत्रित असावी.
- ꙮ हाताला आधार व्यवस्थित असावा.
- ꙮ शरीराच्या वरच्या भागाला व्यायाम घडण्यासाठी काही मशीन्समध्ये अतिरिक्त सुविधा असते.
- ꙮ डिजिटल दर्शक : परवडत असल्यास ज्या मशीनमध्ये नाडी-गती, चढायची गती, उंची, वेळ आणि खर्चलेली ऊर्जा दर्शवण्याची सोय आहे, असेच निवडावे.

तुम्ही पॉवर स्टेप्पर कसा वापराल?

- ꙮ सुरुवात करण्यापूर्वी मशीनविषयी संपूर्ण माहिती जाणून घ्या.
- ꙮ स्टेप्परची उंची २ ते ८ इंचांच्या दरम्यान असते. पॅडल जमिनीला स्पर्श करणार नाहीत असे ठेवावे.
- ꙮ ताठ उभे रहा. गुडघ्यात बाक येऊ देऊ नका. पुढे किंवा मागे झुकू नका.
- ꙮ पॅडलवर पावले ताठ असू द्या, म्हणजे स्नायूंना ताण जाणवणार नाही.
- ꙮ तोल राखण्यासाठी हँडल्स हलकेच धरा.

सुयोग्य पेहराव

जर तुम्ही व्यायामाला सुरुवात करण्याचा पक्का निश्चय केला असेल, तर योग्य पेहरावावर थोडा खर्च करणे अनाठायी होणार नाही. पेहराव महागडाच असायला हवा असे नाही, तर ज्या प्रकारचा व्यायाम तुम्ही करणार आहात, त्याला अनुकूल असणे आवश्यक आहे. फक्त पेहरावाच्या दर्जाबद्दल तुम्ही जागरूक असणे जरुरी आहे.

ज्या प्रकारचा व्यायाम करण्याचे तुम्ही निश्चित केले आहे, त्याला योग्य असा पेहराव आणि बूट असावेत. तुम्ही कुठे राहता आणि कुठल्या प्रकारचा व्यायाम करणार आहात, हे पण लक्षात ठेवा.

- व्यायामाच्या कपड्यांचा दर्जा उत्तम असावा. अनेक कमी दर्जाचे कपडे असण्यापेक्षा एकच चांगल्या दर्जाचा जोड वापरावा.
- व्यायामाचा पोषाख आणि बूट हा काही वारंवार होणारा खर्च नव्हे. त्यामुळे पहिल्यांदा थोडा जास्त खर्च झाला तरी दर्जाबद्दल तडजोड करू नये.
- योग्य पेहराव आणि बूट याने तुमच्या व्यायामाची पातळी उंचावेल असे नाही तर त्यामुळे तुम्हाला व्यायाम करताना आरामदायी वाटेल आणि व्यायाम करताना होणाऱ्या इजा किंवा दुखापती टाळण्यासाठी त्यांची मदत होईल.
- बाह्यवस्त्रे आणि अंत:वस्त्रे यांची व्यायामप्रकारानुसार निवड करावी.

योग्य बुटांची निवड कशी करावी?

बुटांची निवड करताना उपलब्ध असलेल्या प्रचंड प्रकारांमुळे तुम्ही भांबावून जाल.

- तुम्ही निवडलेल्या व्यायामप्रकाराला साजेशा बुटांची निवड करावी. व्यायाम तसेच त्याची पुनरावृत्ती (frequency) पण विचारात घ्यावी. जर तुम्हाला एकाच प्रकारच्या व्यायामासाठी, उदा. जॉगिंग, रॅकेटचे खेळ, बूट नको असल्यास सर्व प्रकारच्या व्यायामासाठी उपलब्ध असलेले बूट उपयुक्त ठरतील. जर तुम्ही ठराविक व्यायाम तो सुद्धा आठवड्यातून तीन ते चार वेळा करणार असल्यास त्या व्यायामासाठीचे विशेष बूट निवडावे.

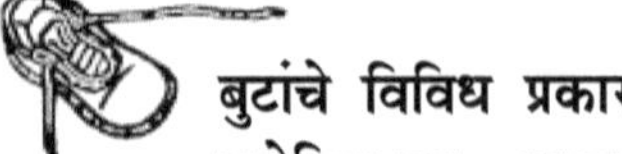

बुटांचे विविध प्रकार

एरोबिक बूट : तुमच्या पावलांना घट्ट बसणारे तसेच आघात शोषून घेणारे बूट असावेत. पावलांना होणाऱ्या इजांना प्रतिबंधक म्हणून बुटांच्या तळव्यात जाड आवरण असावे.

क्रॉस ट्रेनर बूट : जर तुमच्या व्यायामपत्रिकेत विविध प्रकारचे व्यायाम असतील, तर हे बूट त्याकरिता आदर्शरूप आहेत. ह्या बुटांचे डिझाईन स्थिरतेकरिता केलेले आहे. धावणे किंवा तीव्र प्रकारच्या व्यायामासाठी हे बूट उपयुक्त नाहीत. जर तुम्ही नियमित एरोबिक्स करत असाल, तर त्याकरिता हे बूट उपयुक्त नाहीत.

धावण्याचे बूट : ह्या बुटांचा मुख्य फायदा पावलांना, टाचांना होणारे आघात (shock) शोषून घेण्यासाठी होतो. वजनाला कमी (हलके), टिकाऊ, पटकन वाळणारे असे बूट निवडावेत. बुटाचे तळवे समोरच्या भागापेक्षा उंच असावेत. त्यामुळे पोटरीचे स्नायू आणि पावलातील स्नायू यांवर ताण पडत नाही. धावण्याच्या बुटांनी पावले बाजूला वळवताना संरक्षण मिळत नाही, त्यामुळे रॅकेट प्रकारच्या व्यायामाकरिता हे बूट उपयुक्त नाहीत.

टेनिस बूट : हे बूट इतर बुटांपेक्षा अधिक स्थिर असतात. केवळ टेनिसच नव्हे तर इतरही रॅकेटच्या खेळांकरिता हे बूट उपयुक्त ठरतात. कारण ह्या खेळांसाठी घोट्याला स्थिरता देणारे, तसेच सोल (तळ) फार जाड नसणारे बूट असावेत. टेनिस बूट बाजूने स्थिरतेसाठी पक्क्या असणारे आणि टाचेला घट्ट बसणारे असतात. हे बूट व्यवस्थित बसणारे तसेच तळाला जाड असणारे नसावेत. त्यामुळे घोटा मुरगळण्याची शक्यता कमी होते.

चालण्याचे बूट : चालताना पावलांना व्यवस्थित हालचालींसाठी हे बूट उत्तम आहेत. ह्या बुटांची तळाला उत्तम कमान, तसेच जाड आवरण असणारे सोल (तळ) आणि कडक टाच असणारे असतात. टाच बाकीच्या भागापेक्षा उंच असावी. काही प्रमाणात आघात शोषण्याची क्षमता असावी. बाजूनेही स्थिरता देणारे असावेत. बरेचदा जॉगिंग किंवा धावण्याचे बूट चालण्यासाठी पण उत्तम असतात.

तुम्हाला तुमच्या पावलांचा आकार आणि त्यांची गरज यांची माहिती असणे आवश्यक आहे. प्रत्येक बूट उत्पादक वेगवेगळ्या आकाराचे बूट बनवतात.

तोच नंबर असणारे वेगवेगळ्या कंपन्यांचे बूट लहानमोठे असतात. काही बूट हे पायांत व्यवस्थित बसतात तर काही बूट आखूड वाटतात.

बुटाच्या आकाराने फरक पडतो का?

होय, फरक पडतो. तुमचा पाय बोटांकडे पसरट आहे की निमुळता, हे तुम्हाला ठाऊक असल्यास तुम्ही योग्य बुटांची निवड करू शकाल. एकाच कंपनीने उत्पादित केलेल्या त्याच आकारांच्या बुटात पसरटपणा किंवा निमुळतेपणाचा फरक असू शकतो.

तुमच्या पावलाचा बाक, मध्यम, उच्च की निम्न प्रकारचा आहे, हे पण जाणून घेणे महत्त्वाचे आहे. हे शोधून काढणे फारच सोपे आहे. तुमचे तळपाय ओले करा आणि तळपायाच्या उमटलेल्या खुणेवरून तुम्ही पावलांचा बाक शोधू शकता. जर टाच आणि बोटे एका छोट्या रेषेत जोडले असतील, तर तुमच्या पायाला उच्च बाक आहे. जर पाऊलखुणा तुमच्या पावलासारख्या ठसठशीत उमटल्या असतील, तर तुमच्या पावलाला निम्न बाक आहे आणि या दोहोंच्या दरम्यान जर ठसा उमटला असेल तर पावलाचा बाक मध्यम आहे असे समजावे. उच्च बाक असलेल्या पावलाच्या हालचालींना मर्यादा जाणवते म्हणून त्या भागात जाड आवरण असणारे बूट निवडावे. जर तुमचा तळपाय एकदमच सपाट असेल तर गती नियंत्रण असणारे बूट वापरावेत. ज्यांच्या पावलांचा बाक मध्यम आहे, त्यांनी ह्या दोन्ही प्रकारांच्या मधले बूट निवडावे.

बूट विकत घेताना तुमचे पूर्वीचे पायाचे प्रश्न लक्षात घ्यावेत. जर तुम्हाला पायांच्या काही समस्या असल्यास, उदा. जर तुमचे घोटे दुखत असतील तर घोट्यांना आधार देणाऱ्या प्रकारचे बूट विकत घ्यावेत. जर तुमच्या पायावर सूज असण्याची प्रवृत्ती असल्यास रुंद किंवा पसरट बुटांची निवड करावी. जर पायांवर घट्टे किंवा इतर काही समस्या असतील, तर पायांच्या तज्ज्ञ डॉक्टरांचा सल्ला घ्यावा. ते तुम्हाला योग्य बूट कोणते, ते निश्चित सांगू शकतील. काही व्यक्तींना बुटात थोडेसे आतून आवरण दिल्यास योग्य वाटील तर काही व्यक्तींना घट्टे असल्यास सैलसर बूटच योग्य वाटील.

तुम्ही अशा दुकानात जावे जिथे तुम्हाला व्यायामाच्या बुटांच्या (Sports shoes) निवडीला पुरेसा वाव असेल आणि बुटांच्या योग्य निवडीसाठी मदत पण मिळू शकेल.

- बुटांची खरेदी साधारणपणे दुपारनंतर करावी कारण त्यावेळेपर्यंत तुमच्या पावलांचा आकार थोडा प्रसारित झालेला असतो. तुम्ही नेहमी वापरत असलेल्या प्रकारचेच मोजेही तेव्हा घाला. पायांच्या समस्येसाठी जर काही आवरणे किंवा आधार वापरत असाल, तर त्यावरूनच बूट घाला.

- तुम्हाला योग्य बसणारे बूट निवडा. पूर्वी घालत असलेल्या आकारावरून बुटांची निवड करू नका. शक्यता अशी सुद्धा असू शकते की पाच वर्षांपूर्वी तुम्हाला योग्य मापात बसणारे बूट आता आरामदायी वाटणार नाहीत. वयोमानाप्रमाणे पावलांचा आकार बदलू शकतो. पावलांची लांबी वाढत नाही, परंतु त्यांची रुंदी वाढू शकते. जसजसे वय वाढते, तसा पावलांचा आकार रुंदावतो. त्यामुळे बुटांची निवड करताना प्रथम पावलांची लांबी व रुंदी मोजणे केव्हाही इष्ट असते. ह्या करिता तुम्ही दुकानात उभे राहून दुकानातील विक्रेत्याने तुमच्या पावलांची लांबी-रुंदी मोजावी.

- तुमच्या पावलांचा पसरट भाग बुटाच्या पसरट भागात सामावला पाहिजे. तसेच बुटांची बाजू तळव्याच्या बाहेर (sole) येता कामा नये. याचाच अर्थ असा की बुटांचे तळवे बुटांच्या रुंदीइतके असायला हवेत. तुमचे पाय बुटात एका बाजूकडून दुसऱ्या बाजूकडे हालता कामा नयेत.

- चार किंवा पाच जोड घालून बघितल्यानंतरच, तसेच थोडे अंतर चालल्यावर बुटांची निवड करावी. ज्या प्रकारचे व्यायाम तुम्ही करणार आहात, त्या प्रकारची थोडीशी हालचाल करून पाहावी.

- बुटाचे जिन्नस हालचालीस योग्य असावेत. तसेच बुटात पावलांना हवाही मिळावी.

- बूट वजनाला फार जड असू नयेत. तसेच फार हलके पण असू नयेत.

- तुम्हाला निवड करताना कदाचित मृदू स्पर्श देणारे बूट आवडतील. परंतु अशा प्रकारचे बूट दीर्घकाल टिकण्याच्या दृष्टीने योग्य नसतील. फारच पातळ कॅनव्हासचे बूट तुमच्या पावलांच्या किंवा स्नायूंच्या वेदना वाढवू शकतात.

- चटकन दाबले जाणारे बुटांचे तळवे दीर्घकालीन वापरासाठी फारसे उपयोगी नाहीत. सुरुवातीला तुम्हाला योग्य वाटले तरी तळव्यावर येणारा अतिरिक्त दाब तुमच्या पोटरीवर ताण आणू शकतो.

- बूट निवडताना त्याच्या लवचिकतेकडेही लक्ष द्या. तळवे (sole) हे टाचेच्या भागाकडे वाकत असल्यास असे बूट चांगला आधार देण्यास योग्य असतात.

- पावलांना योग्य बसणारे बूट उत्तम. तळवे सुबक असावेत. तुम्हाला बुटात टाचांची हालचाल करता यावी, इतपत जागा असावी.

- तुम्हाला योग्य बूट मिळाल्यानंतर ते घालून दुकानात थोडे चालून किंवा धावून बघावे. काही दुकानांमध्ये ट्रेडमील मशीन सुद्धा असते. त्यावर सराव करून पाहावा. बूट योग्य मापात असावेत.
- बूट विकत घेण्यापूर्वी बुटांच्या तळव्यांचा दर्जा तपासून घ्या. शेल्फवर बूट ठेवून टाच व्यवस्थित आहे का, हे बघा. मधला भाग समोरच्या भागाशी योग्यरीत्या जोडलेला आहे का, हे पण तपासा. बुटाच्या आत कठीणपणा, असमानता नाही ना, हे पण तपासून घ्या.

बुटांची निगा कशी राखावी?

नवीन स्पोर्ट्स् बूट घातल्यावर ते त्वरित आरामदायी वाटायला हवेत. तसे वाटत नसेल तर तुमची निवड चुकली असे समजावे. परंतु नवीन बूट घेतल्याबरोबर फार वापरासाठी योग्य नसतात. तुमच्या पायांना बुटांची सवय होण्यासाठी थोडा अवधी जाऊ द्यावा म्हणजे तुमच्या पावलांना बुटांची सवय होते आणि मग आरामदायी वाटू लागतात. हा सराव होण्याचा अवधी एक आठवड्यापासून एक महिन्यापर्यंत असू शकतो. महत्त्वाची मॅच खेळताना किंवा मॅरेथॉन धावताना नवीन बूट वापरू नका. एकदा पायाला बुटांची सवय झाली म्हणजे दीर्घकाळ तुम्ही त्यांचा वापर करू शकता.

बूट वापरण्याने झालेल्या झिजेकडे लक्ष द्या. तसेच त्यांच्या अवस्थेकडे पण लक्ष असू द्या. बूट जीर्ण झाल्याची खूण म्हणजे त्यांचा आरामदायीपणा कमी झाल्याची भावना होणे. जर तुम्ही स्पर्धात्मक खेळांमध्ये असाल तर अशा बुटांनी तुमची कार्यक्षमता कमी होऊ शकते. साधारण ३००-४०० मैल वापर झाल्यानंतर बुटांची झीज होते. तुम्ही नियमित व्यायाम किंवा खेळांचा दीर्घकाळ सराव करत असल्यास दोन किंवा तीन बुटांचे जोड आलटून पालटून वापरणे उत्तम.

जीर्ण बुटांकडे लक्ष द्या

तुमचे जुने बूट एका सपाट जागेवर किंवा टेबलावर ठेवा आणि त्यांच्याकडे काळजीपूर्वक बघा. बुटांच्या कडा फारच झिजल्या आहेत का? बुटाला तळव्यात किंवा वरच्या भागात छिद्रे किंवा भोके पडलेली आहेत का? तुमचे बूट सरळ न राहता डाव्या किंवा उजव्या बाजूला झुकलेले आहेत का? जर ह्या सर्व प्रश्नांची उत्तरे होय अशी असतील, तर तुम्ही तुमचे बुटाचे जोड बदलायला हवेत.

जरी तुमचे बूट योग्य आकारात असतील, तरीही ५०० किंवा अधिक मैलांसाठी जर तुम्ही बुटांचा वापर केला असेल तर तुम्ही नवीन बुटांचा

जोड घ्यायला हवा.

जर बूट वापरल्यामुळे तुमचे पाय, घोटा किंवा गुडघा दुखत असेल तर, आणि तुम्ही तुमच्या व्यायामात बदल केला नसेल तर तुमच्या बुटांमुळे तुमचे पाय दुखतात, हे निश्चित समजावे.

बुटांच्या आतील आवरण (insole) हे पायाला आराम देण्यासाठी असतात. परंतु बरेचवेळा त्याला चीर पडू शकते. जुने आवरण (insole) खराब झाले तरीही त्या मापाचे नवीन आवरण (insole) घालून बूट सुस्थितीत ठेवता येतात.

बूट वापरात नसताना धूळ आणि कीटक यांपासून संरक्षण मिळावे म्हणून कपाटात ठेवावेत. जर दमट हवामानात तुम्ही व्यायाम केला तर बुटावरील माती, चिखल वाळल्यावर लगेच काढून टाकावा आणि बूट स्वच्छ धुऊन मगच वापरावेत. दोन वापरांच्यामध्ये बुटांना हवा लागल्यास घामामुळे आलेला ओलसरपणा जाऊन बूट कोरडे होतील. बुटांचे दोन जोड असल्यास एक आड एक बुटांच्या जोडीचा वापर केल्यास कोरडे बूट वापरू शकाल.

मुलांचे बूट विकत घेताना

मुलांचे बूट साधारणत: दर सहा महिन्यांनी बदलायला हवेत. हे अर्थात मुलांच्या वाढीवर पण अवलंबून आहे. मुलांचे चालणे हे जास्त असल्यामुळे बूट घेतानाच पातळ तळ (sole) असलेल्या कॅनव्हासच्या बुटापेक्षा चांगल्या प्रतीच्या जाड बुटात पैसे गुंतवणे केव्हाही चांगले. मुलांच्या पायाला जाड आच्छादन (coushioning) असल्यास धावताना, चालताना चांगला आधार आणि संरक्षण मिळू शकते. मुलांचे पाय वाढत्या मापाचे असल्याने बूट फार घट्ट नसावेत. बुटात थोडी जागा असली तरी टाचा खालीवर हलवता येण्याइतपत जागा नसावी आणि पायांची बोटे एका बाजूने दुसऱ्या बाजूपर्यंत हलवता येतील एवढी पण जागा नसावी.

वेल्क्रो असणारे बूट घेतल्यास सर्वोत्तम प्रतीचे बूटच घ्यावेत म्हणजे बुटांचा पाया स्थिर असण्याचा प्रश्न येणार नाही. मुलांचे बूट घेताना जरी ते व्यायामासाठी नसले तरी घट्ट बसणारे बूट घ्यावेत कारण मुले जोरात धावत असतात. तसेच तळवे घट्ट असणारे बूट कधीही विकत घेऊ नयेत.

मैदानावर व्यायाम करताना पायांची कशाप्रकारे काळजी घ्याल?

बाहेर व्यायाम करताना विशेषत: चालणे किंवा धावण्याचा व्यायाम करत असल्यास केवळ योग्य बूट वापरणेच नव्हे तर पायांची उत्तम निगा राखणे पण तितकेच महत्त्वाचे आहे.

- जाड, घाम शोषणारे मोजे वापरा.
- आंघोळीनंतर पाय कोरडे करा.
- बूट घालण्यापूर्वी पायांना पावडर लावा.
- नखे नियमित कापा.
- कुरूप किंवा घट्टे यांवर स्वत:च्या मनाने औषधोपचार करणे धोकादायक ठरू शकते.
- पायांवर फोड आल्यास डॉक्टरांना दाखवा. निर्जंतुक केलेल्या सुईने वेळीच फोडा. फोडाची खपली काढू नका. जखमेवर एखादे अँटीबायोटिक मलम लावा. त्यामुळे जंतुसंसर्ग होणार नाही.
- पायाला खाज येत असल्यास, प्रथम पाय कोरडे करावेत. बोटांमधील बेचके कोरडे करावे. बूट घालण्यापूर्वी बुरशीनाशक पावडर पावलांना लावावी.

व्यायामासाठी योग्य अंतर्वस्त्र कसे निवडावे?

व्यायाम करणाऱ्या सर्व व्यक्तींनी योग्य अंतर्वस्त्र परिधान करावे. त्यामुळे त्वचेवर पुरळ उठणे किंवा व्यायाम करताना अस्वस्थता जाणवणे इत्यादी गोष्टी कमी होतात.

व्यायामाची ब्रा : व्यायाम करताना स्त्रियांनी व्यायामाची ब्रा घातल्यास वक्षस्थळांना व्यवस्थित आधार मिळतो. बाजारात अनेक प्रकारच्या ब्रा सुखदायी तसेच उपयुक्त असलेल्या आहेत.

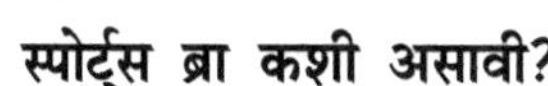

स्पोर्ट्स ब्रा कशी असावी?

कापड : सुती कापड फार ताणले जात नाही. तसेच योग्य आधार देतात. सुती आणि जाळीदार कापडाच्या मिश्रणाने घाम शोषला जातो.

शिलाई : शिलाई त्वचेला टोचणारी नसावी.

ताण : उभ्या ताणल्या जाऊ नयेत. थोडीशी आडवी ताणली जावी. हवेच्या दृष्टीने योग्य आहे.

फिटिंग : फिटिंग आरामदायी असावे पण घट्ट असू नये.

खांद्यावरील पट्ट्या : सुती किंवा इलॅस्टिकच्या न घसरणाऱ्या पट्ट्या योग्य असतात.

हालचाल : घातल्यानंतर शरीराचा वरचा भाग एकसंधपणे हालवता आला पाहिजे. तसेच व्यायाम करताना हात, खांदे यांची व्यवस्थित हालचाल झाली पाहिजे.

स्पोर्ट्स निकर्स : पुरुषांनी व्यायाम करताना इजा होऊ नये म्हणून छोटी चड्डी आत घालावी. त्यामुळे पुरुषांच्या जननेंद्रियांना संरक्षण आणि आधार मिळतो. तसेच व्यायाम करताना येणारा घामही शोषला जातो.

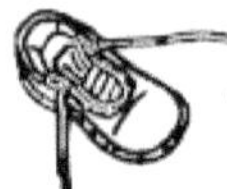

वेगवेगळ्या प्रकारची अंतर्वस्त्रे

● पुढे रुंद पट्टी असणारी अंतर्वस्त्रे धावणे, उड्या मारणे इत्यादी प्रकारांत योग्य संरक्षण देतात.

● सुती अंतर्वस्त्रे घामाने फार न भिजल्यास योग्य आधार देतात. तीव्र स्वरूपाचे व्यायाम करणाऱ्यांनी अशी अंतर्वस्त्रे वापरू नयेत.

● योग्य प्रकारे ताणली जाणारी अंतर्वस्त्रे उत्तम. त्यामुळे योग्य आधार मिळतो. तसेच त्यातील तंतूंमध्ये घाम शोषण्याची क्षमता असल्यामुळे घामामुळे ओले राहत नाही.

व्यायामासाठी तुम्ही योग्य बाह्यवस्त्रे कशी निवडाल?

ही अतिशय विरोधाभासी मुद्दा आहे की तुमची व्यायामासाठी बाह्यवस्त्रे कशी असावीत? ज्या कपड्यांमध्ये तुम्हाला आरामदायी वाटते असेच कपडे तुम्ही निवडावेत. यामध्ये तुम्ही राहत असलेल्या ठिकाणचे हवामान आणि तुम्ही निवडलेल्या व्यायामाचा प्रकार यांचा पण विचार करावा. तुमचे कपडे सैल आणि आरामदायी असावेत आणि कपड्यांमधून हवा खेळती असावी. तुमच्या व्यायामप्रकाराला कपडे योग्य असावेत. ह्यासाठी अद्ययावत फॅशनच्या कपड्यांची जरुरी नाही, पण कपडे उत्तम प्रतीचे आणि नेहमी धुता येण्यासारखे असावेत.

बंदिस्त जागेतील व्यायामासाठी : अर्धी विजार आणि गंजिफ्राक किंवा टी शर्ट हे बंदिस्त जागेतील व्यायामासाठी उत्तम वस्त्र आहे. आवश्यक असल्यास वजनाला हलका ट्रॅक सूटही तुम्ही परिधान करू शकता. हलके आणि घाम शोषणारे मोजे पण घालावेत. काही महिलांना लांब पायांच्या स्लॅक्स घालून व्यायाम करणे पण आवडते.

मैदानावरील व्यायाम : थंडीमध्ये व्यायामासाठी उबदार ट्रॅकसूट योग्य. त्याच्या आत तुम्ही सुती टी शर्ट घालू शकता. जर हवामान ढगाळ किंवा पावसाळी

असेल, तर तुम्ही विंडचीटर किंवा पावसाळी जॅकेट आणि हातमोजे घालू शकता. स्कार्फ किंवा टोपी असलेले जॅकेट वापरल्यास डोक्याचे आणि पाठीचे थंडीपासून संरक्षण होऊ शकते. बाहेर व्यायाम करताना अनेक आवरणे असलेला पोषाख केव्हाही उत्तम. व्यायाम करताना अंगातील उष्णता वाढत गेल्यास एकेक आवरण तुम्ही काढू शकता. चालताना किंवा धावताना काढलेले कपडे हातात घेऊन चालू नका. त्यापेक्षा ते कमरेभोवती बांधा.

उष्ण हवामानात, हलका ट्रॅक सूट किंवा शॉर्ट (अर्धी चड्डी) व बनियन हे अत्यंत आरामदायी वस्त्र आहे. वजनाला हलकी पँट हालचालींना आरामदायी असते.

पोहण्याचा योग्य पोषाख कसा निवडावा?

पोहण्याचा पोषाख पाण्यातील कर्षण (drag) कमी करतात. पाण्यातील क्लोरिनमुळे पोहण्याच्या पोषाखाचा रंग लवकर फिका पडतो. क्लोरिनमुळे पोषाख लवकर खराब होऊ शकतो.

पोहण्याचा पोषाख निवडताना योग्य मापात असावा, ज्याने कर्षण कमी होईल असा. तसेच चांगला धुता येणारा असावा. खांद्यावर योग्य बसणारा असावा. लोंबकळणारा नसावा.

कानटोपी असणे चांगले. तसेच गॉगल पण वापरणे योग्य. पोहण्याच्या टोपीमुळे केसांचे, पाण्यातील क्लोरिनमुळे होणारे ब्लिचिंग होत नाही आणि कर्षण कमी होते. काही लोक बेचकी असणारे हातमोजे पण पाण्याचा प्रतिकार कमी करण्यासाठी वापरतात. परंतु हे ऐच्छिक आहे.

२० मिनिटे
सराव
योजना

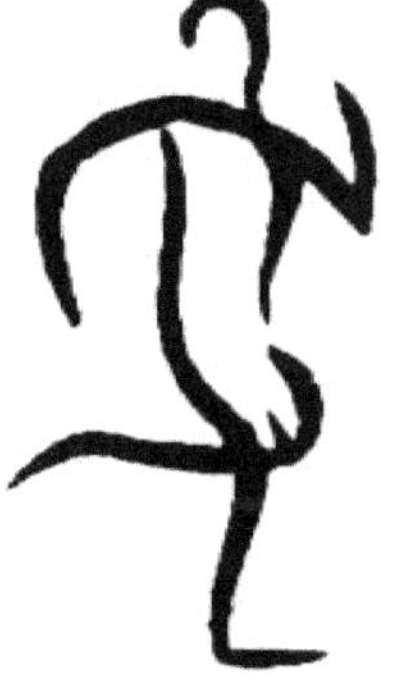

व्यायामाचा कार्यक्रम

ह्या भागामध्ये २० मिनिटांचे असे व्यायामप्रकार समाविष्ट केलेले आहेत की जे घरातल्या घरात तसेच अतिशय व्यस्त असलेली व्यक्ती सहजपणे करू शकते. फक्त २० मिनिटांच्या अवधीमध्ये तुम्ही निश्चितच अधिक तंदुरुस्त बनू शकता. तुम्ही नियमित व्यायाम केलात तर तुमची ताकद, चिवटपणा, सहनशक्ती आणि सर्वांगीण तंदुरुस्ती वाढेल.

तुम्ही व्यायामप्रकार खालील तीन प्रकारांत नियोजित करू शकता.

१. चिवटपणा (flexibility)

२. ताकद (strength)

३. एरोबिक तंदुरुस्ती किंवा ताकद (aerobic fitness or stamina)

सावधानतेचा इशारा–

व्यायामाला सुरुवात करताना वजने उचलण्याने सुरुवात करणे उत्तम (डंबेल्स किंवा बारबेल्स). सुरुवातीला सरावासाठी काठी वापरून बघावी. एकदा थोडी सवय झाली की नंतरच खरी वजने वापरून सराव करावा.

हा व्यायाम कार्यक्रम दोन प्रकारचा आहे–

१. नवोदितांसाठी, २. जे नियमितपणे व्यायाम करतात त्यांच्यासाठी.

पुढील प्रकरणांमध्ये याचे विस्तृत विवेचन केलेले आहे.

प्रथम पायरी : तुमच्या पातळीचे मूल्यांकन

व्यायामाला सुरुवात करण्यापूर्वी तुम्ही तुमच्या शारीरिक तंदुरुस्तीचं मूल्यांकन करणे आवश्यक आहे. पुढील परिमाणांनुसार तुम्ही तुमच्यासाठी योग्य व्यायामप्रकारांची निवड करू शकता. हे व्यायामप्रकार दोन प्रकारांमध्ये आहेत. एक नवोदितांकरिता तर दुसरा प्रकार नियमित व्यायाम करणाऱ्यांसाठी. ह्या दोन्हींच्यामध्ये काही व्यक्ती बसतील. त्यामुळे तुम्हाला जे योग्य वाटतील असेच व्यायामप्रकार तुम्ही निवडणे इष्ट. परंतु नवोदितांसाठी असलेल्या व्यायामप्रकारांनी सुरुवात केल्यास उत्तम.

सावधानतेचा इशारा–

लक्षात ठेवा : व्यायामाला सुरुवात करण्यापूर्वी वॉर्मिंग अप आणि शरीराला ताणणे अत्यंत आवश्यक आहे आणि व्यायाम संपल्यानंतर शरीर विश्रामित करणे आवश्यक आहे.

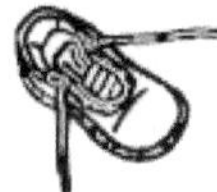 **नवोदितांसाठी** : खालील दिलेल्या एकापेक्षा अधिक गोष्टी तुम्हाला लागू होत असल्यास तुम्ही नवोदित आहात, असे समजावे.

१. तुम्ही कधीही व्यायाम केला नसल्यास.

२. जर तुमचे वय ४५च्या वर असेल तर.

३. तुम्हाला एखादा आजार असल्यास.

४. तुमची आरामदायी हृदयगती आणि पुन:प्राप्त नाडी-गती नॉर्मल नसल्यास.

प्रगत : जर खालील सर्व मुद्दे तुम्हाला लागू होत असतील, तर तुम्ही प्रगत अवस्थेत आहात, असे समजण्यास हरकत नाही.

१. तुम्ही आठवड्यातून तीन पेक्षा अधिक वेळा व्यायाम करत असल्यास.

२. तुमचे वय ४५ पेक्षा अधिक नसल्यास.

३. तुम्हाला कुठलाही आजार किंवा रोगाचा पूर्वइतिहास नसल्यास.

४. तुमची आरामदायी हृदयगती आणि पुन:प्राप्त नाडी-गती उत्तम असल्यास.

सावधानतेचा इशारा–

जर तुम्ही प्रगत व्यायाम करत असाल परंतु जर तुम्ही ते सहजपणे करू शकत नसाल तर नवोदितांच्या व्यायामापासून सुरुवात करा. नवोदितांच्या व्यायामाने सुरुवात करणे ह्याचा अर्थ तुम्हाला अपेक्षित पातळी गाठण्यास जास्त वेळ लागेल असा नव्हे. सुरुवातीला सावकाशपणे व्यायाम केल्यास इजा होण्याची शक्यता कमी होते. तसेच व्यायाम सोडून देण्याची शक्यता पण कमी होते.

द्वितीय पायरी : व्यायामाची निवड

तुमच्या शरीराच्या तंदुरुस्तीच्या पातळीनुसार व्यायामांची निवड करा.

सावधानतेचा इशारा–

तुमचे वय ५० पेक्षा अधिक असल्यास निवडलेले व्यायामप्रकार अतिशय

सावकाश करा. सांगितलेल्या गतीपेक्षा अर्ध्या गतीने व्यायाम करा. तुमचे वय ६० पेक्षा अधिक असेल, तर जी गती तुम्हाला आरामदायी वाटेल, त्याच गतीने व्यायाम करा. व्यायाम करताना तुमच्या डोळ्यांसमोर तुमचे उद्दिष्ट सतत असू द्या.

तृतीय पायरी : नोंदवही ठेवा

केलेल्या व्यायामाची नोंद रोजच्या रोज ठेवा. खालील तक्त्यामुळे हे जास्त स्पष्ट होईल.

दिवस १ : आठवडा १ : लवचिकपणा

व्यायाम	संख्या	एकूण वेळ	टिप्पणी
१. हात फिरवणे (चक्राकार)	६	३० सेकंद	व्यवस्थित जमले
२. मागे आणि वर हात करणे	६	३० सेकंद	
३. खांद्याचे व्यायाम	८	४५ सेकंद	

दिवस १ : आठवडा १ : ताकद

व्यायाम	सेट आणि पुनरावृत्ती	वजन	एकूण वेळ	टिप्पणी
१. डंबेल्स	२×८	५०० ग्रॅम	१ मिनिट	आणखी एक सेट जमला असता
२. डीप्स	२×८	५०० ग्रॅम	१ मिनिट	अति कंटाळवाणा
३. खांद्याचे व्यायाम	२×८	५०० ग्रॅम	१ मिनिट	वजन १ कि. करायला हवे.

दिवस १ : आठवडा १ : एरोबिक्स

व्यायाम	अंतर	एकूण वेळ	टिप्पणी
१. बाहेर चालणे		५ मिनिटे	जास्त जलद चालता आले असते
२. ट्रेडमीलवर चालणे		३ मिनिटे	चांगला व्यायाम

पुढील दोन प्रकरणांमध्ये व्यायामांची अधिक माहिती समाविष्ट केलेली आहे.

नवोदितांसाठी व्यायाम : १ ते ४ आठवडे				
वेळ	**प्रकार**	**किती वेळा**	**व्यायाम**	**टिप्पणी**
५ मिनिटे	वॉर्मिंग अप	दररोज	हात चक्राकार फिरवणे, खांद्याचे व्यायाम, हाताचे व्यायाम.	
	चिवटपणा	दररोज	मानेचे व्यायाम, हात डोक्यावर ताणणे, त्रिशीर स्नायू ताणणे, गुडघ्याला डोके टेकवणे, उभे राहून मांडीचा सांधा ताणणे, चतु:शीर ताणणे, पोटऱ्या ताणणे, संपूर्ण शरीर ताणणे.	ताण किमान ६-८ सेकंद असू घ्यावा. प्रत्येक व्यायाम ४-५ वेळा करावा.
५ मिनिटे	ताकद	सोमवार बुधवार शुक्रवार रविवार	पुढे वाकण्याचे व्यायाम (लंजेस), उठाबशा, भिंतीच्या आधाराने केलेले व्यायाम.	प्रत्येक व्यायाम-प्रकार ९० सेकंद करावा.
५ मिनिटे	ताकद	मंगळवार गुरुवार शनिवार	कमरेचे व्यायाम, पोटऱ्यांचे व्यायाम, डंबेल्स उचलणे.	प्रत्येक व्यायाम-प्रकार ९० सेकंद करावा.
५ मिनिटे	एरोबिक्स			जलद गतीने
३ मिनिटे २ मिनिटे	शिथिली-करण		एरोबिक्स ताणणे	संथ गतीने ताण २० सेकंद असावा.

नवोदितांसाठी व्यायाम : ५ ते १० आठवडे				
वेळ	प्रकार	किती वेळा	व्यायाम	टिप्पणी
५ मिनिटे	वॉर्मिंग अप	दररोज	हात चक्राकार फिरवणे, खांद्याचे व्यायाम, हाताचे व्यायाम.	
	चिवटपणा	दररोज	मानेचे व्यायाम, हात डोक्यावर ताणणे, त्रिशीर स्नायू ताणणे, छाती वर उचलणे, गुडघ्याला डोके टेकवणे, चतुःशीर ताण, पोटच्या ताणणे, संपूर्ण शरीर ताणणे.	ताण किमान ६-८ सेकंद असावा. प्रत्येक व्यायाम ४-५ वेळा करावा.
१० मिनिटे	ताकद	सोमवार बुधवार शुक्रवार रविवार	त्रिशीरस्नायू व्यायाम, खांदे टेकवणे, क्रन्च, बेन्च प्रेस, बाजूने वर उठणे, कमरेतून वर उठणे, खालून वर उठणे, धोंड स्नायू व्यायाम.	प्रत्येक व्यायाम प्रकार किमान ९० सेकंदाचा असावा.
	एरोबिक्स	मंगळवार गुरुवार शनिवार		
३ मिनिटे २ मिनिटे	शिथिली-करण	रोज	एरोबिक्स ताणणे	संथ गतीने. ताण किमान २० सेकंद असावा.

सूचना : ५ ते १०व्या आठवड्यात तुम्ही पूर्ण १० मिनिटांचा व्यायाम (वजन

उचलणे किंवा एरोबिक्स) करत आहात. १० व्या आठवड्यानंतर दररोज १ मिनिटे वाढवत कमाल २० मिनिटांपर्यंत वाढवा. वॉर्मिंग अप आणि शिथिलीकरणाचा वेळ हा अतिरिक्त असावा.

प्रगत व्यायाम : १ ते ४ आठवडे				
वेळ	प्रकार	किती वेळा	व्यायाम	टिप्पणी
४ मिनिटे	वॉर्मिंग अप	दररोज	हात फिरवणे, खांद्याचे व्यायाम, हाताचे व्यायाम.	
१ मिनिटे	चिवटपणा	दररोज	मानेचे व्यायाम, डोके ताणणे, त्रिशीर ताण, छातीचे व्यायाम, मान गुडघ्याला लावणे, उभे राहून मांडीचा सांधा ताणणे, चतुःशीर ताण, पोटऱ्यांचे व्यायाम, संपूर्ण शरीर ताणणे. उड्या मारणे	ताण ६ ते ८ मिनिटे असावा. प्रत्येक व्यायाम ४-५ वेळा करावा.
१० मिनिटे	ताकद	सोमवार बुधवार शुक्रवार रविवार	त्रिशीर व्यायाम, खांदे टेकवणे, क्रन्चेस, फ्लॅट बेन्च प्रेस, बाजूने वर उठणे, कमरेतून वर उठणे, खालून वर उठणे, धोंड स्नायू व्यायाम, पुढे झुकण्याचे प्रगत व्यायाम, प्रगत उठाबशा, उभे राहून वजन पुढे नेणे, खांदे वर उर्चलणे, दुहेरी क्रन्च, सायकलिंग.	

<table>
<tr><td colspan="5" align="center">प्रगत व्यायाम : १ ते ४ आठवडे</td></tr>
<tr><td>वेळ</td><td>प्रकार</td><td>किती वेळा</td><td>व्यायाम</td><td>टिप्पणी</td></tr>
<tr><td></td><td>एरोबिक्स</td><td>मंगळवार
गुरुवार
शनिवार</td><td></td><td>जलद गतीने</td></tr>
<tr><td>५ मिनिटे</td><td>शिथिली-करण</td><td>दररोज</td><td>एरोबिक्स

ताणणे</td><td>संथ गतीने</td></tr>
</table>

प्रगत व्यायामप्रकार : ५ ते १० आठवडे

वॉर्मिंग अप आणि शिथिलीकरणाची वेळ तीच ठेवून एरोबिक्स आणि ताकदीच्या व्यायामाची वेळ हळूहळू वाढवित २० मिनिटांपर्यंत न्यावी.

सर्व व्यायाम एकाच दिवशी न करता विभागून करावेत.

सोमवार, बुधवार, शुक्रवार आणि रविवार– पाठीचे, छातीचे आणि खांद्याचे व्यायाम करावेत.

मंगळवार, गुरुवार आणि शनिवार– पोटाचे, हाताचे आणि पायाचे व्यायाम करावेत.

प्रगत व्यायामप्रकार : ११ आठवड्यांपासून

१० मिनिटे एरोबिक्स आणि १० मिनिटे ताकद वाढविण्याचे व्यायाम अशा प्रकारचे व्यायाम करावेत. कंटाळा येऊ नये ह्याकरिता व्यायामप्रकारांत थोडे वैविध्य आणावे.

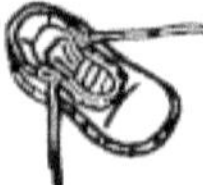

व्यायाम क्रम विभाजित करावा–

ह्याचाच अर्थ विशिष्ट अवयवांचे व्यायाम एक दिवसा आड करावे. उदा. हात, पाय आणि पोटाचे व्यायाम विषम दिवशी करावेत, तर पाठ, खांदे आणि छातीचे व्यायाम सम दिवशी करावेत. हा स्नायूंचा थकवा घालवण्याचा एक चांगला व्यायाम आहे. कारण ह्यामध्ये स्नायुसमूहांना ४८ तासांची विश्रांती मिळाल्याने स्नायू पुन: कार्यरत होतात. व्यायाम अगदी सोपे असल्याशिवाय (जसे नवोदितांसाठी) शरीराच्या त्याच भागाला रोज व्यायाम घडू नये.

तुमच्या व्यायामाची संरचना कशी ठेवाल?

१. वरील कार्यक्रम जबरदस्तीने स्वत:वर लादू नका. तुमच्या व्यायामात शिथिलता असू द्या. जर दोन आठवड्यांनंतर नवोदितांचा व्यायाम कार्यक्रम जर तुम्हाला फारच सोपा वाटला, तर ५ ते १० आठवड्यांचे व्यायाम करायला हरकत नाही.

२. व्यायाम करताना तुम्हाला जर एखादा प्रकार फारच कठीण आहे; असे जाणवले तर थोडेसे मागे या. उदा. वजने उचलताना जर ती जड वाटली तर ५०० ग्रॅमने वजने कमी करा आणि हे जर सुखद वाटले तर दोन आठवडे त्याच वजनांनी सराव करा आणि त्यानंतर वजने वाढवा. तुम्ही करत असलेल्या एरोबिक व्यायामाने तुमची दमछाक होत असल्यास त्याची तीव्रता थोडी कमी करा. परंतु चिकाटीने करत रहा.

३. मोठ्या स्नायुसमूहाचे व्यायाम प्रथम करून नंतर लहान स्नायूंचे व्यायाम करावेत, हे लक्षात असू द्या. ह्यामुळे कार्यक्षमता स्थिर राहते. तसेच छोट्या स्नायुसमूहांना योग्य रक्तपुरवठा होतो.

४. तुमच्या व्यायामप्रकारांत वैविध्य आणण्यासाठी व्यायाम क्रम विभाजित असू द्या.

५. भिन्न स्नायुसमूहाच्या व्यायामासाठी भिन्न वजने वापरावी. डंबेल्सचे व्यायाम करताना तुम्ही १-२ किलो वजनाने व्यवस्थित करू शकाल. तर बाजूंच्या व्यायामासाठी हेच वजन जास्त जाणवेल. खूप दमछाक होईल इतकी जड वजने वापरू नका. लक्षात ठेवा, ताकद वाढविणे हे शिक्षेचे न वाटता आनंददायी वाटणे अधिक महत्त्वाचे.

वॉर्म-अप् आणि शरीराला ताणण्याचे व्यायाम

वॉर्म-अप कशासाठी?

तुमचे शरीर योग्य प्रमाणात वॉर्म-अप न झाल्यास तुमचे स्नायू आणि कंडरा (tendons) लवचिक होणार नाहीत आणि व्यायामाचा ताण सहन करू शकणार नाहीत. वॉर्मिंग-अप न करता व्यायाम केल्यास शरीराला इजा होण्याची शक्यता वाढते.

वॉर्मिंग-अप फक्त हातांपुरतेच मर्यादित नाही. उत्तम प्रकारच्या वॉर्मिंग-अपमध्ये हृदयगती वाढून शरीराला मागणीप्रमाणे जास्त रक्तपुरवठा घडतो.

मूल स्थिती : ह्या स्थितीमध्ये अनेक व्यायामांची सुरुवात होते.

शेजारील आकृतीमध्ये दाखविल्याप्रमाणे उभे रहा. नजर समोर असावी. पायांमध्ये खांद्याच्या रुंदीइतके अंतर ठेवा. पावले बाहेरच्या बाजूने वळवा.

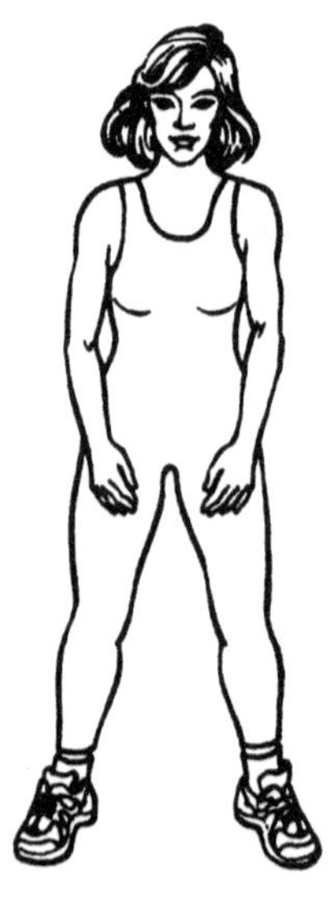

तुम्ही एरोबिक व्यायाम सावकाश केल्यास सुद्धा वॉर्मिंग होऊ शकेल. उदा. तुम्हाला धावण्याचा सराव करायचा झाल्यास सुरुवातीला थोडा वेळ चालण्याचा सराव केल्यास आणि त्यानंतर थोडा वेग वाढविल्यास उत्तम प्रकारे वॉर्मिंग घडेल.

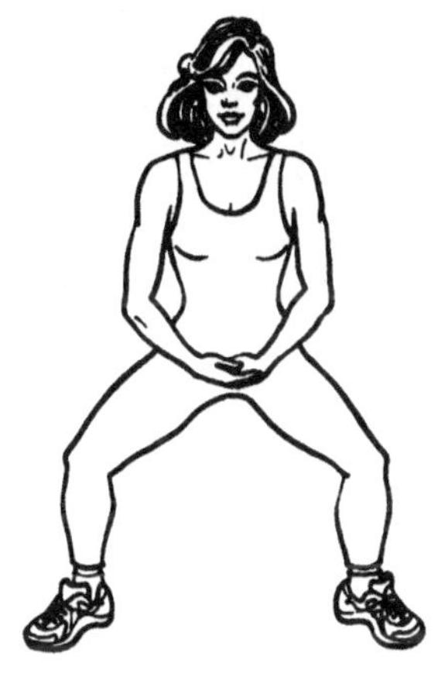

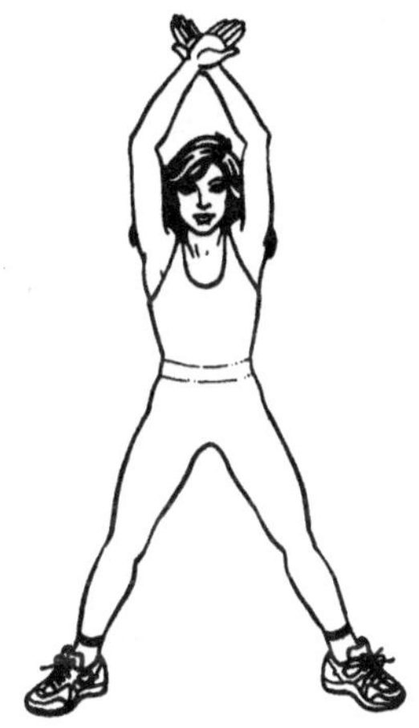

हात फिरवणे

- मूल स्थितीमध्ये उभे राहा.
- नितंबापुढे हात जुळवा.
- दीर्घ श्वास घ्या.
- हात पुढे ओढा आणि तुमच्या डोक्यावर न्या.
- हात मूल स्थितीमध्ये आणताना श्वास सोडा.

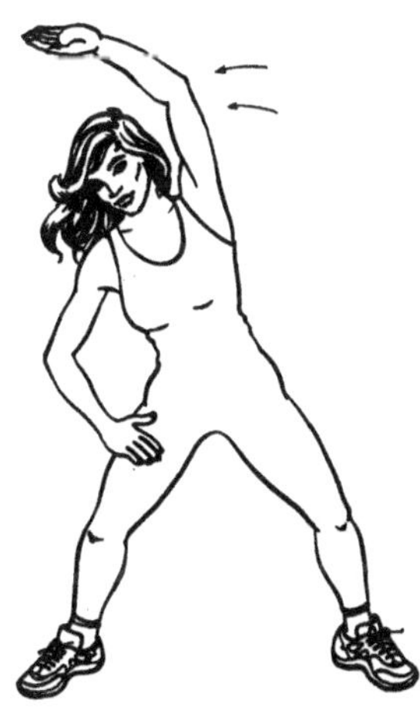

हात एका बाजूला नेणे

- मूल स्थितीमध्ये उभे राहा.
- डावा हात डाव्या मांडीवर ठेवा आणि उजवा हात डोक्यावर न्या.
- कमरेमध्ये थोडे वाका आणि डाव्या बाजूला झुका.
- मूल स्थितीला परत या.
- हाच व्यायाम उजव्या मांडीवर उजवा हात ठेवून आणि डावा हात डोक्यावर घेऊन करा.

खांदे उचलणे

- मूल स्थितीमध्ये उभे राहा.
- उजवा खांदा पुढे फिरवा आणि वर
  उचलून पुन्हा खाली आणा.
- हाच व्यायाम उलट्या क्रमाने करा.
  खांदे खाली, वर उचलून पुढे फिरवा.
- हाच व्यायाम डाव्या खांद्याने पण करा.

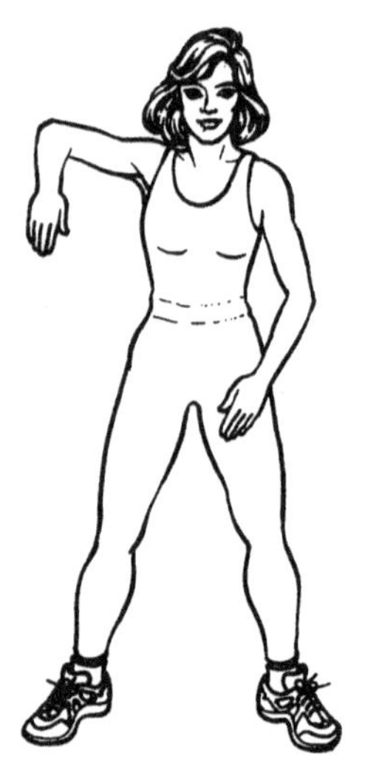

हात मागे आणि वर उचलणे

- मूल स्थितीपासून सुरुवात करा.
- हळूहळू तुमचा डावा हात वर सरळ उचला.
- त्याचवेळी तुमचा उजवा हात खाली ठेवून मागे
  घ्या. अशा स्थितीत थोडा वेळ उभे राहा.
- हाच व्यायाम हातांची स्थिती बदलून करा.

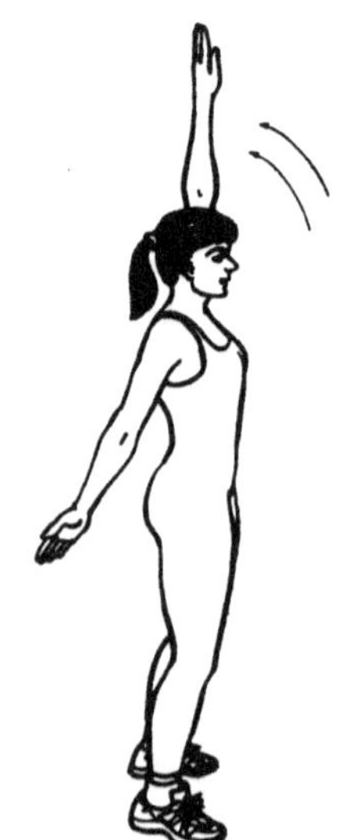
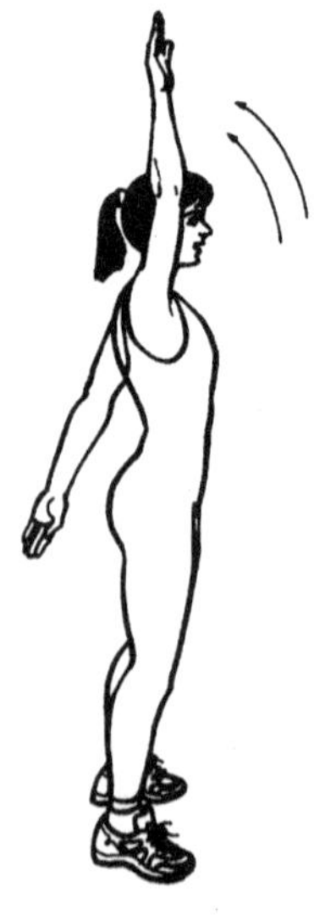

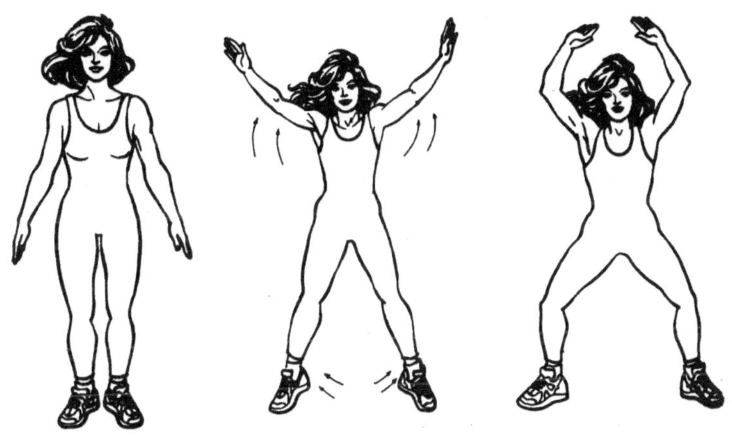

उड्या मारणे

- प्रगत अवस्थेला पोचल्यानंतर तुम्ही उड्या मारण्याचा व्यायामही करू शकाल.
- सुरुवातीला पाय जुळवून हात शरीराच्या बाजूला घेऊन उभे राहा.
- श्वास घ्या.
- हात वर उचलून श्वास सोडत उडी मारा.
- पुन्हा श्वास घेत उडी मारत मूळ स्थानावर या.
- जमेल तितक्या जलदपणे याची पुनरावृत्ती करा.

का ताणावे?

जर तुमचे उद्दिष्ट चिवटपणा असेल, तर ताणणे हा सर्वोत्कृष्ट व्यायाम आहे.

जसे जसे वय वाढते, तसे तसे शरीरातील अनेक सांध्यांच्या हालचाली कमी होतात. हे तुम्ही विशीत असतानाच घडत असते. परंतु अनेक वर्षे लक्षात येत नाही कारण ही प्रक्रिया अतिशय संथपणे घडत असते. बरेचदा मध्यमवयात हे लक्षात येते. सांध्याभोवतीच्या ऊती (tissues) लवचिक असणे पूर्ण हालचाल व्यवस्थित घडण्याच्या दृष्टीने महत्त्वाचे असते. ह्यामुळे संधिवात आणि हाडांची ठिसूळता ह्या अवस्था वाढण्यास प्रतिरोध होतो.

तंदुरुस्ती आणि चिवटपणा ह्या दोन्ही वेगळ्या गोष्टी आहेत. खेळाडूंच्या शरीरातील एक भाग तंदुरुस्त असतो (ज्या भागाचा ते व्यायाम करतात) परंतु त्यांच्या शरीरातील इतर भाग लवचिक नसतो. उदा. सायकलिंग करणाऱ्या व्यक्तीच्या पोटऱ्यांचे स्नायू सशक्त असतात परंतु त्याचे खांद्याचे स्नायू चांगले वाढलेले

असतीलच असे नाही. त्यामुळे संपूर्ण शरीर लवचिक असणे महत्त्वाचे आहे.

जेव्हा तुम्ही शरीराला ताण देता, तेव्हा तुमच्या स्नायूंना ताण बसेल एवढा वेळ ताणणे आवश्यक आहे आणि त्या स्थितीमध्ये ६ सेकंद तसेच राहणे आवश्यक आहे. जसा जसा सराव वाढेल, तसा हा वेळ वाढवण्याचा प्रयत्न करावा.

शरीराला बसणारा ताण सकारात्मकरीत्या होणे आवश्यक आहे. शरीराला ताण देताना कल्पना करा की तुमच्या हातांकडे रक्तपुरवठा वाढत आहे. आनंददायी विचारांनी स्नायू आणि सांध्यांवर अतिरिक्त ताण पडत नाही आणि लवचिकता वाढते.

वर्धनीय ताण

जर २०-२५ सेकंदांपर्यंत तुम्ही ताणपूर्ण अवस्थेमध्ये राहू शकला तर त्याने तुमच्या स्नायूंची लांबी वाढेल. ह्यालाच वर्धनीय ताण असे म्हणतात.

सावधानतेचा इशारा—

जेव्हा तुम्हाला सर्दी झाली असेल तेव्हा ताणण्याचा व्यायाम करू नका. पुरेसे वॉर्मिंग झाल्यावरच ताणण्याचा व्यायाम करा. वाटल्यास एखादा जास्तीचा टी शर्ट घाला. ताणणे सकाळी उठल्याबरोबर करण्याचे टाळा. वर्धनीय ताणाचे व्यायाम सांधे मोकळे असल्यास उत्तम प्रकारे घडतात. म्हणून हे व्यायाम दुपारी किंवा सायंकाळी करावेत.

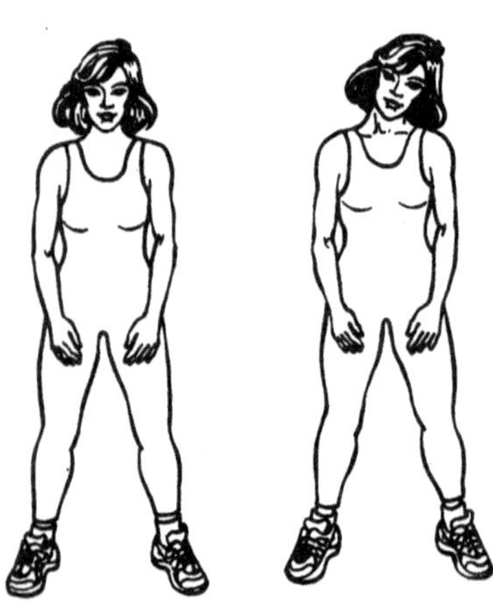

मानेला ताण

व्यायाम घडणारे स्नायू : मानेचे स्नायू.

- मूल स्थितीमध्ये ठेवून उभे राहा. तुम्ही बसल्या स्थितीत सुद्धा हे व्यायाम करू शकता.
- तुमचा डावा कान सावकाशपणे तुमच्या डाव्या खांद्याकडे झुकवा. खांदा वर उचलू नका.
- थोडा वेळ त्याच अवस्थेत राहा.
- मूल स्थितीला परत या. हाच व्यायाम उजव्या बाजूने करा.

डोके मागे वळवून मानेला ताण बसू देऊ नका. ह्यामुळे तुमच्या पाठीच्या कण्याला इजा पोहोचू शकते.

हात डोक्याच्यावर ताणणे

व्यायाम घडणारे स्नायू : त्रिकोणाभ (deltoid) पाठीचे स्नायू, कमरेचे स्नायू.

- मूल स्थितीपासून सुरुवात करा.
- हात डोक्यावर जास्तीत जास्त उचलण्याचा प्रयत्न करा. तळवे पुढ्यात येतील अशा प्रकारे हात उचला.
- फुलीच्या आकारात मनगट घेऊन एकावर एक येतील अशा प्रकारे पंजे जोडा.
- डोके वर उचला आणि समोर बघा.
- थोडा वेळ ह्या स्थितीमध्ये राहा.
- विरुद्ध दिशेला मनगटे फुलीच्या आकारात घेऊन पुनरावृत्ती करा.

सावधानतेचा इशारा–

जर तुम्ही नवोदित असाल तर मनगटांना जोर न देता फक्त पंजे जुळवून व्यायाम करा.

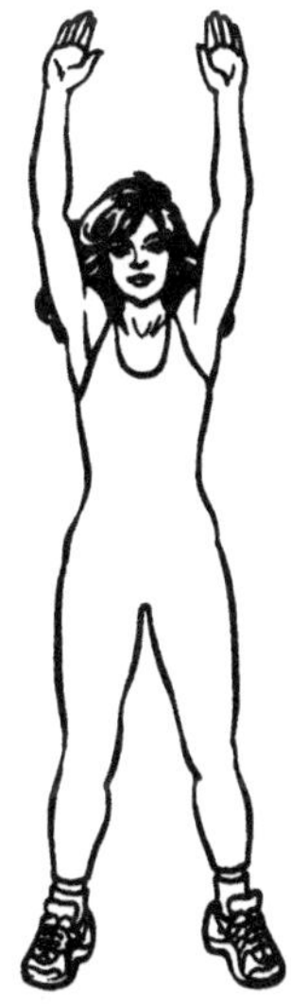 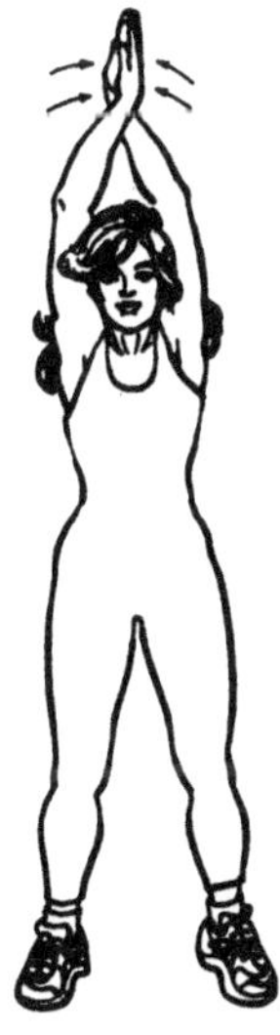

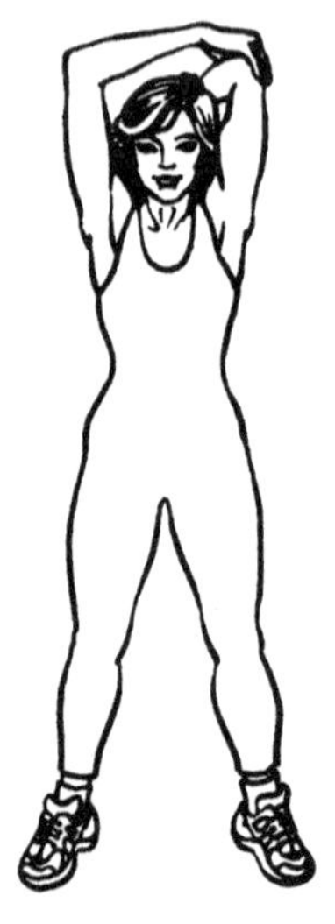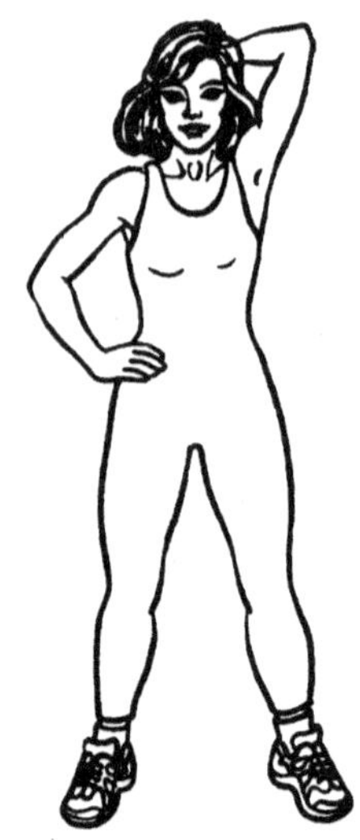

त्रिशीर स्नायू ताणणे

व्यायाम घडणारे स्नायू : त्रिशीर स्नायू.

- मूल स्थितीमध्ये उभे राहा.
- डावा हात कोपरात वाकवून वर उचला. पाठीपर्यंत हात नेऊन खाली घ्या. हात शरीराजवळ असावा.
- उजवा हात डाव्या कोपरावर ठेवा.
- उजव्या हाताने जोर देऊन डाव्या हाताच्या कोपराला शरीराच्या मध्य रेषेपर्यंत आणण्याचा प्रयत्न करा.
- ह्या स्थितीमध्ये थोडा वेळ राहा.
- डाव्या हाताऐवजी उजवा हात घेऊन हाच व्यायाम करा.

छाती उंचावणे

व्यायाम घडणारे स्नायू : वक्षीय स्नायू.

- पोटावर पालथे झोपा. एका हाताने दुसरा हात जोडून हात नितंबावर ठेवा.
- हात हळूहळू छातीला ताण बसेल इतपत उचलण्याचा प्रयत्न करा.
- ह्याच स्थितीमध्ये थोडा वेळ राहा.

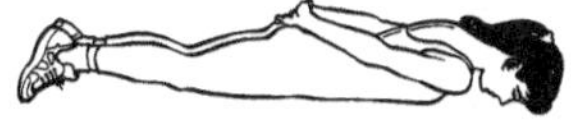

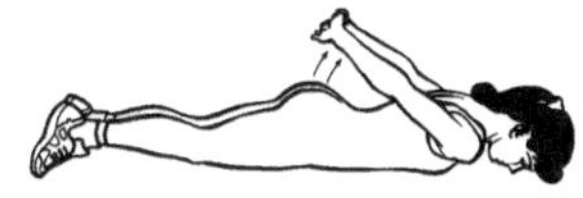

गुडघ्याला मिठी

व्यायाम घडणारे स्नायू : नितंब स्नायू.

- पाठीवर झोपा.
- हात गुडघ्याच्या खाली ठेवा. हळूहळू वरच्या दिशेने गुडघे दुमडून पोटाकडे ओढा.
- पायाच्या घोट्याकडे तुमचे पाय क्रॉस करा आणि घोटा धरण्यासाठी तुमच्या हाताच्या हालचाली करा.
- हळूहळू तुमच्या छातीकडे तुमची ढोपरे ओढा.
- थोडा वेळ त्याच स्थितीमध्ये राहा.

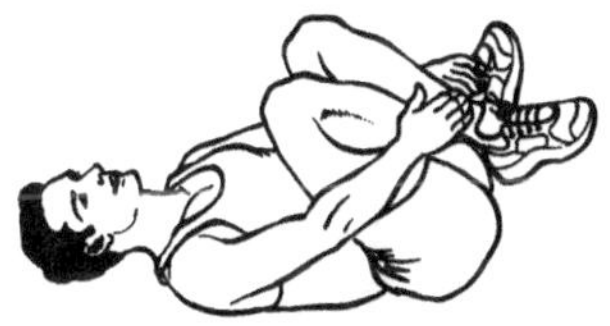

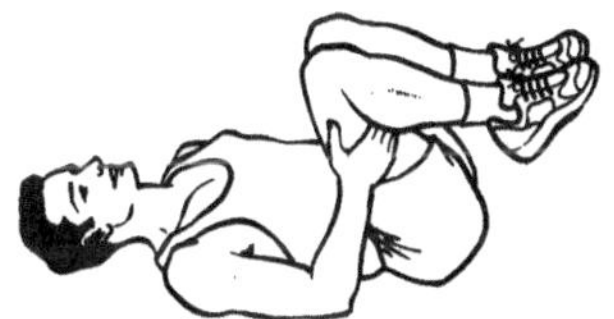

उभे राहून मांडीचे सांधे ताणणे

- मूल स्थितीमध्ये उभे राहा.
- डावा पाय सरळ ठेवून उजवा हात थोडा बाजूला सरकवा.
- उजवा गुडघा वाकवा आणि तळवे बाहेरच्या दिशेने ४५ अंशात सरकवा.
- तुमचा सगळा भार उजव्या बाजूवर टाका.
- मांड्यांमध्ये ताण जाणवेपर्यंत ह्या

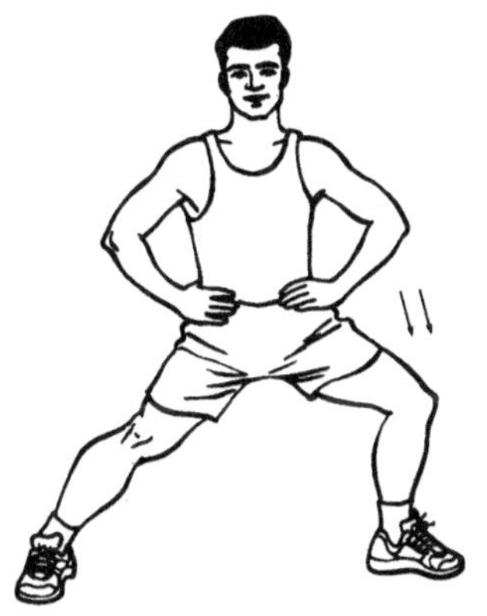

स्थितीमध्ये राहा.

- हाच व्यायाम उजव्या पायाऐवजी डाव्या पायावर भार देऊन करा.

चतुःशीर ताण

व्यायाम घडणारे स्नायू : चतुःशीर स्नायू.

- मूल स्थितीमध्ये उभे राहा.
- तुमचे हात आधारासाठी खुर्चीच्या पाठीवर किंवा भिंतीवर ठेवा.
- उजवा पाय उचलून घोट्याजवळ उजव्या हाताने धरा.
- पाय नितंबापर्यंत आणण्याचा प्रयत्न करा.
- मांडीमध्ये ताण जाणवेपर्यंत ह्याच स्थितीमध्ये राहा.

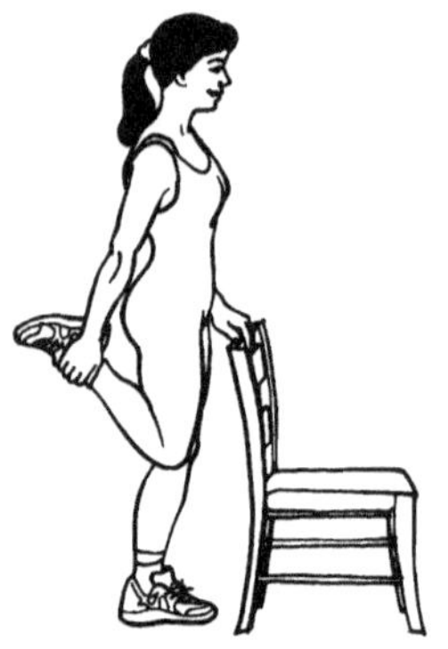

सावधानतेचा इशारा–

हा व्यायाम करताना पाठीला बाक किंवा पायाला झटका देऊ नका.

पोटऱ्या ताणणे

व्यायाम घडणारे स्नायू : पोटऱ्यांचे स्नायू.

- मूल स्थितीमध्ये उभे राहा.
- हात खुर्चीच्या पाठीवर ठेवा.
- उजवा पाय मागे घ्या.
- डावा पाय गुडघ्यात वाकवा.
- सर्व भार पुढे घ्या आणि पाठीचा कणा सरळ असू द्या.
- थोडा वेळ ह्याच स्थितीमध्ये राहा.

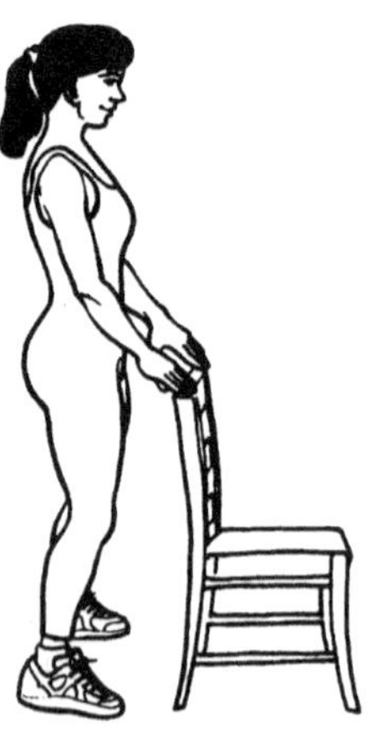

सावधानतेचा इशारा–

हा व्यायाम करताना पाठ पुढे किंवा मागे झुकू देऊ नका. पाय जमिनीवर घट्ट रोवा. टाचांवर उभे राहू नका.

संपूर्ण शरीराला ताण

व्यायाम घडणारे स्नायू : पोटाचे स्नायू, चतुःष्कोणी स्नायू, चतुःशीर स्नायू, त्रिशीर स्नायू, कमरेचे स्नायू.

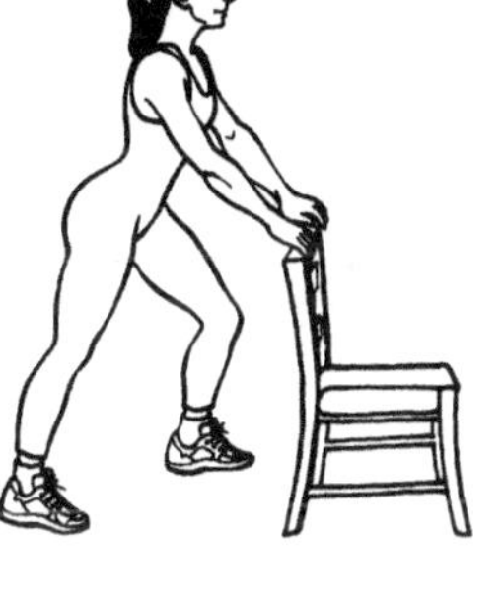

- पाठीवर झोपा, दोन्ही पाय अगदी जवळ घ्या.
- दीर्घ श्वास घ्या.
- उच्छ्वास करा आणि उच्छ्वास करताना दोन्ही हात डोक्याच्यावर घेऊन ताणा. तसेच पायांमधील अंतर वाढवण्याचा प्रयत्न करा.
- ह्या स्थितीमध्ये थोडा वेळ राहा.

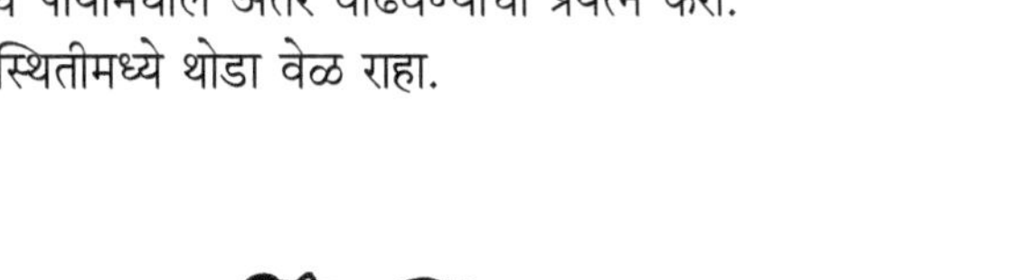

ताकदीसाठी व्यायाम

शरीराची ताकद वाढविण्यासाठी काही व्यायाम, वजने उचलून करणे आवश्यक आहेत. ज्या व्यायामांमध्ये वजनांचा समावेश आहे, असे व्यायाम अतिशय सावधानतेने आणि योग्य पद्धतीने करणे आवश्यक आहे. चुकीची वजने आणि चुकीच्या पद्धतीने केलेल्या व्यायामाने शरीराला इजा घडू शकते.

सावधानतेचा इशारा—

घाई करून व्यायाम करू नका. कमी वजनापासून सुरुवात करा. ही वजने घेऊन तुम्हाला ४-५ पुनरावर्तने जमली म्हणजेच वजन वाढवा. प्रत्येक व्यायाम सावकाश करा. स्पष्टीकरण केले नसल्यास बल देताना श्वास सोडा.

योग्य वजन कोणते?

जी वजने उचलून शेवटच्या काही पुनरावर्तनांत थोडे श्रम जाणवतात, अशी वजने उचलण्यासाठी योग्य. उदा. एखादे वजन उचलण्याचा सराव अनेकदा करताना शेवटच्या दोन वेळेला जर तुम्हाला थोडे कष्ट जाणवत असतील, परंतु तुम्ही ती उचलू शकत असाल तर ही वजने योग्य. परंतु एखादे वजन उचलताना प्रथमच धाप लागत असेल, तर ते वजन टाळून त्यापेक्षा कमी वजनाने व्यायाम करणे योग्य.

वजन उचलण्याची योग्य रीत कोणती?

वजनावर घट्ट पकड असणे महत्त्वाचे आहे. ह्याचा अर्थ तुम्ही वजन योग्य पद्धतीने उचलत आहात, असा होतो आणि दुखापत होण्याची शक्यता कमी होते. व्यायाम करणे सुकर होते.

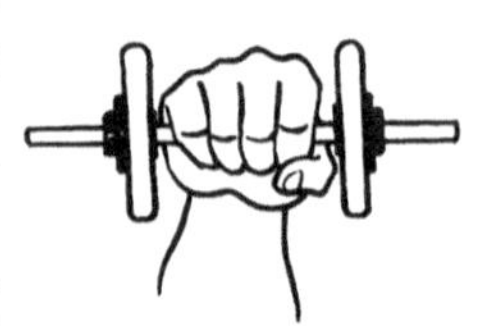

डंबेल्स किंवा बारबेल्स पकडताना संपूर्ण पंजाने पकडा. तुमच्या हाताचा अंगठा वजनाच्या खाली आणि

मूठ वर असावी. मनगट सरळ आणि ढिले सोडा. सूचना असल्याशिवाय मनगट वाकवू नका.

सावधानतेचा इशारा–

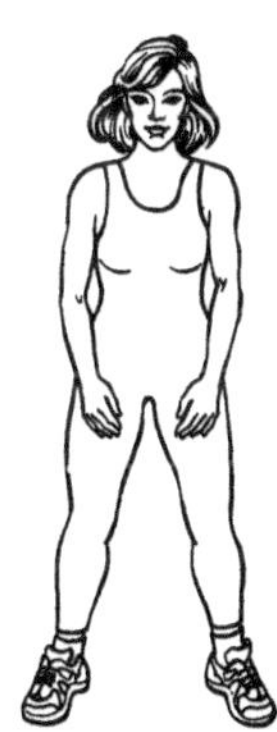

सर्व सूचनांचे नीट मनन करा. व्यायाम सुरू करण्यापूर्वी थोडा आभासात्मक सराव करून पाहा.

योग्य स्थिती कोणती?

दोन्ही पायांत अंतर ठेवून सरळ उभे राहा.

पावले पुढे ओढा. पाठीचा कणा सरळ ठेवा.

खांदे मागे आणि पोट आत ओढा.

दृष्टी सरळ असू द्या.

ही प्राथमिक स्थिती झाली.

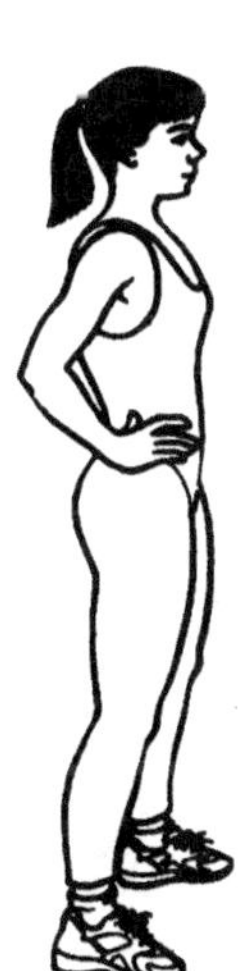

पट्टे आणि आधार

अनेक व्यक्ती पट्टे वापरतात. वजने उचलण्याचा व्यायाम करताना पट्ट्यामुळे पाठीच्या कण्याचे, पोटाचे, फासळ्यांचे स्नायू आकुंचित होतात. त्यामुळे पोटावरचा दाब वाढतो आणि पाठीचा कणा स्थिर होतो. जर तुम्ही अधिक वजने उचलण्याचा व्यायाम करत असाल किंवा उठाबशा काढत असाल, तर पट्टा वापरणे फायद्याचे ठरते.

पुढे वाकणे

व्यायाम घडणारे स्नायू : चतुःशीर स्नायू, धोंड स्नायू, महानितंब स्नायू.

सुचवलेली पातळी : नवोदित (आठवडे १ ते ४).

- प्राथमिक स्थितीत उभे राहा.
- उजव्या पायाचे पाऊल पुढे टाकत श्वास घ्या.
- डावा पाय वाकवून जमिनीला टेकवण्याचा प्रयत्न सावकाशपणे करा.
- उजवा पाय पूर्वस्थितीला नेत सरळ उभे राहा. पूर्वस्थितीला येताना श्वास सावकाश सोडा.
- आठ ते दहा वेळा आवर्तन करा.

- हाच व्यायाम उजव्याऐवजी डावा पाय पुढे घेऊन करा.

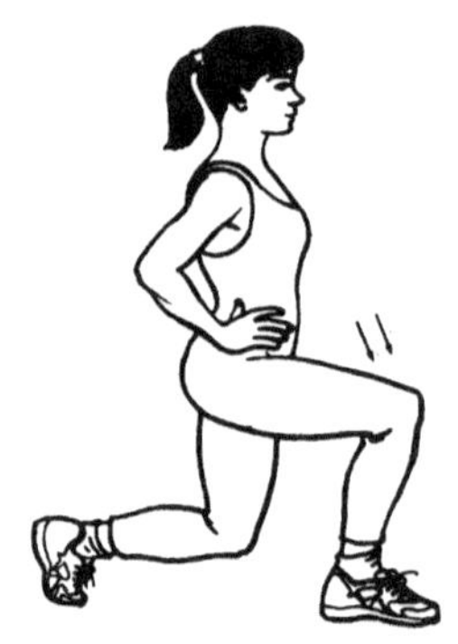

सावधानतेचा इशारा.

नवोदितांनी पाय वाकवताना पूर्णपणे जमिनीला न टेकवता थोडासा अधांतरी असू द्यावा. जसा जसा सराव वाढेल तसे अंतर कमी करत जमिनीला टेकवावा.

उठाबशा

व्यायाम घडणारे स्नायू : चतु:शीर स्नायू, धोंड स्नायू, महानितंब स्नायू.

सुचवलेली पातळी : नवोदित (आठवडे १ ते ४).

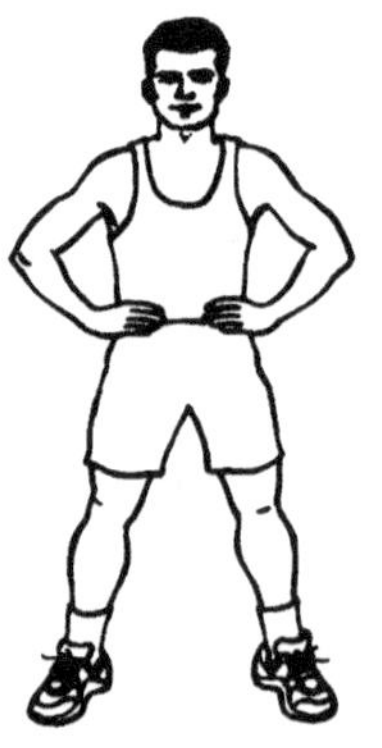

- प्राथमिक स्थितीत उभे राहा. हात कमरेवर ठेवा.
- गुडघे वाकवत श्वास घ्या आणि सावकाश खाली बसा. एखाद्या काल्पनिक खुर्चीवर बसल्याप्रमाणे तुमची शरीरस्थिती असावी. त्यापेक्षा खाली वाकू नका.
- सावकाश उभे राहत श्वास सोडा.

सावधानतेचा इशारा–

व्यायाम करताना सर्वकाळ तुमची पाठ सरळ ठेवा. तसेच दृष्टी समोर ठेवा. आरसा समोर ठेवल्यास स्थिती बरोबर आहे किंवा नाही, हे नीटपणे कळेल. पाठीला बाक येता कामा नये. फार खाली वाकू नका. त्यामुळे गुडघ्याच्या स्नायूंवर अतिरिक्त ताण पडतो आणि ते योग्य नाही.

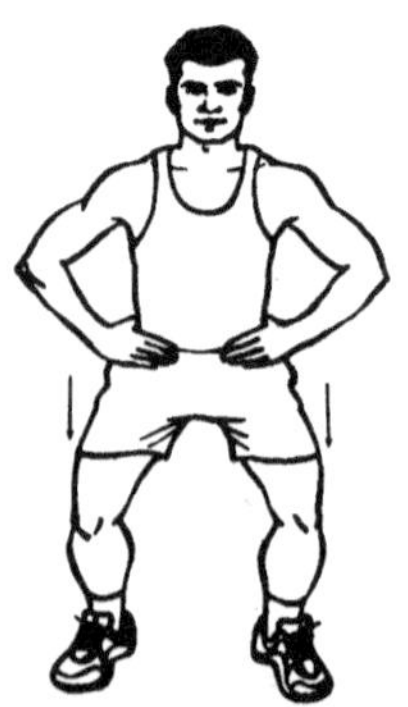

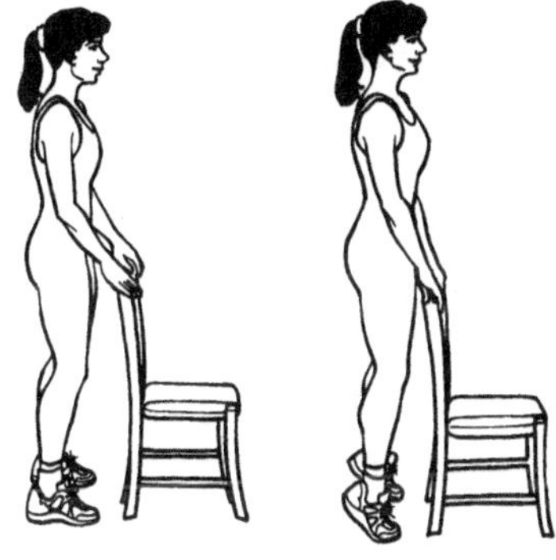

पोटऱ्या ताणणे

व्यायाम घडणारे स्नायू : जंघापिंडी स्नायू.

सुचवलेली पातळी : नवोदित (आठवडे १ ते ४).

- प्राथमिक अवस्थेत उभे राहा.
- पुढे बघा. खुर्चीवर हात ठेवा.
- टाचा वर उचलत श्वास सोडा. त्यामुळे तुमचे वजन, पाय आणि पावले यांवर तोलले जाते.
- थोडा वेळ ह्याच स्थितीत राहा.
- हळूहळू टाचा खाली टेकवत श्वास घ्या.

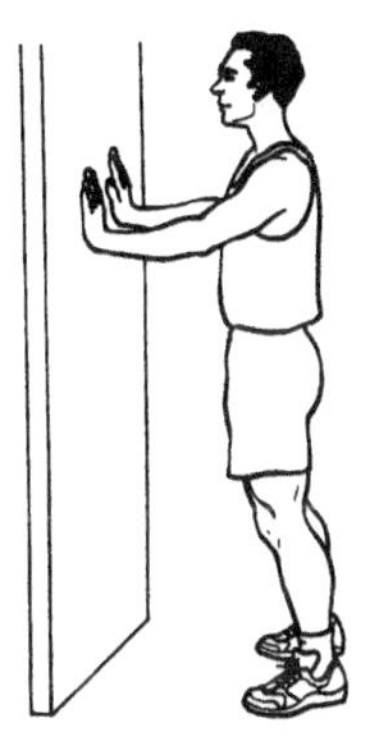

भिंतीवर जोर देणे

व्यायाम घडणारे स्नायू : अधिरस्कंध, वक्षीय आणि त्रिशीर स्नायू.

सुचवलेली पातळी : नवोदित (आठवडे १ ते ४).

- प्राथमिक स्थितीत उभे राहा. भिंतीपासून २ फूट लांब उभे राहा.
- तळवे भिंतीला चिकटवा. हात खांद्याच्या समांतर रेषेत ठेवा. तळवे वरच्या दिशेला असावेत. दृष्टी समोर असू द्या.
- कोपर वाकवत श्वास घ्या. भिंतीला टेकण्याचा प्रयत्न करा. पाठीचा कणा ताठ ठेवा. नाकाने भिंतीला स्पर्श करण्याचा प्रयत्न करा.
- थोडा वेळ जोर देऊन कोपर सरळ करा.

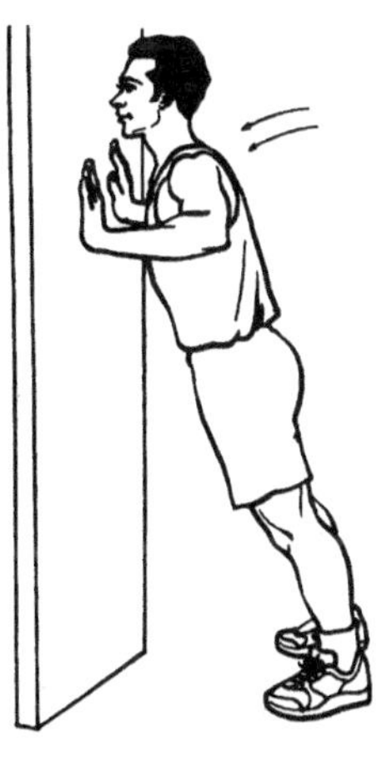

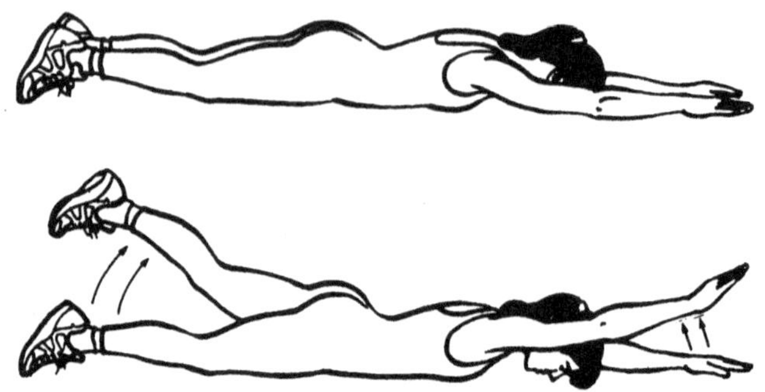

पाठ उचलणे

व्यायाम घडणारे स्नायू : कंबर आणि पाठीचे स्नायू.

सुचवलेली पातळी : नवोदित (आठवडे १ ते ४).

- पोटावर झोपा.
- हात पुढे ओढून जमिनीवर ठेवा.
- उजवा हात आणि डावा पाय दोन्ही एकदम वर उचलत श्वास घ्या. झटका न देता हालचाली करा.
- थोडा वेळ ह्या स्थितीत राहा. डावा हात आणि उजवा पाय उचलून हाच व्यायाम पुन्हा करा.

डंबेल्स उचलणे

व्यायाम घडणारे स्नायू : द्विशीर स्नायू, भुजस्नायू.

सुचवलेली पातळी : नवोदित (आठवडे १ ते ४).

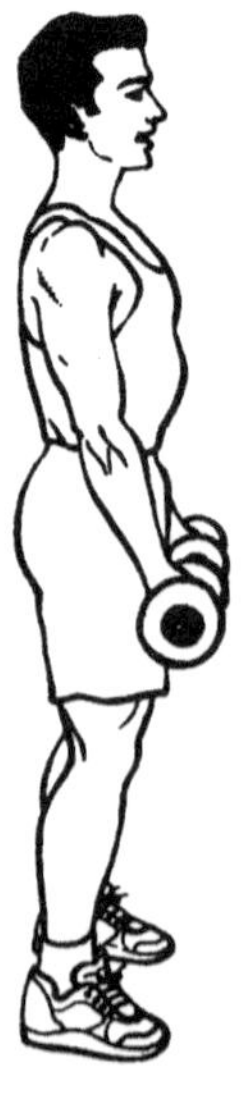
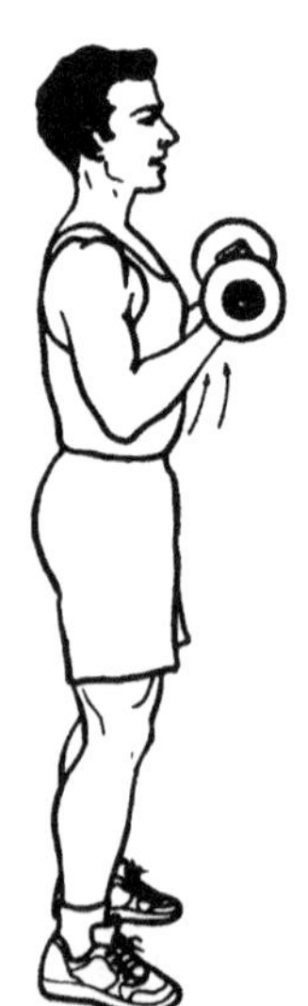

- प्राथमिक स्थितीत उभे राहा.
- डंबेल्स योग्य स्थितीत पकडा. हात मांडीजवळ ठेवा.
- डंबेल्स सावकाश खांद्याकडे उचलत श्वास सोडा. दंड शरीराजवळ असू द्या.
- थोडा वेळ ह्याच स्थितीत राहा.

- पुन्हा डंबेल्स मांडीजवळ नेत श्वास घ्या.

    सूचना : डंबेल्स फिरवत वर उचलू नका. तुमचा खांदा किंवा मनगटाच्या सांध्याची हालचाल न होता फक्त कोपराची हालचाल व्हावी.

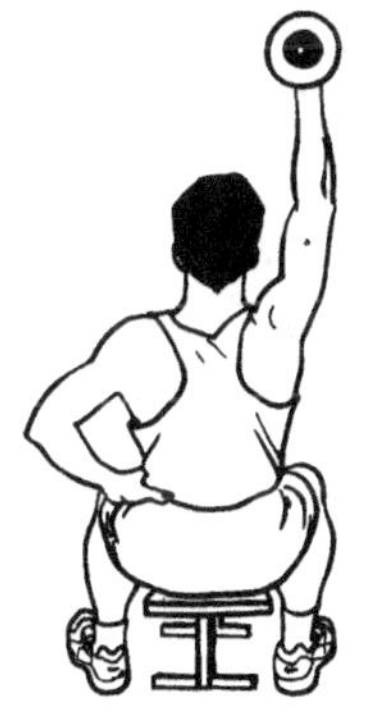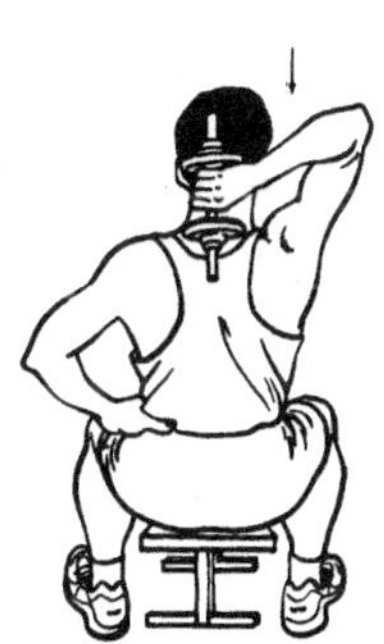

त्रिशीर व्यायाम

व्यायाम घडणारे स्नायू : त्रिशीर स्नायू.

सुचवलेली पातळी : नवोदित (आठवडे १ ते ४).

- प्राथमिक स्थितीत उभे राहा किंवा खुर्चीवर बसून पाय जमिनीवर ठेवा.
- उजव्या हातात डंबेल धरून वर उचला. डंबेल खाली मानेपर्यंत आणत श्वास घ्या.
- डंबेल पूर्वस्थितीला आणत आणत श्वास सोडा.
- अनेक आवर्तने करा.
- हाच व्यायाम डाव्या हाताने करा.

खांद्याचे व्यायाम

व्यायाम घडणारे स्नायू : त्रिकोणाभ, चतुःष्कोण आणि त्रिशीर स्नायू.

सुचवलेली पातळी : नवोदित (आठवडे ५ ते १०).

- प्राथमिक स्थितीत उभे राहा.
- डंबेल्सची जोडी खांद्याच्या पातळीपर्यंत उचला.

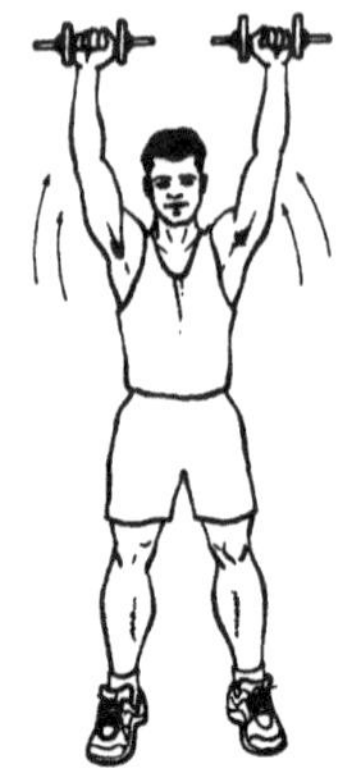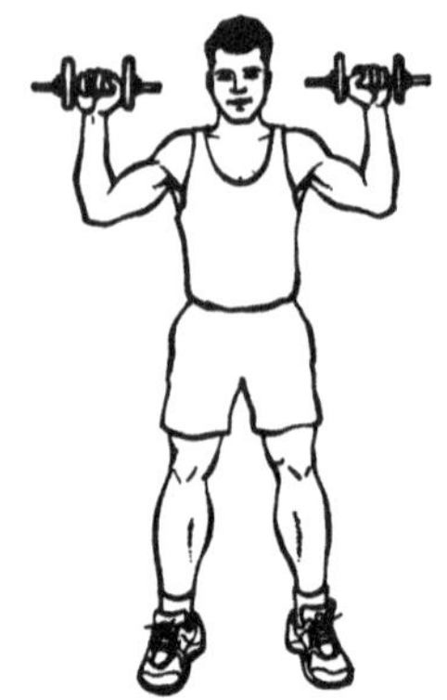

- हात छताच्या दिशेने वर उचलत श्वास सोडा.
- हात खाली आणताना श्वास घ्या.
- पुनरावर्तन करा.

सावधानतेचा इशारा–

पाठीचा कणा ताठ असू द्या आणि दृष्टी समोर ठेवा. जर मागे झुकलात तर पाठीला ताण बसेल.

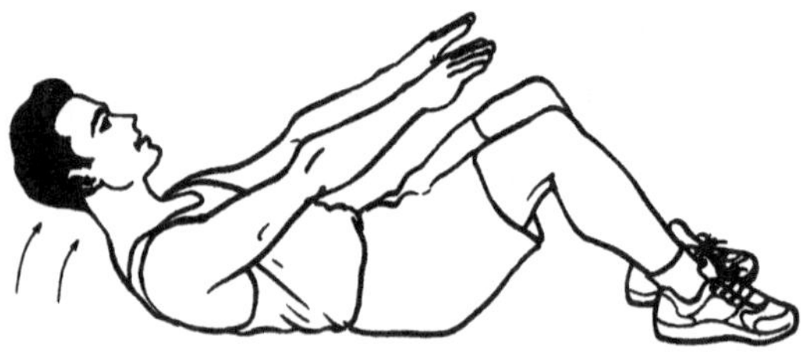

गुडघ्याला डोके टेकविणे

व्यायाम घडणारे स्नायू : पोटाचे स्नायू.

सुचवलेली पातळी : नवोदित (आठवडे ५ ते १०).

- पाठीवर झोपा. पाय गुडघ्यात वाकवा. पावले जमिनीला टेकवा.
- पंजे गुडघ्यावर ठेवा.
- खांदे सावकाश वर उचलत श्वास सोडा.
- थोडा वेळ ह्याच स्थितीत राहा. त्यानंतर खांदे सावकाश खाली घेत श्वास घ्या.

पुनरावर्तन करा.

सावधानतेचा इशारा–

खांदे फार वर उचलू नका. बसण्याच्या स्थितीइतके खांदे वर उचलण्याची आवश्यकता नाही.

धोंड स्नायूंचा व्यायाम

व्यायाम घडणारे स्नायू : धोंड स्नायू, महानितंब स्नायू.

सुचवलेली पातळी : नवोदित (आठवडे ५ ते १०).

- पोटावर (पालथे) झोपा.
- डोके डाव्या हातावर ठेवा.
- उजवा हात पुढे ओढा.
- डावा पाय जमिनीपासून वर उचला, जेणेकरून तुमचा गुडघा जमिनीपासून २ इंच वर असेल.
- डावा पाय कुल्ल्याच्या दिशेने ओढत श्वास सोडा.
- थोडा वेळ ह्याच स्थितीत राहा.
- पाय खाली सोडा. पाय जमिनीपासून दोन इंच वर असताना श्वास घ्या.
- पुनरावर्तन करा.
- हाच व्यायाम उजवा पाय उचलून करा.

सावधानतेचा इशारा–

वर उचललेल्या पायाचा गुडघा जमिनीपासून वर असावा. ह्यामुळेच तुमच्या धोंड स्नायूंना व्यायाम घडेल. दोन्ही गुडघे व्यायाम करताना जवळ ठेवावेत.

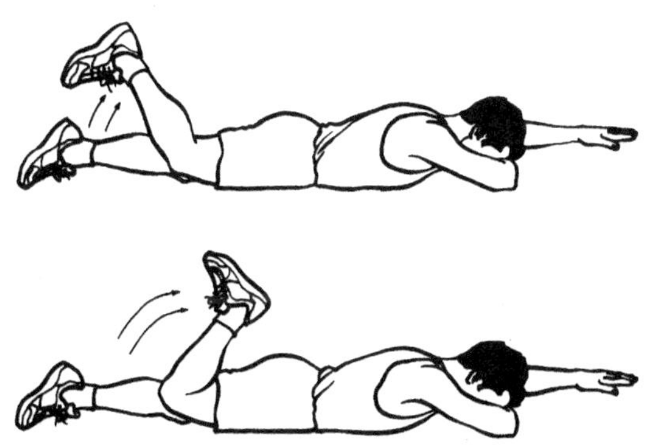

नितंब उचलणे

व्यायाम घडणारे स्नायू : महानितंब स्नायू.

सुचवलेली पातळी : नवोदित (आठवडे ५ ते १०).

- पोटावर (पालथे) झोपा.
- डोके डाव्या दंडावर टेकवा. उजवा हात पुढे घ्या. तळवे जमिनीवर टेकवा.
- डावा पाय जास्तीत जास्त वर उचलण्याचा प्रयत्न करत श्वास सोडा.
- थोडा वेळ ह्याच स्थितीमध्ये राहा.
- पाय खाली घ्या.
- पुनरावर्तन करा.
- हाच व्यायाम दुसऱ्या पायाने करा.

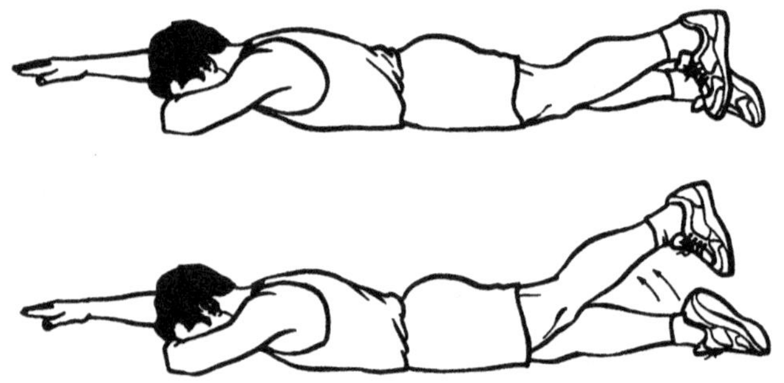

बाजूंचा व्यायाम

व्यायाम घडणारे स्नायू : त्रिकोणाभ.

सुचवलेली पातळी : नवोदित (आठवडे ५ ते १०).

प्राथमिक स्थितीमध्ये उभे राहा.

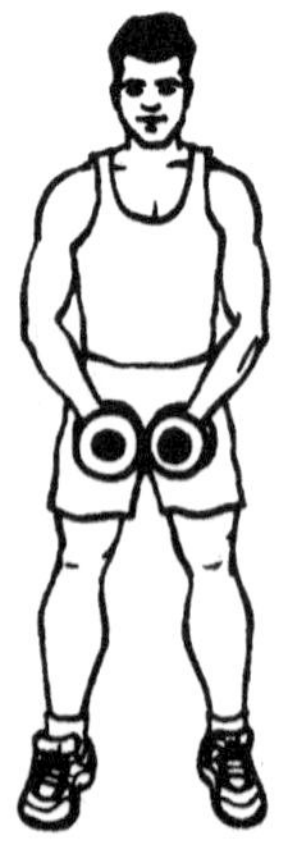

- डंबेल्स जोडी उचला आणि मांड्यांसमोर आणा.
- तुमचे कोपर ३०-४० च्या अंशांमध्ये वाकवा.
- हात अर्धचक्राकारात फिरवत श्वास सोडा.
- थोडा वेळ अशाच स्थितीमध्ये राहा.
- पुन्हा हात खाली मांड्यांसमोर घेत श्वास आत घ्या.
- पुनरावर्तन करा.

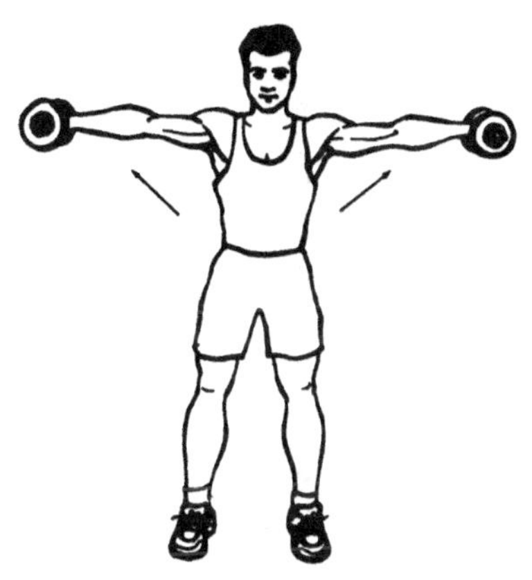

हात उचलताना कोपर सैल सोडा. खांद्याच्या उंचीपेक्षा हात वर उचलू नका.

पार्श्वभाग उंचावणे

व्यायाम घडणारे स्नायू : पार्श्वभागाचे स्नायू.

सुचवलेली पातळी : नवोदित (आठवडे ५ ते १०).

- पोटावर झोपा. पाय जवळ घ्या.
- कुल्ल्यांवर हात ठेवा.
- डोक्यापासून कमरेपर्यंत शरीर वर उचला.
- श्वास सोडत वर उचललेले शरीर खाली आणा.
- थोडा वेळ ह्याच स्थितीमध्ये राहा. शरीर हळूहळू खाली आणत श्वास घ्या.
- पुनरावर्तन करा.

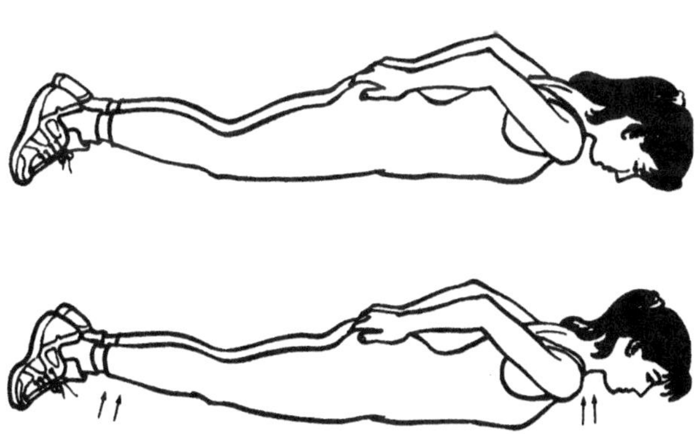

सपाट बेन्च प्रेस

व्यायाम घडणारे स्नायू : वक्षीय स्नायू, त्रिशीर स्नायू आणि त्रिकोणाभ स्नायू.

सुचवलेली पातळी : नवोदित (आठवडे ५ ते १०).

- बेन्चवर पाठ टेकवून झोपा. पाय जमिनीला टेकवा. मांड्यांमध्ये थोडे अंतर

असू द्या.

- बारबेल दोन्ही हातांनी धरा. हातांमध्ये खांद्यापेक्षा थोडे जास्त अंतर ठेवा.
- श्वास आत घेत बारबेल छातीजवळ न्या.
- बारबेल वर उचलत श्वास सोडा. कोपर सैल असू द्या.
- पुनरावर्तन करा.

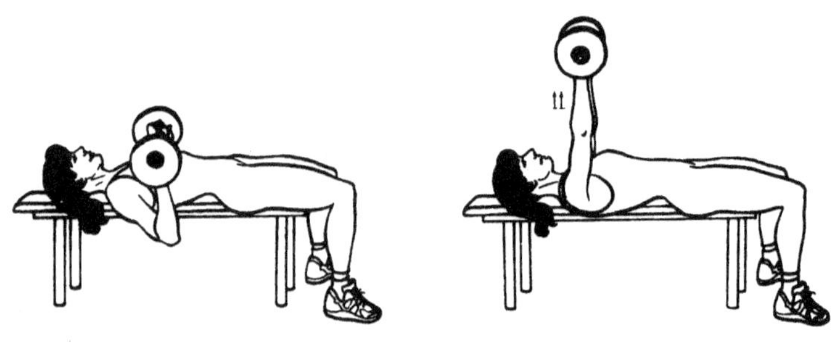

सावधानतेचा इशारा–

जर तुमच्यापाशी वजने ठेवण्याची सोय असलेला विशिष्ट बेन्च असेल, तर हा व्यायाम तुम्हाला उत्तमप्रकारे करता येईल. हा व्यायाम करताना तुमच्याबरोबर जोडीदार असावा. एका डंबेल्सच्या जोडीपेक्षा एक सरळ बारबेल अधिक उत्तम.

घरी तुम्ही बारबेल्सचा सराव, बारबेल्स आणि जोडीदार असल्यास व्यवस्थितपणे करू शकता. घरात सेटी किंवा दिवाण असल्यास त्याच्या काठावर बसा. बारबेल मांडीवर ठेवा. चित्रात दाखवलेल्या स्थितीमध्ये या. हळूहळू बारबेल छातीकडे न्या. जोडीदाराला तुमच्याकडे नीट लक्ष द्यायला सांगा.

घरी बेन्च प्रेसचा व्यायाम हलक्या वजनानेच करा. कारण तुमच्याबरोबर जोडीदार असला तरी बारबेल धरण्यासाठी तुमच्याकडे ओव्हरहेड रॅक असणार नाही.

प्रगत उड्या

व्यायाम घडणारे स्नायू : चतुःशीर स्नायू, धोंड स्नायू, महानितंब स्नायू.

सुचवलेली पातळी : प्रगत.

- पृष्ठ १३१ वरील सूचनांचे पालन करा.
- हाच व्यायाम हातांमध्ये डंबेल्सची जोडी धरून करा.
- पुनरावर्तन करा.

प्रगत उठाबशा

व्यायाम घडणारे स्नायू : चतुःशीर स्नायू, धोंड स्नायू, महानितंब स्नायू.

सुचवलेली पातळी : प्रगत.

- पूर्वी दिलेल्या सूचनांचे पालन करा.
- तुम्ही तुमचे हात आवळून ठेवा किंवा खांद्यापाशी डंबेल्सची जोडी घ्या.
- डंबेल्स धरून उठाबशा काढा.
- पुनरावर्तन करा.

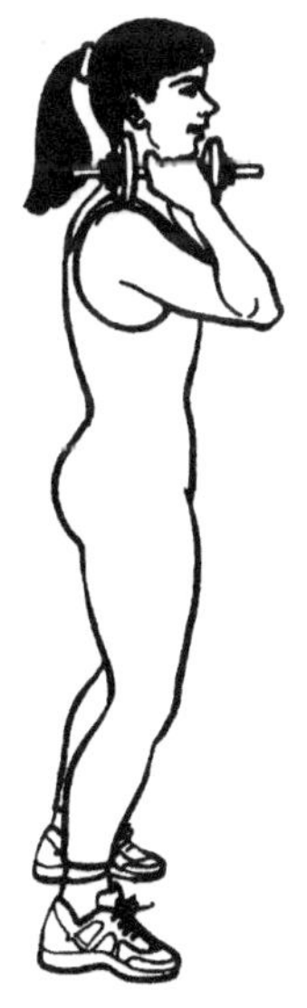
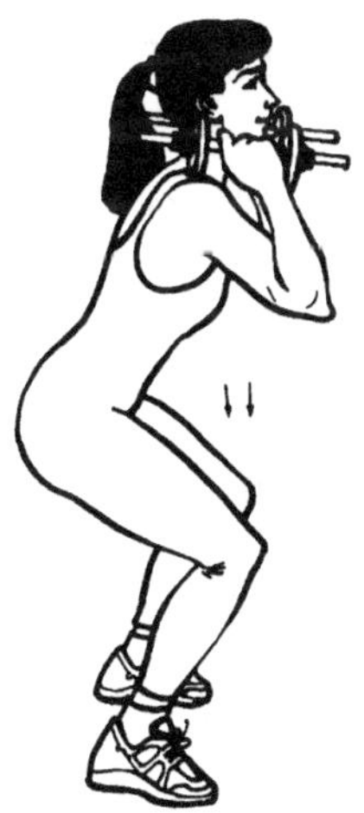

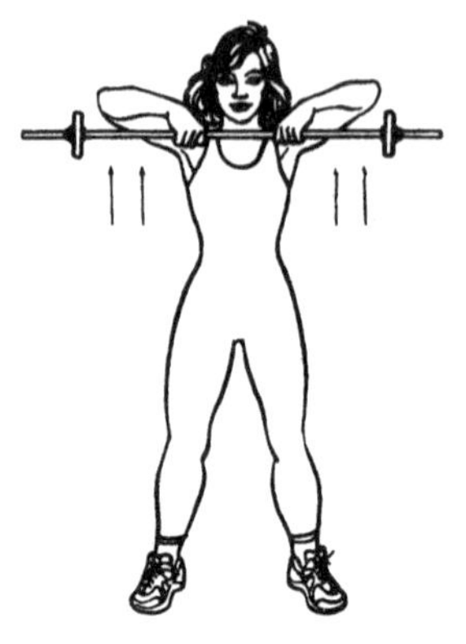 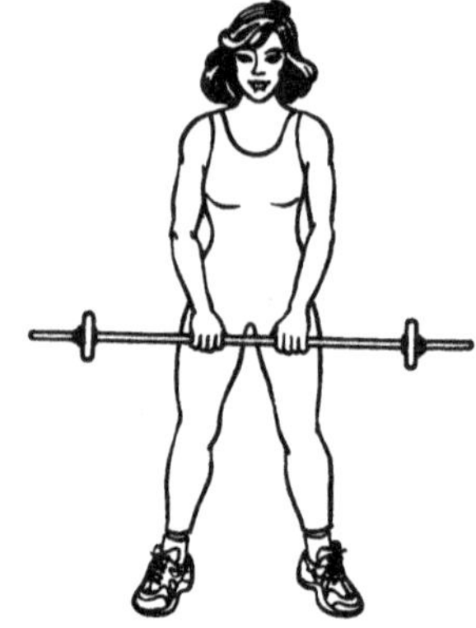

बारबेल्सचा व्यायाम

व्यायाम घडणारे स्नायू : चतुःष्कोणी स्नायू, त्रिकोणाभ आणि त्रिशीर स्नायू

सुचवलेली पातळी   : प्रगत.

- प्राथमिक स्थितीत उभे राहा.
- बारबेल उचलून मांड्यांच्या समोर आणा. तुमच्या हातांमधले अंतर ४-६ इंच असावे.
- श्वास बाहेर सोडत बारबेल छातीच्या उंचीपर्यंत (तुम्हाला सहज जमेल इतपत) आणण्याचा प्रयत्न करा. बारबेल शरीराच्या अगदी जवळ असावा.
- थोडा वेळ ह्याच अवस्थेमध्ये राहा.
- पूर्वस्थितीला या.
- पुनरावर्तन करा.

सावधानतेचा इशारा—

बारबेलऐवजी तुम्ही डंबेल्सची जोडी पण वापरू शकता. प्रत्येक हातात एक डंबेल धरून दोन्ही हात अगदी जवळ ठेवून तुम्ही हा व्यायाम करू शकता.

डंबेल्स पुढे नेणे

व्यायाम घडणारे स्नायू : वक्षीय आणि त्रिकोणाभ स्नायू.

सुचवलेली पातळी : प्रगत.

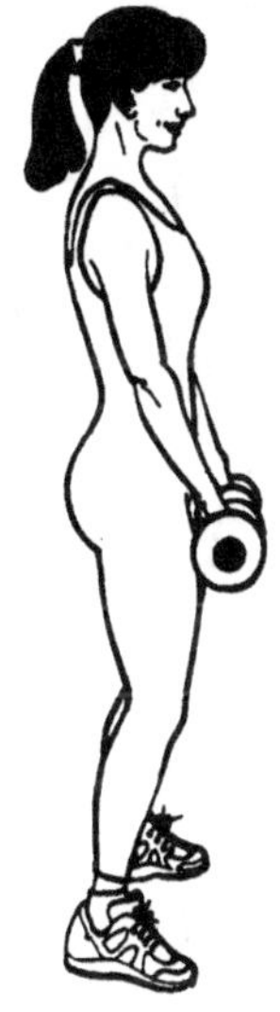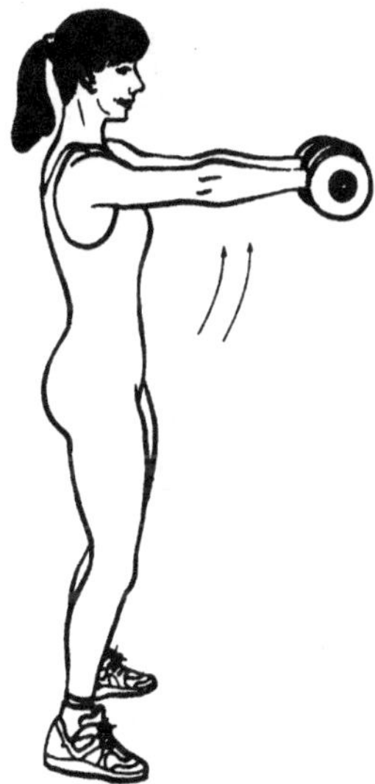

- प्राथमिक स्थितीमध्ये उभे राहा.
- डंबेल्सची जोडी उचला. डंबेल्स मांड्यांसमोर धरा. तळवे तुमच्या शरीराच्या बाजूला असावेत.
- डंबेल्स खांद्याच्या उंचीपर्यंत पुढे आणत श्वास सोडा. ह्या वेळी तुमचे तळवे जमिनीकडे असावेत.
- थोडा वेळ ह्याच स्थितीमध्ये राहा.
- वजन खाली आणत पूर्वस्थितीला या.
- पुनरावर्तन करा.

खांदे उडविणे

व्यायाम घडणारे स्नायू : चतुष्कोणी स्नायू, समचतुर्भुज (rhomboid) स्नायू.

सुचवलेली पातळी   : प्रगत.

- प्राथमिक स्थितीमध्ये उभे राहा.
- दोन्ही हातांमध्ये डंबेल्स धरा.
- खांदे वर उचलत श्वास सावकाश सोडा.
- ह्याच स्थितीमध्ये थोडा वेळ राहा. पूर्वस्थितीला येत श्वास आत घ्या.
- पुनरावृत्ती करा.

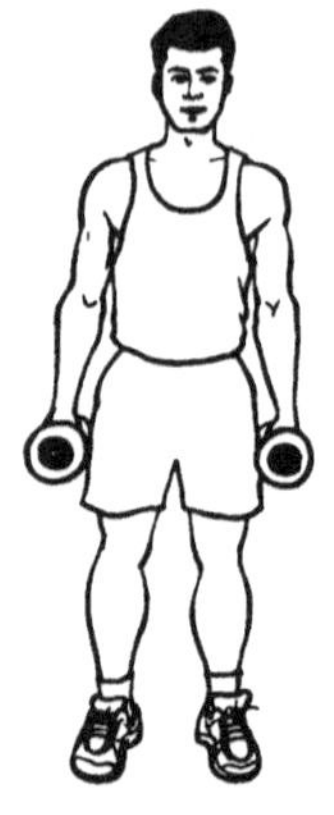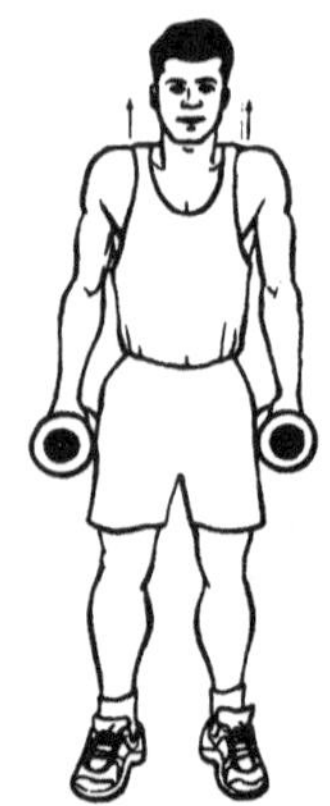

सावधानतेचा इशारा–

डंबेल्स शरीराच्या जवळ असू द्या.

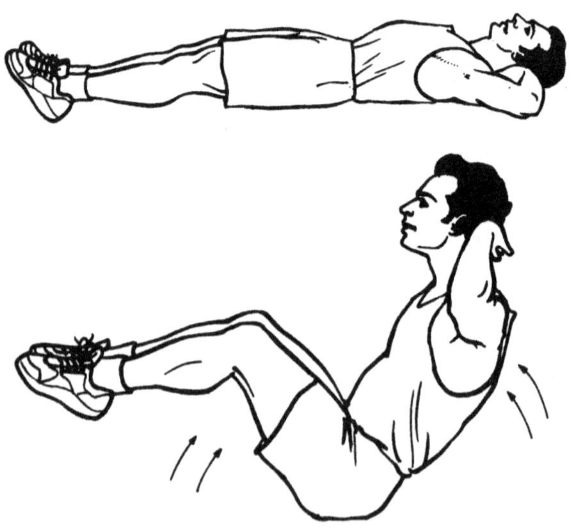

दुहेरी व्यायाम

व्यायाम घडणारे स्नायू : पोटाचे स्नायू.

सुचवलेली पातळी : प्रगत.

- पाठीवर झोपा. हात डोक्याखाली घ्या. दोन्ही पाय जुळवा.
- गुडघे वर उचलत श्वास सोडा. त्याच वेळी खांदे उचलत बसण्याचा प्रयत्न करा.
- थोडा वेळ ह्याच स्थितीमध्ये राहा.
- पाय खाली घेत, शरीर खाली वाकवत, श्वास आत घ्या.
- पूर्वस्थितीला येण्याआधी खांदे आणि पाय जमिनीवर घासण्याचा प्रयत्न करा.
- पुनरावर्तन करा.

सायकलिंग

व्यायाम घडणारे स्नायू : पोटाचे स्नायू आणि कमरेचे स्नायू.

सुचवलेली पातळी : प्रगत.

- पाठीवर झोपा. हात डोक्याखाली, कोपरे जमिनीवर ठेवा. पाय गुडघ्यात वाकवा. दोन्ही पायांमध्ये थोडे अंतर ठेवा.
- डावा गुडघा छातीजवळ आणण्याचा प्रयत्न करत श्वास बाहेर सोडा. उजवा पाय पुढे ओढत वर न्या.
- डावा पाय सरळ करा आणि उजवा पाय गुडघ्याजवळ वाकवत छातीजवळ न्या.
- पुनरावर्तन करा.

सावधानतेचा इशारा–

या व्यायागाच्या वेळी तुम्ही तुमची खालच्या बाजूची पाठ जमिनीवर ठेवा आणि कमरेचे स्नायू संकोच पावतील अशा रीतीने प्रयत्न करा.

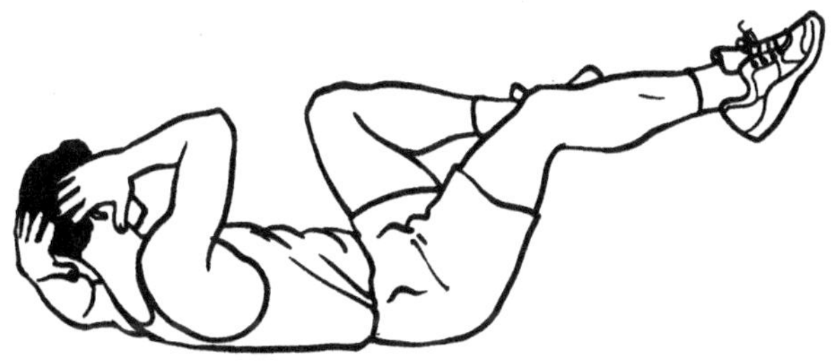

विशिष्ट
गरजांनुसार
व्यायाम

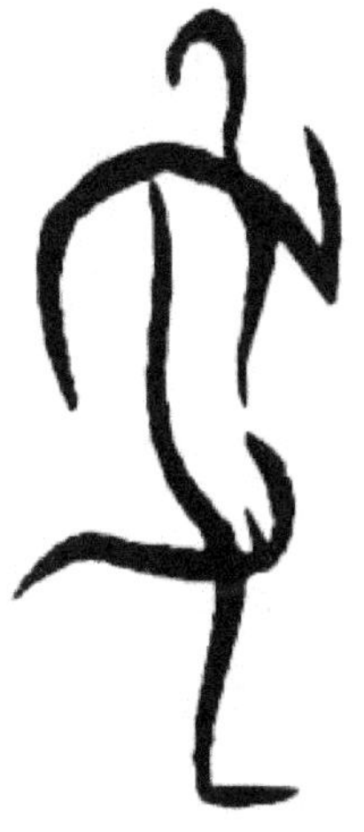

गर्भावस्थेतील व्यायाम

अनेकांची अशी धारणा असते की पूर्णत: विश्रांती जरी गरजेची नसली तरी गर्भधारण काळात व्यायामाची आवश्यकता नसते. हे खरे नाही. काही विशिष्ट अवस्था वगळल्यास, स्त्रियांनी गर्भावस्थेमध्ये व्यायाम करावा. तसेच बऱ्याच स्त्रिया तो करतही असतात. बऱ्याचशा गर्भावस्थेतील तक्रारी व्यायामाने कमी होऊ शकतात.

गर्भावस्थेमध्ये मातेच्या शरीरात अनेक बदल घडत असतात. तसेच रक्ताच्या अभिसरणाच्या गतीमध्येही बदल घडत असतात. अशा वेळी व्यायाम करताना काही काळजी घेणे आवश्यक असते. वैद्यकीय तपासणीनंतर काही दोष असल्यास किंवा विशेषत: शेवटच्या तीन महिन्यांत स्त्रीरोगतज्ज्ञांनी पेशंटला व्यायाम न करण्यास सांगावे. सर्व गर्भवती महिलांमध्ये वजन उचलण्याची क्षमता कमी होते. अशा वेळी पोटाला इजा होतील असे व्यायाम टाळावेत, तसेच सांध्यांवर ताण येईल असे व्यायाम टाळावेत. प्रसूतिमार्गात काही किंवा वैद्यकीय तक्रारी नसल्यास बहुतांशी महिला गर्भावस्थेमध्ये व्यायाम नियमितपणे करू शकतात आणि त्याचा त्यांना फायदाही होतो.

गर्भावस्थेतील व्यायामाचे फायदे कोणते?

🏋 **आरोग्यदायी तसेच प्रसन्न वाटते** : अनेक स्त्रिया नऊ महिन्यांमध्ये सुस्त, तसेच मानसिकरीत्या संथ होतात किंवा नऊ महिने वाढते शरीर बघून दु:खी होतात. व्यायामामुळे गर्भावस्थेतील स्त्रीला शारीरिकरीत्या उल्हसित वाटते आणि ते जन्मणाऱ्या बाळासाठी पण चांगले असते.

सावधानतेचा इशारा—

ह्या अवस्थेमध्ये डॉक्टरांच्या सल्ल्याशिवाय कोणताही व्यायाम करू नये. प्रत्येक व्यक्तीच्या गरजेनुसार व्यायाम असावेत.

🏋 **वजनावर उत्तम नियंत्रण राहते** : ह्या काळात स्त्रीचे वजन साधारणत: ९-११ किलो वाढायला हवे. परंतु काही स्त्रियांमध्ये ते ह्यापेक्षा अधिक वाढते.

तसेच उच्चरक्तदाब आणि मधुमेह ह्यांमुळे प्रसूती अवघड बनू शकते. कळा येताना अधिक त्रास होऊ शकतो. नियमित व्यायामाने शरीरात अतिरिक्त चरबी साठण्याचे प्रमाण कमी होते. रक्ताभिसरण सुधारल्याने पायांच्या शिरा सुजण्याची तसेच प्रसूती अवस्थेतील मूळव्याधीची शक्यता कमी होते.

- **गुंतागुंतीच्या कळांची शक्यता कमी होते :** काही वैद्यकीय गरज असल्याखेरीज, नियमित व्यायाम करणाऱ्या स्त्रियांमध्ये कळा व्यवस्थित येतात. काही अभ्यासांत असेही आढळले आहे की नियमित व्यायाम करणाऱ्या स्त्रियांमध्ये कळा येण्याची वेळ कमी होते. इतर काही अभ्यासांमध्ये गर्भाशयासाठी उत्तेजक (पिटोसिन) वापरण्याचे प्रमाण कमी असते. तसेच शस्त्रक्रियेचे प्रमाणही कमी असते.

- **प्रसूतिपश्चात पुनःप्राप्तीकालाचा (recovery) अवधी कमी होतो :** प्रसूतिपश्चात पुनःप्राप्तीचा काल हा प्रत्येक स्त्रीच्या तंदुरुस्तीच्या पातळीवर अवलंबून असतो. योग्य व्यायाम/झोप घेणाऱ्या, योग्य आहार आणि योग्य शक्तीपातळी असणाऱ्यांना पुनःप्राप्तीसाठी कमी अवधी लागतो. प्रसूतिपश्चात वजन घटण्यासाठी तसेच गर्भाशय प्रसूतिपूर्व अवस्थेमध्ये येण्यासाठी व्यायाम उपयुक्त आहे.

प्रसूतीमधील व्यायामासाठी मार्गदर्शक व्यायाम कोणता?

प्रसूती ही गुंतागुंतीची शारीरिक अवस्था आहे आणि तुम्ही ह्या अवस्थेमध्ये स्वतःची काळजी घ्यावी. तसेच व्यायाम सुरू करण्यापूर्वी किंवा पूर्वीचा व्यायाम चालू ठेवण्यासाठी तज्ज्ञ डॉक्टरांचा सल्ला घेणे अतिशय आवश्यक आहे. तुमचा वैद्यकीय इतिहास आणि व्यायामाच्या इतिहासाचा विचार करणे गरजेचे आहे. जर काही गुंतागुंतीची शक्यता असल्यास प्रसूतिकालात व्यायाम न करणे योग्य. परंतु तसा काही तीव्र त्रास नसल्यास आणि प्रसूती सुलभ असल्यास थोडा व्यायाम फायदेशीर ठरतो. तुमच्या डॉक्टरांच्या सल्ल्याने तुम्ही तुमचे व्यायामाचे वेळापत्रक आखू शकता.

जर तुम्ही पूर्वी कधीच व्यायाम केला नसेल तर सुरुवात अतिशय सावकाश करावी. जर पूर्वी व्यायाम केला असेल तर गर्भावस्थेच्या काळात व्यायाम चालू ठेवणे फार अवघड नसते.

जर तुमच्या डॉक्टरांनी मान्यता दिली तर तुम्ही व्यायामाला एका विशिष्ट पातळीपासून सुरुवात करू शकता. ज्यामध्ये तुम्हाला वेदना (pain) जाणवणार नाहीत. श्वास घेताना त्रास होणार नाही अथवा अतिरिक्त थकवा जाणवणार नाही. व्यायाम करताना धाप लागल्यास, थकवा जाणवल्यास व्यायामाची पातळी कमी

करून व्यायाम करा.

सुरुवात करण्यापूर्वी तुमच्या प्रसूतिपूर्व तंदुरुस्तीच्या पातळीचा आढावा घ्या. बहुतांशी शारीरिकदृष्ट्या तंदुरुस्त स्त्रिया प्रसूतिकालात व्यायाम थोड्या कमी पातळीवर करतात. प्रसूतिपूर्व अवस्थेतील पातळीपेक्षा अधिक जास्त पातळीवर व्यायाम करू नका.

🐫 नियमित, माफक प्रमाणात, आठवड्यात तीन वेळा केलेला व्यायाम अनियमितपणे केलेल्या व्यायामापेक्षा उत्तम असतो.

🐫 व्यायामाचे फार मोठे उद्दिष्ट ठेवू नका. व्यायाम योग्य प्रमाणात करा. स्पर्धात्मक खेळ वर्ज्य समजा. नवीन कोणताही ताण वाढवणारा खेळ खेळू नका. तसेच एरोबिक चिवटपणाची पातळी वाढविण्याचा प्रयत्न करू नका.

🐫 चौथ्या महिन्यानंतर झोपून करण्याचे व्यायाम करू नका. ह्या अवस्थेमध्ये गर्भाशयामुळे हृदयाकडे जाणारी नीला आकुंचित होते. त्यामुळे त्याचा रक्ताभिसरणावर आणि गर्भावर परिणाम होऊ शकतो.

🐫 गर्भावस्थेमध्ये व्यायामाची क्षमता कमी होते. त्यामुळे तुमचे शरीर काय म्हणते, याकडे लक्ष देणे महत्त्वाचे ठरते. धाप लागेपर्यंत किंवा थकवा जाणवेपर्यंत व्यायाम करू नका. ही तुमच्या शरीराला आणि गर्भाला प्राणवायू कमी पडत असल्याची खूण आहे. श्वास न घेता व्यायाम करणे योग्य नाही. थकवा जाणवताक्षणी व्यायाम थांबवा.

🐫 जर तुम्हाला तीव्रतेने एरोबिक व्यायाम करण्याची सवय असेल, तर तुम्ही हे प्रकार कमाल १०-१५ मिनिटांच्या वर करू नयेत. संथ प्रकारचे व्यायाम जास्त वेळ केले तरी चालतील परंतु ४० मिनिटांच्यावर व्यायाम करू नका.

🐫 तीव्रतेने केलेल्या हालचालींच्या वेळी हृदयगती मोजणे अतिशय आवश्यक आहे आणि हृदयगती १४० ठोके/मिनिटांपेक्षा जास्त असू नये. तुमचा व्यायाम तीव्र प्रकारचा आहे किंवा नाही, हे तुम्ही बोलण्याच्या परीक्षेवरून जाणू शकता. जर तुम्ही व्यायाम करताना नैसर्गिकपणे बोलू शकत नसलात तर तुम्ही तुमच्या शरीराला जास्त ताण देत आहात, असे समजा.

🐫 कष्टप्रद व्यायाम उष्ण किंवा दमट वातावरणात करू नका किंवा ताप असताना व्यायाम करू नका. शरीर थंड ठेवण्याचा प्रयत्न करा. विशेषतः पहिल्या तीन महिन्यांमध्ये, जेव्हा गर्भात जन्मजात दोष उद्भवण्याचा संभव होऊ शकतो. व्यायाम करताना तुमच्या शरीराचे तापमान १००.४ अंश फॅ. पेक्षा जास्त असू नये. शरीराचे तापमान न वाढण्यासाठी तुम्ही पहाटे किंवा संध्याकाळी व्यायाम करू शकता. जर तुम्ही घरामध्ये व्यायाम करत असाल, तर पंखा किंवा एअरकंडीशनर लावून खोलीचे तापमान कमी करा. पोहणे हा उष्णता कमी

करण्यासाठी पर्यायी व्यायाम होऊ शकतो. गरम पाण्याचे टब किंवा सोना वापरू नये. ताप असताना अजिबात व्यायाम करू नये.

* व्यायाम करण्यापूर्वी आणि व्यायामानंतर भरपूर पाणी प्या. त्यामुळे शरीरातील पाणी कमी होणार नाही. जर व्यायाम करताना तहान लागली तर व्यायाम करताना पाणी प्या. व्यायामापूर्वी १ पिंट पाणी प्या आणि त्यानंतर एक कप पाणी दर २० मिनिटाने व्यायाम सुरू असताना शरीरातील पाण्याचे संतुलन राखण्यासाठी पुरेसे आहे. व्यायाम केल्यावर तुम्हाला तहान लागली नसली तरी पर्याप्त पाणी प्या. असे केल्याने घामावाटे गेलेले पाणी शरीराला मिळते.

* सर्व हालचाली हळू आणि मृदू असाव्यात. जमिनीवरून उठताना सावकाश उठण्याची काळजी घ्या. त्यामुळे रक्तदाबामध्ये एकदम फरक होत नाही. तसेच थोडा वेळ पायाच्या हालचाली सुरू ठेवा.

* व्यायामानंतर शिथिलीकरण असावे. यामध्ये हळूहळू व्यायाम कमी करत एका जागी हळूवार ताण द्यावा. ताणणे जोरकस असू नये. सांधे आधीच प्रसूतिकालातील एक अंतःस्राव 'रिलॅक्सीन'मुळे ताणलेले असतात. त्यामुळे फार ताणल्यास ते अपायकारक ठरू शकते.

* ज्या व्यायामांमध्ये फार संतुलनाची गरज नाही असेच व्यायाम निवडावेत कारण अशा स्थितीमध्ये शरीराचा गुरुत्वाकर्षण मध्य बदललेला असतो. विसाव्या आठवड्यामध्ये बाळाने वजन गहत्त्वाचा घटक असतो आणि त्यामुळे संतुलन बिघडते आणि पडण्याची शक्यता वाढते. ज्या व्यायामांमध्ये पडण्याची शक्यता असते असे व्यायाम, बाहेर धावणे किंवा सायकलिंग करणे सर्वथा वर्ज्य करावे. तसेच खडकाळ किंवा असमतोल भागांवर व्यायाम करू नये.

* ज्या व्यायामांमध्ये उड्या मारणे, वेगात दिशा बदलणे आहे, असे व्यायाम वर्ज्य करावेत. त्यामुळे शरीरातील जोडणाऱ्या ऊतींना इजा पोहचू शकते.

* पोटाला व्यायाम होतील असे सर्व व्यायाम वर्ज्य करावेत.

* आहार योग्य असावा. गर्भावस्थेमध्ये ३०० कॅलरीज प्रतिदिवसाची अतिरिक्त आवश्यकता असते. गर्भावस्थेत वजन कमी करण्याचा प्रयत्न करू नये.

* फक्त वजन वाढणेच नाही तर कष्टप्रद व्यायामाचाही वेळ कमी करावा.

* जोरदार श्वासोच्छ्वास फार वेळ करण्याचे टाळावे. तसेच श्वास रोखणे (वजने उचलताना) टाळावे. ह्यामुळे रक्तदाब वाढून, हृदयाकडील रक्तप्रवाहात बाधा येऊ शकते आणि ह्यामुळे गर्भाशय आणि पोटाला रक्तपुरवठा कमी होऊ शकतो.

* फार काळ एका जागी काही हालचाल न करता उभे राहण्याचे टाळावे. त्याने हृदयाच्या कार्यावर परिणाम होतो. तसेच काही तज्ज्ञांच्या मते त्यामुळे पायांच्या

शिरा सुजतात आणि मूळव्याध होऊ शकते.

* जर तुम्हाला नियमित व्यायाम करण्यासाठी सवड किंवा आवड नसल्यास थोड्या शारीरिक हालचाली जास्त करा. घरकाम, बागकाम, चालणे, मुलांबरोबर खेळणे ही काही उदाहरणे आहेत. १० मिनिटांच्या शारीरिक हालचाली दिवसाकाठी अनेक वेळा केल्यास तुम्हाला फायदा मिळू शकतो.

* गर्भावस्थेमध्ये तुमचे सांधे शिथिल असतात. तुम्ही अधिक लवचिक असता. त्यामुळे मुरगळणे किंवा इजा पोहोचण्याची शक्यता वाढते. त्यामुळे व्यायामाला सुरुवात करण्यापूर्वी वॉर्म-अप करणे गरजेचे आहे.

* जर तुम्ही वजने उचलण्याचा व्यायाम करीत असाल, तर कमी वजने घेऊन जास्त आवर्तने करा आणि वजने उचलताना श्वास अजिबात रोखू नका. वजने उचलण्याने शरीराच्या वरच्या भागाचा, विशेषत: पोटाचा लवचिकपणा वाढायला हवा. डोक्यापर्यंत वजने उचलण्याचे टाळा.

तुम्ही कोणते व्यायाम करू शकता?

एरोबिक्स : एरोबिक व्यायामांमुळे तुमच्या शरीरातील ऑक्सिजन वापरला जातो आणि त्यामुळे शरीराची ऑक्सिजन साठवण्याची क्षमता वाढते आणि तंदुरुस्तीची पातळी वाढते. शारीरिक लाभांबरोबर एरोबिक्समुळे ताण कमी होतात आणि प्रसन्न वाटते. तसेच प्रसूतीनंतर शरीर पूर्वस्थितीत येण्यासाठी मदत होते. तीव्र गतीने केलेल्या एरोबिक्सपेक्षा हळूवार केलेले एरोबिक्स चांगले. जर तुम्ही प्रसूतिपश्चात एखाद्या व्यायामाच्या वर्गात जात असाल, तर तिथे तुम्हाला संपूर्ण गर्भावस्थेमध्ये व्यायाम करणे कसे फायदेशीर, हे सांगितले जाते. जर तुम्ही गर्भावस्थेपूर्वी एरोबिक्स करत असाल, तर तुम्ही तुमच्या शिक्षकांना सांगून व्यायामात बदल करा. गर्भावस्थेमध्ये नवीन व्यायाम करू नका. तसेच फार कष्टप्रद व्यायाम करू नका.

सायकलिंग : सावधतेने सर्व नियमांचे पालन करून तुम्ही सायकल चालवू शकता. स्थिर सायकल उत्तम. बाहेर सायकल चालवताना उतार, असमतोल जमीन, खडकाळ रस्ता सर्व टाळणे योग्य. जशी जशी प्रसूती जवळ येते, तसे तुमच्या शरीराचे संतुलन बदलत असते आणि म्हणूनच इजा होऊ नये म्हणून तुम्ही अधिकच काळजी घ्यायला हवी.

नाचणे : जोपर्यंत तुम्ही झटके देत हालचाली करत नाही; हळू, दीर्घ, नृत्यसदृश हालचालींनी फायदा घडतो, नाचणे हा एक आनंददायी व्यायाम होऊ शकतो.

जॉगिंग किंवा धावणे : जर पूर्वी तुम्ही कधी जॉगिंग किंवा धावण्याचा व्यायाम केला नसेल, तर ह्या अवस्थेत न केलेला चांगला. अतिमहत्त्वाकांक्षा

ठेवल्यास फारसा फायदा होत नाही. सर्व गोष्टी हळूहळू केल्यास उत्तम. जलद चालणे हा एक चांगला पर्याय होऊ शकेल. जर गर्भावस्थेपूर्वी तुम्हाला धावण्याचा किंवा जॉगिंगचा सराव असेल, तरी थोडा वेग कमी करून धावणे किंवा जॉगिंग करणे तसेच कमी अंतर कापणे हे महत्त्वाचे.

रॅकेट खेळ : टेनिस, स्क्वॅश आणि बॅटमिंटन ह्या खेळांत सांध्यांवर अनावश्यक ताण येतो. स्नायूंना दुखापत होण्याची शक्यता गर्भावस्थेमध्ये वाढू शकते. उभे असताना संतुलन जाणे किंवा पडणे हे सामान्यत: घडू शकते. जर तुम्हाला हे खेळ खेळायचेच असतील, तर कुठल्याही स्पर्धेमध्ये भाग घेणे टाळावे. खेळताना काळजीपूर्वक खेळावे किंवा कोणतेही कमी धावपळीचे व्यायाम करावे.

रोईंग : रोईंग करणे गर्भावस्थेमध्ये इष्ट नाही. तसेच नवोंदितांनी गर्भावस्थेमध्ये रोईंगचा विचार पण करू नये. योग्य पद्धतीने रोईंग न केल्यास पाठीला त्रास होऊ शकतो. जर गर्भावस्थेपूर्वी तुम्ही रोईंगमध्ये तज्ज्ञ असाल, तरच पुढे गर्भावस्थेमध्ये रोईंग चालू ठेवण्याचा विचार करा.

ताणणे : ताणण्याचे व्यायाम गर्भावस्थेमध्ये फारच उपयुक्त आहेत. त्यामुळे थकवा येत नाही तसेच शरीर विश्रमित होण्यास आणि प्रमाणबद्ध राखण्यास त्याचा फायदा होतो. परंतु प्रमाणाबाहेर ताणण्याचे व्यायाम करू नयेत. अनेक प्रसूतिपश्चात व्यायाम वर्गांमध्ये ताणण्याचे व्यायाम चांगल्या प्रकारे शिकवले जातात. जर तुम्हाला क्लास लावायचा नसेल, तर प्रसूतीसंबंधी पुस्तकामध्ये ह्या व्यायामांची माहिती असते आणि हे व्यायाम तुम्ही घरी सुरक्षितपणे करू शकता.

पोहणे आणि पाण्यातील व्यायाम : गर्भावस्थेमध्ये पोहणे हा शरीराला विश्रमित करणारा उत्तम प्रकारचा व्यायाम आहे. कारण पाण्यामध्ये शरीराचे वजन जाणवत नाही. काही ठिकाणी गर्भावस्थेतील महिलांसाठी विशेष प्रकारच्या पोहण्याच्या व्यायामाची सोय असते. क्लबमध्ये ह्या विषयी चौकशी करा. पाण्यातील एरोबिक्समुळे फार कष्ट न पडता चांगला व्यायाम घडतो. परंतु काही हालचाली, विशेषत: पोटाच्या (पोटाने दाब देणे), ह्या गर्भावस्थेमध्ये सुरक्षित नाहीत. पाण्यातील व्यायामाने गर्भावस्थेत शरीराला फायदा होतो. तसेच गर्भावस्थेमध्ये पोहणे सुरू करण्यास काहीच हरकत नसते.

व्हॉलीबॉल, सॉफ्टबॉल, बास्केटबॉल : हे खेळ गर्भावस्थेमध्ये वर्ज्य केलेले उत्तम. ह्यामध्ये पोटावर बॉल लागण्याचा धोका असतो.

चालणे : चालणे हा सुरक्षित आणि मृदू प्रकारचा व्यायाम आहे. प्रसूतीकाळातील शेवटच्या टप्प्यात जेव्हा कोणतीही हालचाल शरीरास कष्टप्रद असते, कारण शरीराचा तोल जात असतो, तसेच तुमचे वाढलेले वजन ह्यांमुळे दुसरा कोणताही व्यायाम करणे तुम्हाला शक्य नसते, अशा वेळी चालणे हा चांगला व्यायाम आहे.

सावधानतेचा इशारा–

खालील क्रीडाप्रकार गर्भावस्थेमध्ये पूर्णत: वर्जित समजावेत.

● स्पर्धात्मक क्रीडाप्रकार
● बर्फावरील स्कीइंग
● हवेत तरंगणे
● डायव्हिंग
● घोडेस्वारी
● व्हॉलीबॉल, सॉफ्टबॉल, फूटबॉल.
● स्कुबा डायव्हिंग
● पाण्यातील स्कीइंग
● आकाशातील स्कीइंग

वजन उचलणे : गर्भावस्थेमध्ये पाठीला दुखापत होण्याची शक्यता वाटते म्हणून वजने उचलण्याचा व्यायाम धोकादायक ठरू शकतो. वजने उचलण्याचा व्यायाम करायचाच असेल तर कमी वजने वापरून अधिक पुनरावर्तन करणे जास्त- भारी वजने उचलण्यापेक्षा इष्ट. वजने उचलण्याचा व्यायाम व्यावसायिक मार्गदर्शकाच्या समोरच करावा.

योगा : योगामुळे शरीर शिथिल होते. एकाग्रता वाढते आणि श्वासावरचे नियंत्रण वाढते. तुम्ही योगाच्या क्लासमध्ये जाऊ शकता किंवा योगाच्या पुस्तकातून तुम्हाला झेपतील असे व्यायाम करू शकता.

तुम्ही २० मिनिटे व्यायामाचा आराखडा गर्भावस्थेसाठी कसा उपयुक्त करू शकता?

खालील गोष्टी लक्षात ठेवणे महत्त्वाचे आहे.

● **वेळेबाबत लवचिकता :** तुम्ही गर्भावस्थेमध्ये असल्यामुळे वेळेबाबत काटेकोरपणा पाळण्याची फारशी आवश्यकता नाही. व्यायाम करताना तुम्हाला सुखावह वाटेल अशा गतीने सराव करा. पहिल्या प्रयत्नाला एखादी गोष्ट कठीण वाटेल, अशा वेळी तुम्हाला सहज करता येतील एवढ्याच व्यायामाने सुरुवात करा. त्यानंतर दर आठवड्याला एक एक व्यायामप्रकार वाढवीत जा.

● **शरीराची ठेवण योग्य राखणे (posture) :** गर्भावस्थेमध्ये तुमच्या शरीराचा गुरुत्वाकर्षण बिंदू बदलत असतो. पुढे झुकण्याचा मोह टाळा. ताठ उभे राहा. दृष्टी समोर ठेवा. डोके वर उचललेले, हनुवटी आत ओढा आणि मान सरळ ठेवा. खांदे वर उचला आणि मागे ओढा. बसण्याचे वेळी मागे

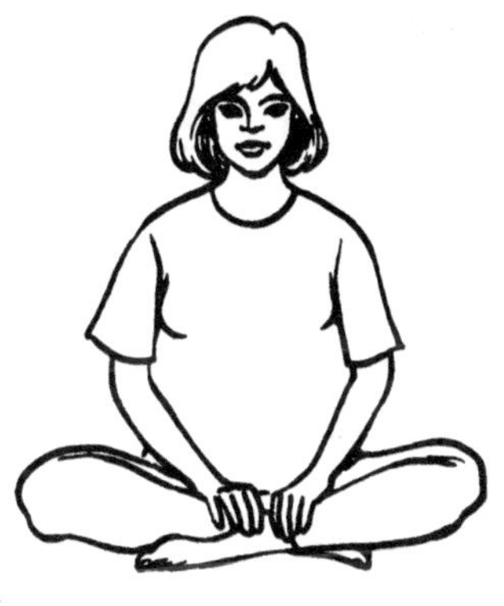

आधार असणाऱ्या खुर्चीवर बसा. जाड गादी असणाऱ्या खुर्चीपेक्षा ते चांगले. पुढे झुकू नका. मांड्या खुर्चीवर सैल सोडा. पाठीच्या मागे छोटीशी उशी आधाराला घ्या. खाली बसायचे झाल्यास मांडी घालून बसा. मांडी घालून बसण्याचे अनेक फायदे आहेत. त्यामुळे आतील स्नायूंची लवचिकता वाढते. पाठीवर निजण्याचे टाळा. कुशीवर झोपल्याने, विशेषतः डाव्या कुशीवर झोपल्याने गर्भाला जास्त रक्तपुरवठा मिळतो.

पलंगावरून उठताना एका बाजूला हळूच वळून हाताच्या आधाराने सावकाश उठा.

गर्भावस्थेतील व्यायाम			
वेळ	प्रकार	व्यायाम	टीप
३ मिनिटे दररोज	वॉर्म-अप	फासळ्या ताणणे, हात चक्राकार फिरविणे, खांदे हलविणे (पृ. ११०)	प्रत्येक व्यायामप्रकार फक्त एक मिनिट करावा.
४ मिनिटे दररोज	ताणणे	मान ताणणे (पृ. ११२) त्रिशीर ताणणे (पृ. ११४) पोटऱ्या ताणणे (पृ. ११६) संपूर्ण शरीर ताणणे (पृ. ११७)	प्रत्येक व्यायाम प्रकार फक्त एक मिनिट करावा.
५ मिनिटे दररोज	गर्भावस्थेतील व्यायाम	कंबर हलवणे, मांड्यांनी जोर देणे, सममात्रिय मांड्यांनी जोर देणे, मांड्या ताणणे, कंबर झुकवणे.	प्रत्येक व्यायाम प्रकार फक्त एक मिनिट करावा. त्या व्यतिरिक्त केगेल व्यायामप्रकार दिवसभर करावेत.

गर्भावस्थेतील व्यायाम			
वेळ	**प्रकार**	**व्यायाम**	**टीप**
५ मिनिटे एक दिवसाआड	एरोबिक्स, हलकी वजने उचलणे	द्विशीर व्यायाम, त्रिशीर व्यायाम, पाठ उचलणे, भिंतीवर जोर देणे, मांडी घालून बसणे.	
३ मिनिटे दररोज	शिथिलीकरण	एरोबिक व्यायाम करा किंवा ताणण्याच्या व्यायामाचे पुनरावर्तन करा.	

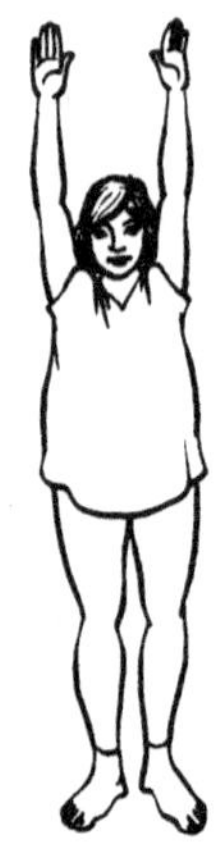
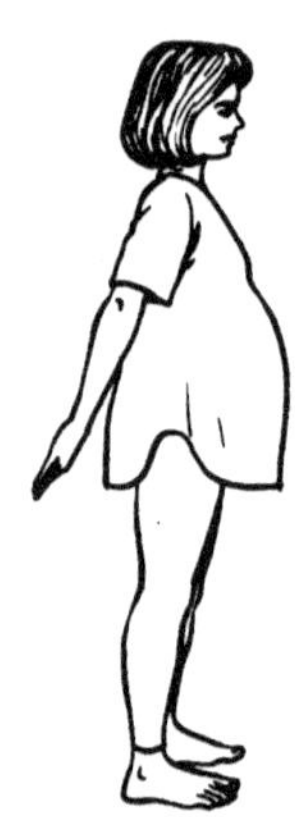

फासळ्या ताणणे

- मूलस्थितीमध्ये उभे राहा.
- हात वर नेत सावकाश श्वास घ्या.
- १ ते ५ आकडे मोजत ही क्रिया करा.
- हात सावकाश खाली आणत श्वास सोडा. हात प्रथम समोर आणा, नंतर पाठीमागे घ्या. १ ते ५ आकडे मोजत ही क्रिया करा.
- एका मिनिटामध्ये जास्तीत जास्त वेळा करण्याचा प्रयत्न करा.

सावधानतेचा इशारा—

हात पाठीमागे नेताना पाठीला बाक पडू देऊ नका किंवा पुढे झुकू नका.

हात फिरविणे

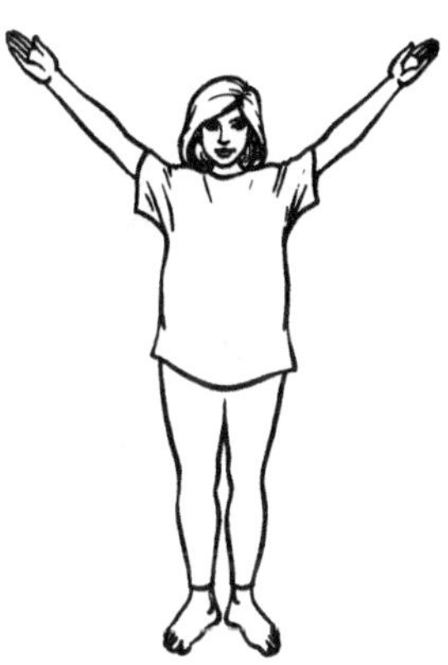

- मूलस्थितीमध्ये उभे राहा.
- हात दोन्ही बाजूने वर उचला. तळवे समोरच्या दिशेला असावेत.
- हाताने हळूहळू छोटे चक्र तयार करा आणि हळूहळू त्याचा आकार वाढवा.
- चक्र उलट्या दिशेने तयार करा. मोठ्या आकारापासून सुरुवात करून छोट्या आकारापर्यंत आणा.
- मूलस्थितीमध्ये परत या.

कंबर हलविणे

फायदे : शरीर स्थिती सुधारते, पाठीचे त्रास कमी होतात आणि कळा सहन करण्याची क्षमता वाढते.

- गुडघे जमिनीवर टेकवा. हात पण जमिनीवर टेकवा. पाठीचा कणा ताठ ठेवा.
- पोटाचे स्नायू वर ओढा आणि नितंब आवळा.
- ४-५ सेकंद ह्याच स्थितीमध्ये राहा.
- पुनरावर्तन करा.
- जर तुम्हाला खाली वाकण्यास जमत नसेल तर हा व्यायाम तुम्ही उभे राहून करू शकता. आरशासमोर उभे राहा. एका हात पाठीवर ठेवा. दुसरा हात पोटावर ठेवा. पोट आणि नितंब आवळा. थोडा वेळ थांबा. पुनरावर्तन करा.

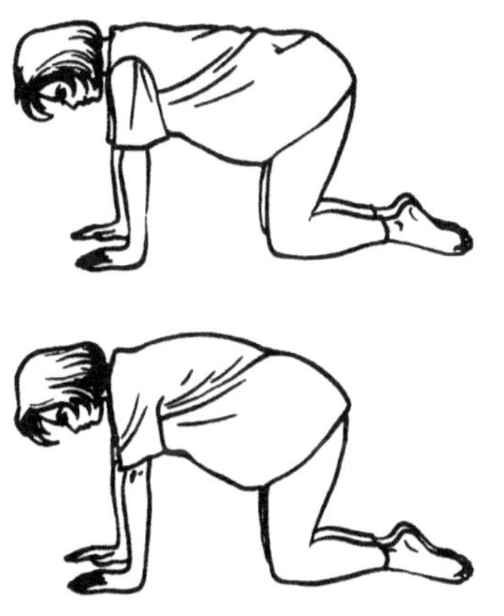

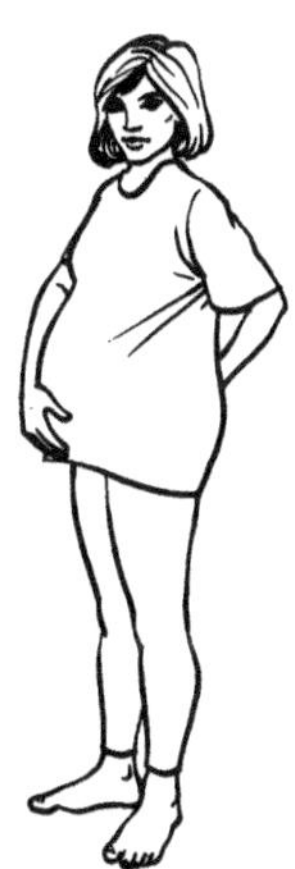

मांड्यांनी जोर देणे

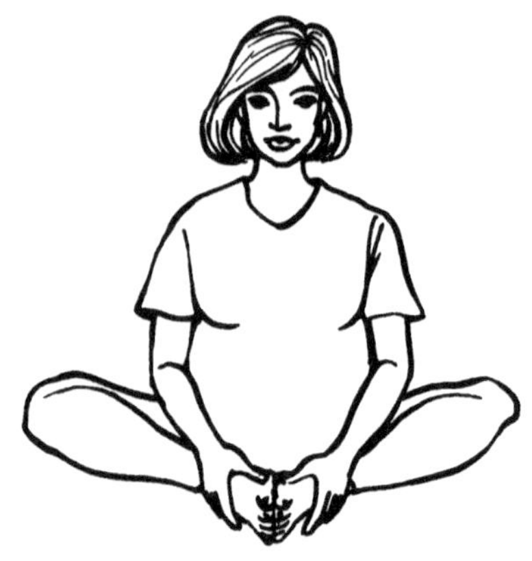

फायदे : मांड्यांच्या आतील स्नायू शिथिल होतात. प्रसूतीच्या वेळी ह्याचा फायदा होतो.

- जमिनीवर मांडी घालून बसा. दोन्ही पायांचे तळवे एकमेकांना जोडा.
- दोन्ही हातांनी घोट्याजवळ धरा.
- मांड्यांचे स्नायू वापरून गुडघे जमिनीवर टेकवण्याचा प्रयत्न करा.
- ५-१० सेकंद ह्याच स्थितीत राहा.
- पुनरावर्तन करा.

सावधानतेचा इशारा

योनीभागात दुखत असल्यास हा व्यायाम करू नका. प्रसूतिपश्चात ६ आठवडे किंवा विरप (perineum) भरल्याशिवाय हा व्यायाम करू नये.

(सममात्रिय) मांड्यांनी जोर देणे

फायदे : मांड्यांच्या आतील स्नायूंना शिथिलता येते. याचा फायदा प्रसूतीच्यावेळी होतो.

- जमिनीवर मांडी घालून बसा.
- हात गुडघ्यावर ठेवा.
- हाताने गुडघे वर उचलण्याचा प्रयत्न करा. तर मांड्यांनी खाली ओढण्याचा प्रयत्न करा. ह्यासाठी मांड्यांच्या स्नायूंचा वापर करा.
- ६-१० सेकंद ह्याच स्थितीमध्ये राहा.
- आता हाताने गुडघे खाली दाबायचा प्रयत्न करा. तसेच मांड्यांच्या स्नायूंनी गुडघे वर उचलण्याचा प्रयत्न करा.
- ६-१० सेकंद ह्याच स्थितीत राहा.
- पुनरावर्तन करा.

मांड्या ताणणे

फायदे : मांड्यांच्या आतील स्नायूंना शिथिलता येते. याचा फायदा प्रसूतीच्यावेळी होतो.

- जमिनीवर पाय पसरून बसा. दोन्ही पायांमध्ये बरेच अंतर ठेवा.
- गुडघ्यावर हात ठेवा.
- पुढे झुका आणि हात घोट्यापर्यंत नेण्याचा प्रयत्न करा.
- ५ सेकंद ह्याच स्थितीमध्ये राहा.
- पुनरावर्तन करा.

कंबर झुकवणे

- जमिनीवर झोपा.
- पाय गुडघ्यामध्ये वाकवा. पावले जमिनीवर टेकवा.
- दीर्घ श्वास घ्या.
- श्वास सोडताना माकडहाड बेंबीच्या दिशेने वर ओढण्याचा प्रयत्न करा. नितंब जमिनीवर दाबा.
- नितंब आणि पोट ओढून घ्या.
- ५ सेकंद ह्याच स्थितीत राहा.
- पुनरावर्तन करा.

प्रसूतीकळा सुसह्य होण्यासाठी तुम्ही कोणते व्यायाम करावेत?

- प्रसूतीपूर्व काळात महिलांना अनेक डॉक्टर योनीभागाचे व्यायाम (केगेल व्यायाम) करण्याचा सल्ला देतात. त्यामुळे गर्भ पुढे सरकविणारा स्नायुसमूह सशक्त होतो.
- श्वासोच्छ्वासाचे व्यायाम.
- अन्य व्यायामांमध्ये कंबर झुकविण्याच्या व्यायामाचा समावेश आहे. त्यामुळे गर्भावस्थेमध्ये वारंवार उद्भवणारी पाठदुखी कमी होते.

केगेल (kegel) व्यायाम म्हणजे काय?

हे व्यायाम डॉ. अर्नल्ड केगेल यांनी तयार केले होते. ह्या व्यायामांमुळे योनीभागातील स्नायूंची लवचिकता वाढते. गुद्द्वार, योनीमुख ह्या ठिकाणी हे स्नायू परिसंकोची (sphincter) तयार करतात.

मूल जन्मताना योनीभाग ताणला जातो. त्यामुळे ह्या स्नायूंना इजा होऊन त्यांची लवचिकता कमी होते. असे झाल्याने जननांग बाहेर येणे, खोकताना लघवी होणे, तसेच मूत्राशय किंवा गुद्द्वार बाहेर येणे इत्यादी गोष्टी उद्भवू शकतात.

केगेल व्यायामाने स्नायूंवरचा ताबा राहून, वार पडलेल्या जागेची जखम लवकर भरून येते. तसेच योनीमार्ग आकुंचित होतो आणि शरीरसंबंधामध्ये आनंद मिळतो.

- योनीभागातील स्नायू कोणते आहेत, ते शोधा. त्यासाठी लघवी करताना मध्येच लघवीचा वेग थांबवा. असे केल्याने योनीभागातील स्नायू मजबूत होतात. कोणत्या स्नायूंना मजबूत करायचे आहे, ह्याचा अंदाज येईपर्यंत दिवसातून अनेक वेळा सराव करा.

- एकदा स्नायुसमूह कोणता, ते लक्षात आले की लघवी झाल्यावर मूत्राशय रिकामे असताना याचा सराव करा.

- योनीभागातील स्नायूंचे आकुंचन करा. २० सेकंदांपर्यंत त्यांना आकुंचित अवस्थेमध्ये राहू द्या.

- हा व्यायाम दिवसातून १०-२० वेळा करा.

- प्रसूतीनंतरही हा व्यायाम आयुष्यभर सुरू ठेवा.

श्वासोच्छ्वासाचे कोणते व्यायाम तुम्ही करावेत?

श्वासोच्छ्वासाचे व्यायाम सातव्या महिन्यापासून करावेत. तुमच्या जोडीदाराने पण ह्यात सहभागी व्हावे.

हे व्यायाम प्रसूतिपश्चात तयारीसाठी आवश्यक आहेत. जर योग्य प्रकारे केले तर प्रसूतीकळा सोसताना ह्याचा चांगला फायदा होतो. गर्भाशयाला प्राणवायूचा उत्तम पुरवठा होतो. वेदनांची जाणीव कमी होऊन वेदनाशामक औषधांची कमी गरज भासते. व्यायामाला सुरुवात करण्यापूर्वी तुमची श्वसनगती काय (एक मिनिटात तुम्ही किती वेळा श्वास घेता), हे जाणून घ्या.

शिथिल श्वसन म्हणजे काय?

नाकावाटे सावकाश श्वास घ्या आणि नंतर उच्छ्वास तोंडाने सोडा. श्वास सोडताना उसासा सोडल्यासारखा आवाज व्हायला हवा. शिथिल श्वास प्रत्येक कळ येताना करा. तुमच्या श्वासोच्छ्वासाकडे लक्ष द्या किंवा खोलीमधील एखाद्या वस्तूवर चित्त एकाग्र करा किंवा मनातल्या मनात एखाद्या सुखद विचारावर चित्त एकाग्र करा.

संथ गती श्वसन म्हणजे काय?

- कळा येत असताना संथ गती श्वसन जास्तीत जास्त वेळा करावे.

- शिथिल श्वसन करा.
- तुमच्या नेहमीच्या गतीपेक्षा अर्ध्यागतीने सावकाश श्वास घ्या.
- खोलीतील एखाद्या वस्तूवर लक्ष केंद्रित करा.
- शिथिल श्वसनाचे पुनरावर्तन करा.

सुधारित गती श्वसन म्हणजे काय?

संथ गती श्वसनाने फायदा न झाल्यास सुधारित गती श्वसन करा.

- शिथिल श्वसन करा.
- जोरात श्वास घ्या (गती तुमच्या श्वसनगतीच्या अर्ध्यापटीपासून तर दुपटीपर्यंत कोणतीही).
- खोलीतील वस्तूवर लक्ष केंद्रित करा.
- तुम्ही जर श्वास जोरात घेत असाल तर तुमच्या हातांची ओंजळ करत त्यात श्वास पुन्हा सोडा. त्यामुळे तुमच्या श्वसनगतीचा वेग कमी होईल (आत घेतलेला कार्बन डायऑक्साइड वाढल्यामुळे).

विशिष्ट गती श्वसन म्हणजे काय?

कळा येण्याच्या शेवटच्या टप्प्यात किंवा सुधारित श्वसन गतीचा फायदा न झाल्यास खालील प्रकार करा.

- शिथिल श्वास करा.
- तीन किंवा चार उथळ श्वास घ्या आणि जोरजोरात (मेणबत्ती विझवताना करतो तसे) श्वास सोडा.
- शिथिल श्वासाचे पुनरावर्तन करा.

वेळेआधी जोर देणे टाळण्यासाठी कोणता श्वसनाचा व्यायाम कराल?

तुम्हाला जोर द्यावासा वाटतो परंतु तुमच्या डॉक्टरांच्या मते अजून थोडा अवधी आहे. अशावेळी तोंडाने जोरजोरात श्वास सोडा.

वजने उचलण्याच्या व्यायामात कोणती सुधारणा कराल?

पाठीवर झोपून व्यायाम करताना जर तुम्हाला अस्वस्थ वाटत असेल, झापड आल्यासारखे वाटत असेल किंवा मळमळल्यासारखे वाटत असेल तर ताबडतोब व्यायाम थांबवा.

नवोदितांनी पाठ भिंतीला टेकवावी. हळूहळू खाली येत काल्पनिक बसण्याच्या स्थितीमध्ये यावे.

डंबेल्सनी व्यायाम करताना ५०० ग्रॅम वजनाने सुरुवात करा. एका व्यायाम

संचात ८ ते १० वेळा पुनरावर्तन करा. तसेच दोन संचामध्ये थोडा वेळ विश्रांती घ्या. जेव्हा तुम्ही ५ संच आरामात करू शकाल, तेव्हाच ५०० ग्रॅमने वजन वाढवा. वजन उचलताना पाठ दुखल्यास किंवा इतरत्र दुखल्यास वजने उचलू नका.

व्यायाम केव्हा करू नये?

गर्भावस्थेमध्ये अनेक कारणांमुळे व्यायाम करणे इष्ट नसते. पुढे दिलेल्यांपैकी एखादेही कारण तुम्हाला लागू पडत असल्यास व्यायाम करू नका.

- **उच्च रक्तदाब (Toxemia) :** गर्भावस्थेमध्ये उद्भवणाऱ्या उच्च रक्तदाबाने रक्तवाहिन्यांमध्ये गंभीर तक्रार उद्भवू शकते. व्यायाम अशा वेळी घातक ठरू शकतो म्हणून व्यायाम करू नये.

- **योनीतून रक्तस्राव होत असल्यास किंवा पहिल्या तीन महिन्यांत दुखत असल्यास :** ह्याचा अर्थ गर्भपात होणारच आहे असे नसून ती एक शक्यता आहे, असा होऊ शकतो. गर्भाशयाला पेटका (Cramp) आल्यास विश्रांती घेणे हाच उपाय आहे. पहिल्या तीन महिन्यांत रक्तस्राव आणि योनीशूल जाणवल्यास व्यायाम थांबवावा.

- **शेवटच्या टप्प्यातील रक्तस्राव :** ह्या अवस्थेमध्ये बाळ गर्भाशयामध्ये खाली जाते किंवा ग्रीवा मुखावर येते. ह्यामुळे रक्तस्राव होतो. व्यायामाने रक्तस्राव अधिक होऊ शकतो. म्हणून व्यायाम करू नये.

- **मुदतपूर्व कळांचा इतिहास असल्यास :** ह्यापूर्वी जर तुमची प्रसूती ३६ आठवड्यांपूर्वी झाली असेल, तर तुम्ही व्यायामाबद्दल फारच सावध असायला हवे. ताणणे, योगा आणि चालणे हे व्यायाम तुम्ही करू शकता, परंतु वजन उचलण्याचे व्यायाम करू नयेत. जर मुदतपूर्व कळा जाणवत असतील, तर सर्व व्यायाम थांबवावेत. व्यायामाने नॉरएपिनेफ्रिन नावाचे अंत:स्राव स्रवतात आणि गर्भाशयाला कळा सुरू होतात.

- **अविकसित गर्भ :** सोनोग्राफी आणि डॉक्टरांची तपासणी यांमधून गर्भाची वाढ अविकसित आहे असे कळल्यास व्यायाम करू नये. गर्भाची वाढ नाळेतून होणाऱ्या रक्तपुरवठ्यावर अवलंबून असते. व्यायामाने नाळेला रक्तपुरवठा न होता अन्यत्र होतो. म्हणून गर्भाची वाढ नीट नसल्यास व्यायाम करू नये.

- **एकापेक्षा अधिक गर्भ असल्यास :** जर तुमच्या पोटात एकापेक्षा अधिक गर्भ असतील, तर गर्भावस्थेतील गुंतागुंतीची शक्यता, उदा. मुदतपूर्व कळा येणे जास्त असते. अशा वेळी विश्रांती घेणे जास्त आवश्यक असते. व्यायाम करायचा झाल्यास वजने न उचलण्याच्या व्यायामापुरताच मर्यादित असावा. त्यामध्ये ताणणे इत्यादींमुळे एकापेक्षा अधिक गर्भ असल्यास गर्भाशय अधिक

वाढते आणि उदरपटलावर ताण येतो. अशा वेळी श्वासोच्छ्वासाचे व्यायाम करावेत.

🏃 **हृदयरोग :** गर्भावस्थेमध्ये हृदयावरचा ताण वाढतो. जर तुम्हाला हृदयरोगाचा पूर्वेतिहास असेल आणि तुम्हाला दिवस असतील तर व्यायाम करायचा झाल्यास हृदयरोगतज्ज्ञ डॉक्टरांच्या मार्गदर्शनाखाली करावा (पहा व्यायाम आणि हृदयरोग).

🏃 **मुदतपूर्व आवरण फाटल्यास :** गर्भावस्थेमध्ये पाण्याची पिशवी फाटल्यास मुदतपूर्व प्रसूतीकळा येऊ शकतात. अशा वेळी सर्व व्यायाम थांबवावे.

🏃 **ग्रीवामुख अरुंद असल्यास :** ह्या स्थितीमध्ये गर्भाशयमुख सशक्त नसल्यास गर्भ पहिल्या ३ महिन्यांनंतर केव्हाही बाहेर पडू शकतो. ह्या स्थितीमध्ये गर्भाशयाला टाके घालतात. अशा वेळी रुग्णाला विश्रांतीची आवश्यकता असते.

🏃 **दीर्घकालीन उच्च रक्तदाब (hypertension).**

🏃 **थायरॉईड ग्रंथी उत्तेजित असल्यास, चयापचय (मधुमेह) किंवा फुफ्फुसाचे रोग असल्यास.**

प्रसूतिपश्चात कोणता व्यायाम कराल?

बहुतांशी महिलांना त्यांचा प्रसूतिपूर्व बांधा हवा असतो. ज्या महिलांनी संपूर्ण गर्भावस्थेमध्ये व्यायाम केला असेल त्यांना, ज्यांनी काहीच व्यायाम केला नाही त्यांच्यापेक्षा अधिक सोपे असल्याचे दिसेल.

गर्भावस्थेमध्ये सर्व व्यायाम अतिशय सावकाश सुरू करा. तुम्ही नेहमीच्या गतीने व्यायाम प्रसूतीना ताग गेल्यानंतरच करू शकाल.

सावधानतेचा इशारा—

खालील चिन्हे आढळल्यास व्यायाम ताबडतोब थांबवा आणि डॉक्टरांना बोलवा.

- धाप लागल्यास
- गरगरल्यासारखे वाटल्यास
- डोकेदुखी जाणवल्यास
- स्नायूंची दुर्बलता जाणवल्यास
- मळमळणे
- छातीत दुखणे
- गर्भाशय आकुंचन पावणे

- योनीमध्ये रक्तस्राव
- योनीतून पाणी जाणे
- शरीरात कुठेही सूज येणे
- योनिशूल
- छाती धडधडणे
- पाठ दुखणे, गुडघे किंवा सांधे दुखणे

प्रसूतिपूर्व वेळापत्रकाकडे परत येताना सावकाशपणे या. नैसर्गिक प्रसूतीनंतर पूर्वस्थितीत येण्यास ४ ते ६ आठवडे लागतात तर सिझेरियन नंतर १० ते १२ आठवडे लागतात.

∎

वैद्यकीय स्थितीतील व्यायाम

दमा (Asthma)

पूर्वीच्या काळी पारंपरिक दमेकरी व्यक्तींना व्यायामापासून मज्जाव होता. कारण व्यायामाने तीव्र धाप लागू शकते; असे वाटत असे. परंतु आता सिद्ध झालेले आहे की नियमित व्यायाम हा दमा असणाऱ्या व्यक्तींसाठी फायदेशीर आहे तसेच व्यायाम हा दम्याच्या उपचारातील एक महत्त्वाचा भाग आहे. व्यायामाने फुफ्फुसाची क्षमता वाढते. तीव्र दम्याचे आक्रमण कमी होते आणि स्वास्थ्य सुधारते.

तुम्ही कोणते व्यायाम कराल?

तुम्ही एरोबिक व्यायामांची निवड करावी, जे सोपे आणि आनंददायी वाटतील. चालणे, धिम्या गतीने जॉगिंग, सायकलिंग आणि पोहणे ह्या क्रियांमुळे दम्याची तीव्रता वाढत नाही.

एरोबिक्सला पर्यायी उपाय म्हणजे थोड्या अवधीमध्ये जास्त दमछाक होणारे टेनिस, बॅडमिंटन किंवा बास्केटबॉलसारखे खेळ.

तुम्ही वजने उचलण्याचा व्यायाम टाळलेलाच बरा. जर तुमचा दमा आटोक्यात असेल तर तुम्ही कमी वजने वापरून वजने उचलण्याचा व्यायाम करू शकता. दोन संचांमध्ये बराचसा मोकळा वेळ ठेवावा. दम्याचा त्रास तीव्रपणे जाणवल्यास ताबडतोब थांबा.

नवोदितांसाठी सुधारित व्यायाम		
आठवडे १ आणि २	५ मिनिटे	वॉर्म-अप
	कमाल ५ मिनिटे	एरोबिक व्यायाम (व्यायामक्षमतेनुसार)
	५ मिनिटे	शिथिलीकरण
आठवडे ३ आणि ४	५ मिनिटे	वॉर्म-अप
	५ मिनिटे	एरोबिक व्यायाम (व्यायामक्षमतेनुसार)

नवोदितांसाठी सुधारित व्यायाम		
	कमाल ५ मिनिटे ५ मिनिटे	वजने उचलणे (५०० ग्रॅमपर्यंत) शिथिलीकरण
५ व्या आठवड्यां- पासून	एरोबिक व्यायामाचा अवधी कमाल १५ मिनिटांपर्यंत वाढवा. वजने उचलण्याचा व्यायाम ५ मिनिटे करा. तुम्हाला आरामदायी वाटल्यास हळूहळू वजने वाढवा.	

तुम्ही कोणती काळजी घ्याल?

तुमचा दमा नियंत्रित असला तरी व्यायाम करताना काही लक्षणे आढळतील. तुम्हाला श्वास लागण्याचा त्रास होऊ शकतो. खोकला, छातीत दुखणे किंवा मळमळणे इत्यादी त्रास होऊ शकतात. साध्या साध्या उपायांनी तुम्ही हे टाळू शकता.

- तुमचा रोग आटोक्यात ठेवा. तुमच्या डॉक्टरांच्या सल्ल्याचे योग्य पालन करूनच व्यायामाला सुरुवात करा. श्वास घेताना त्रास झाल्यास (Dyphoea) व्यायाम करू नका.

- व्यायामापूर्वी दोन वेळा inhaler अर्धा तास अगोदर घ्या (स्वत: औषधोपचार करू नका, डॉक्टरांना विचारा).

- २० मिनिटे किंवा त्यापेक्षा अधिक वेळ व्यायाम करा किंवा व्यायामाच्या वेळेचे छोट्या अवधीमध्ये विभाजन करून व्यायाम करा.

- व्यायामापूर्वी वॉर्मिंग-अप करा.

- दम्याची लक्षणे जाणवल्यास व्यायाम थांबवा. तुमची औषधे त्वरित घ्या.

- व्यायाम करताना काही लक्षणे जाणवल्यास व्यायाम थांबवा. न थांबवल्यास तुम्हाला फायद्यापेक्षा तोटाच अधिक होईल. सांगितलेली औषधे घ्या. त्याने आराम न पडल्यास त्वरित डॉक्टरांना दाखवा.

- थंडीमध्ये शुष्क हवेत व्यायाम करू नका. थंडीच्या दिवसात बंदिस्त ठिकाणी व्यायाम करा. तापमान थोडे ऊबदार असू द्या. तापमान फार गरम नसावे.

- आर्द्रता तपासा. आर्द्रता नसल्यास एका किटलीमध्ये पाणी गरम करत ठेवा त्यामुळे हवेत पर्याप्त आर्द्रता निर्माण होईल.

- थंडीपासून संरक्षण करा. एका जाड लोकरी स्वेटरपेक्षा दोन तीन सुती शर्ट घाला. उष्णता वाढत गेल्यावर एक एक कमी करत जा.

- ॲलर्जी असल्यास त्यावर उपचार घ्या. ज्या गोष्टींची तुम्हाला ॲलर्जी आहे,

त्या टाळा.

ज्या दिवशी ही लक्षणे तुम्हाला त्रासदायक होत असतील, त्या दिवशी व्यायाम करू नका. तसेच खोकल्यातून तुम्ही नुकतेच बरे झाला असल्यास किंवा छातीच्या इन्फेक्शन मधून बरे झालेले असल्यास थोडे दिवस व्यायाम टाळा.

संधिवात (Osteoarthritis)

संधिवाताच्या उपचारात व्यायाम फार महत्त्वाचा आहे. नियमित व्यायामाने वेदना, काठिण्य तसेच इतर लक्षणे नियंत्रित राहतात. योग्य प्रकारच्या व्यायामाने सांध्यांना फायदा होईल. तसेच ताकद वाढून सांध्यांच्या हालचालींची मर्यादा वाढेल. तसेच स्नायूंचा चिवटपणापण वाढेल. वेगवेगळ्या प्रकारच्या व्यायामांनी– एरोबिक्स, ताकदीचे व्यायाम, चिवटपणाचे व्यायाम, विशिष्ट प्रकारचे सांध्यांचे व्यायाम इत्यादी तुमचे स्वास्थ्य सुधारू शकते.

संधिवाताच्या रुग्णांमध्ये सांध्यांवर दीर्घकाल सूज असते. अशावेळी अतिशय नियंत्रित आणि काळजीपूर्वक व्यायाम करावेत.

तुम्ही कोणते व्यायाम कराल?

एरोबिक्स व्यायामाने तुमच्या हृदयाची गती वाढते. हृदयाची ताकद वाढते तसेच फुफ्फुसांची क्षमता वाढते. त्यामुळे दुखणे, हालचाली मंदावणे आणि स्नायूंचे काठिण्य इत्यादी गोष्टी कमी होतात. शारीरिक असमर्थता कमी होते. कोणते सांधे पीडित आहेत, त्यानुसार पोहणे, चालणे, सायकल चालविणे किंवा पाण्यातील व्यायाम तुम्ही करू शकता. ह्या प्रकारचे व्यायाम तुम्ही २० मिनिटे करणे आवश्यक आहे.

नियमित भौतिक चिकित्सा (physiotherapy) ही संधिवाताच्या रुग्णांसाठी आवश्यक आहे. ह्यामध्ये सांध्यांच्या जलद आणि सावकाश हालचाली, गरम आणि गार शेक देणे तसेच नादचिकित्सा (ultrasound) इत्यादींचा पण समावेश होतो. तीव्र त्रासात सर्व प्रकारचे व्यायाम थांबवणे गरजेचे आहेत. जेव्हा सूज आणि दुखणे कमी होते, तेव्हाच व्यायाम सुरू करा. सुरुवात सावकाश करा. पीडित सांध्याभोवती जास्त हालचाली करा.

ताकद आणि चिवटपणाचे व्यायाम फायदेशीर आहेत. हलकी वजने उचलणे पण संधिवाताच्या रुग्णात फायद्याचे ठरते. संधिवाताच्या रुग्णांमध्ये पीडित सांध्याभोवती स्नायूंचे आकारमान आणि स्नायूंची लवचिकता कमी झालेली असते. वजन उचलण्याच्या व्यायामाने स्नायूंचे संवर्धन होते. ताणण्याच्या व्यायामाने शरीराचा कठीणपणा कमी होतो. तसेच लवचिकता वाढते आणि त्यानंतर एरोबिक किंवा ऑनएरोबिक व्यायाम

करणे सोपे जाते. तुमच्या डॉक्टर किंवा भौतिक चिकित्सकांना (physiotherapiest) संपूर्ण शरीराच्या ताकद आणि चिवटपणाच्या व्यायामांबद्दल विचारा.

नवोदितांसाठी सुधारित व्यायाम		
आठवडे १ आणि २	५ मिनिटे कमाल ५ मिनिटे ५ मिनिटे	वॉर्म-अप एरोबिक व्यायाम (व्यायामक्षमतेनुसार) शिथिलीकरण
आठवडे ३ आणि ४	५ मिनिटे ५ मिनिटे कमाल ५ मिनिटे ५ मिनिटे	वॉर्म-अप एरोबिक व्यायाम (व्यायामक्षमतेनुसार) वजने उचलणे (५०० ग्रॅमपर्यंत) शिथिलीकरण
५ व्या आठवड्यां-पासून	एरोबिक व्यायामाचा अवधी कमाल १५ मिनिटांपर्यंत न्या. ताकदीचे व्यायाम ५ मिनिटे करा. जर तुम्हाला आरामदायी वाटत असेल तर हळूहळू वजने वाढवा.	

तुम्ही कोणती काळजी घ्याल?

- तीव्र दुखण्यामध्ये व्यायाम करू नका. तुमचे डॉक्टर तुम्हाला विश्रांतीचा सल्ला तसेच औषधे आणि गार शेक देण्यास सुचवतील.

- सुरुवात सावकाश करा. तुमचे शरीर प्रमाणबद्ध नसेल तर ५ मिनिटांपेक्षा अधिक वेळ व्यायाम करू नका (२ मिनिटांपर्यंत सुद्धा सुरुवात चालेल). दोन सत्रांच्या दरम्यान विश्रांती घ्या. जमल्यास दिवसातून अनेक वेळा करा.

- तुमच्या व्यायामाची वेळ दर आठवड्याला १० टक्क्यांनी वाढवा. जर तुम्ही दररोज ५ मिनिटे चालत असाल, तर एका आठवड्यानंतर ६ मिनिटे चाला.

- व्यायामाचे आव्हान स्वीकारा परंतु फार कष्टप्रद व्यायाम करू नका. व्यायामाचा उद्देश तुमच्या हृदयाने नेहमीपेक्षा अधिक वेगाने रक्त पंप करावे असा आहे. एखादे वेळेस धाप लागेल. परंतु व्यायाम करताना व्यवस्थित बोलता आले म्हणजे व्यायाम योग्य गतीने सुरू आहे असे समजावे.

- तुमच्या उंचीला योग्य असे वजन असावे. अतिरिक्त वजनाने तुमचे सांधे लवकर झिजतात. थोडेसे वजन कमी केल्यास सांध्यांवर कमी ताण पडतो. योग्य आहार आणि व्यायाम हाच कायमस्वरूपी वजन कमी करण्याचा योग्य उपाय आहे.

- व्यायामाला सुरुवात करण्यापूर्वी वॉर्मिंगअप करणे आवश्यक आहे. विशेषत: संधिवातामध्ये सुजलेल्या सांध्याजवळचे स्नायू कठीण झालेले असतात.

- व्यायामानंतर १५-२० मिनिटांनी सांध्यांना बर्फाने शेक दिल्यास सूज येणार नाही आणि दुखणार नाही.

- थोडासा त्रास सहन करण्याची मानसिक तयारी करा. थोड्या वेदना किंवा सांध्यांचा त्रास इत्यादी गोष्टी व्यायामानंतर नैसर्गिक आहेत. परंतु व्यायामानंतर जर पुढचे काही दिवस तुमचे सांधे दुखत असतील तर व्यायाम थांबवा. तुमच्या डॉक्टरांचा सल्ला घ्या.

अस्थिसुषिरता (Osteoporosis)

अस्थिसुषिरता म्हणजे तुमच्या हाडांत कॅल्शियम पुरेशा प्रमाणात नसणे. अशा वेळी हाडे थोड्याशा धक्क्याने मोडून फ्रॅक्चर होण्याची शक्यता वाढते. अस्थिसुषिरता होण्याची अनेक कारणे असतात. ज्यांच्या आहारात कॅल्शियमची कमतरता असते त्यांना, तसेच ज्या व्यक्ती बैठे आयुष्य जगतात त्यांना अस्थिसुषिरता होते. व्यायामामुळे कॅल्शियम हाडांमध्ये जाते. महिलांमध्ये हाडांच्या वस्तुमानासाठी इस्ट्रोजन नामक अंत:स्रावाची विशिष्ट पातळी आवश्यक असते. रजोनिवृत्तीनंतर ही पातळी कमी होते. रजोनिवृत्ती जर फार लवकर आली असेल किंवा स्त्रीबीज काढण्यात आले असेल तर अस्थिसुषिरता होते.

अस्थिसुषिरता असणाऱ्या रुग्णांना व्यायाम हा एक आवश्यक उपचार आहे. नियमित व्यायामाने स्नायूंचे वर्धन होते. तसेच हाडांची घनता आणि ताकद वाढते. हाडे मजबूत झाल्याने, तुमचे संतुलन नीट ठेवल्याने आणि स्नायू ताकदवान आणि लवचिक झाल्यास फ्रॅक्चर होण्याची शक्यता घटते.

इस्ट्रोजन किंवा इतर औषधांबरोबरच व्यायाम केल्यास हाडांची घनता आणि ताकद वाढते.

तुम्ही कोणते व्यायाम कराल?

जलद चालणे हा उत्तम व्यायाम आहे. परंतु जॉगिंग किंवा धावणे टाळावे. कमी गतीचे एरोबिक व्यायाम, सायकलिंग, पोहणे, पाण्यातील व्यायाम हे फायदेशीर आहेत.

वजने उचलण्याचे व्यायाम हे सर्वोत्तम आहेत. वजने उचलणे किंवा वजनांच्या मशीनवर व्यायाम केल्याने शरीरातील सर्व हाडांमधील ताकद वाढते. विशेषत: जर तुम्ही पाय, कंबर आणि हातांच्या सर्व स्नायूंचा व्यायाम केलात, तर सुरुवातीला

सावकाशपणे व्यायाम करा. ५०० ग्रॅ. वजनांनी सुरुवात करा. तुमची हाडे ठिसूळ आहेत, हे ध्यानात असू द्या. एका संचामध्ये १०-१५ पुनरावर्तने करा. स्नायूंची ताकद वाढल्यानंतर वजने वाढवा. प्रत्येक आठवड्याला १० टक्क्यांपेक्षा अधिक वजन वाढवू नका. अधिक वजनाने इजा होण्याची शक्यता वाढते. वजन उचलताना योग्य पद्धतीने उचला. जास्त वजन उचलण्यासाठी अयोग्य पद्धतीचा अवलंब करू नका.

सुधारित व्यायाम प्रकार		
आठवडे १ आणि २	५ मिनिटे कमाल ५ मिनिटे ५ मिनिटे	वॉर्म-अप एरोबिक व्यायाम (व्यायामक्षमतेनुसार) शिथिलीकरण
आठवडे ३ आणि ४	५ मिनिटे ५ मिनिटे कमाल ५ मिनिटे ५ मिनिटे	वॉर्म-अप एरोबिक व्यायाम (व्यायामक्षमतेनुसार) वजने उचलणे (५०० ग्रॅमपर्यंत) शिथिलीकरण
५ व्या आठवड्यां-नंतर	एरोबिक व्यायाम १५ मिनिटांपर्यंत वाढवा. वजने उचलणे ५ मिनिटे चालूच ठेवा. आरामदायी वाटत असल्यास तुम्ही हळूहळू वजने वाढवू शकता.	

तुम्ही कोणती काळजी घ्याल?

- सुरुवात काळजीपूर्वक, सावकाशपणे करा. योग्यपणे वॉर्म-अप करा आणि व्यायामानंतर सावकाश शिथिलीकरण करा.

- वजने उचलताना वजने सावकाश उचला आणि सावकाश खाली ठेवा. त्यामुळे स्नायूंची ताकद वाढते आणि स्नायूंना दुखापत घडण्याची शक्यता कमी होते.

- वजने उचलण्याचा व्यायाम दर तिसऱ्या दिवशी केल्यास त्यामुळे तुमच्या शरीराची झीज भरून काढण्यास योग्य अवधी मिळतो.

- तुमच्या हाडांवर अतिरिक्त ताण आणणारे तीव्र गती एरोबिक्स किंवा धावण्यासारखे व्यायाम प्रकार टाळा.

- रोईंग मशीनचा वापर करू नका. त्यामध्ये पुढे वाकावे लागते. त्यामुळे पाठीच्या कण्याला फ्रॅक्चर होऊ शकते.

- व्यायामानंतर शरीर थोडे कठीण असणे ठीक आहे परंतु दुसऱ्या दिवशीपण तुमचे सांधे दुखत असतील तसेच सांध्यांवर सूज असेल, तुम्ही लंगडत चालत असाल, तर व्यायाम थांबवा. २०-२५ टक्के वजन कमी करून व्यायाम करा.
- जर हाड, स्नायू किंवा सांधे फारच दुखत असतील तर तुमच्या डॉक्टरांना विचारा.
- व्यायामानंतर शरीराचा एखादा विशिष्ट भाग दुखत असेल तर १०-१५ मिनिटे त्या भागावर बर्फ लावा.

हृद्रोग (Heart disease)

हृद्रोग हा एक रोगाचा समूह आहे, ज्यामध्ये हृदयावर प्रत्यक्ष किंवा अप्रत्यक्ष परिणाम होऊ शकतो.

- **जन्मजात हृद्रोग** : हा जन्मापासून असतो. मुख्यत्वे लहान मुलांमध्ये असतो. हृदयामध्ये दोष असण्याचे प्रमाण वेगवेगळे असते. त्यामुळे मुलांना संपूर्ण विश्रांतीपासून नेहमीचे अविपरीत (normal) दिनक्रम पाळता येतो. तुमचे हृदयरोगतज्ज्ञ योग्य सल्ला देतील.
- **इस्केमिक (Ischemic) हृद्रोग** : ह्या स्थितीमध्ये हृदयाच्या स्नायूंना पुरवठा करणाऱ्या रक्तवाहिन्यांमध्ये मेद जमा होतो. त्यामुळे छातीत दुखते. ह्यालाच करोनरी आर्टरी रोग (coronary artery disease) असेही म्हणतात.
- **कॉन्जेस्टिव्ह (congestive) हृद्रोग** : ह्या स्थितीमध्ये हृदयाची कार्यक्षमता कमी होते.

ह्या आणि इतर अनेक हृदयाच्या रोगांमध्ये व्यायामाबद्दल काळजीपूर्वक आणि शास्त्रशुद्ध सल्ला घेणे जरुरीचे आहे.

कॉन्जेस्टिव्ह (congestive) हृद्रोग :

कित्येक वर्ष कॉन्जेस्टिव्ह हृदयरोगाच्या रुग्णांना व्यायाम आणि शारीरिक श्रम न करण्याचा सल्ला दिला जात असे. संपूर्ण विश्रांती हा उपचाराचा महत्त्वाचा भाग मानला जात असे. परंतु आता अशी विचारसरणी आहे की हलक्या प्रकारच्या व्यायामाने ह्या रोगाच्या व्यक्तींना फायदा होऊ शकतो. नियमित व्यायाम हा औषधोपचारांना पूरकरीत्या फायदेशीर ठरतो. अशक्तपणा आणि श्वास घेण्यास त्रास होणे ही लक्षणे कमी होण्यास मदत होते. नियमित व्यायाम करणारे, त्यांचा स्वत:चा दिनक्रम दुसऱ्याच्या कमीत कमी मदतीशिवाय पार पाडू शकतात. व्यायामाने व्यक्ती स्वतंत्र

बनते. ह्यामुळे कोरोनरी आर्टरीचा रोग, उच्च रक्तदाब, मधुमेह, मेदवृद्धी इत्यादी रोगांना प्रतिबंध होतो.

तुम्ही कोणते व्यायाम कराल?

चालणे हा हृदयासाठी सर्वांत चांगला व्यायाम आहे. त्यामध्ये तुम्ही २ मिनिटे चालल्यानंतर १ मिनिट विश्रांती घेऊ शकता. असे तुम्ही १० मिनिटे व्यायाम होण्याइतके करू शकता. त्यानंतर क्रमश: दर आठवड्याला तुम्ही व्यायामाचा लागणारा अवधी वाढवीत विश्रांतीचा वेळ कमी करू शकता. हृदयांच्या या रोग्यांसाठी चालणे, एरोबिक व्यायाम आणि सायकलिंग हे उत्तम व्यायाम आहेत.

हलकी वजने उचलल्यास हात आणि कमरेची ताकद वाढते.

फुफ्फुसांच्या स्नायूंच्या व्यायामाने छाती, पोट आणि श्वासपटल यांच्या स्नायूंमुळे तुम्हाला श्वासोच्छ्वास चांगल्या प्रकारे करता येतो.

तुम्ही २० मिनिटे व्यायाम आठवड्यातून ३-५ वेळा करावा. हे सुयोग्य ठरेल.

नवोदितांसाठी सुधारित व्यायाम		
आठवडे १ आणि २	५ मिनिटे	वॉर्म-अप (मध्ये मध्ये आवश्यकतेनुसार विश्रांती घेत)
	कमाल ५ मिनिटे	एरोबिक व्यायाम (तुमच्या व्यायामक्षमतेनुसार आणि आवश्यकतेनुसार विश्रांती घेत)
	५ मिनिटे	शिथिलीकरण
आठवडे ३ आणि ४	५ मिनिटे ५ मिनिटे	वॉर्म-अप एरोबिक व्यायाम (व्यायामक्षमतेनुसार) आणि आवश्यकतेनुसार विश्रांती घेत)
	कमाल ५ मिनिटे	हलकी वजने उचलणे (कमाल ५०० ग्रॅमपर्यंत)
५ व्या आठवड्यां-नंतर		एरोबिक व्यायाम १५ मिनिटे करावा. वजने उचलणे ५ मिनिटे. आरामदायी वाटत असल्यास तुम्ही हळूहळू वजने वाढवू शकता.

तुम्ही कोणती काळजी घेतली पाहिजे?

- व्यायामाला सुरुवात करण्यापूर्वी कार्डिओलॉजिस्टकडून तपासणी करून घ्या.
- स्ट्रेस टेस्ट (stress test) करून घ्या. त्यामुळे तुम्हाला तुमच्या सुरक्षित, परिणामकारक व्यायाम पातळीची जाणीव होईल.
- जर तुम्ही दीर्घकालपर्यंत व्यायाम केला नसेल, तर सुरुवात अतिशय सावकाश करा.
- सुरुवातीला व्यायाम करताना मध्ये विश्रांती घ्या. ह्यामध्ये काही मिनिटे व्यायाम केल्यावर थोडी विश्रांती घ्या. ह्या पर्यायाने तुम्हाला फार श्रम न करता व्यायामाचे सर्व फायदे मिळतात. त्यानंतर तुम्ही वेळ आणि गती वाढवू शकता.
- थोडा त्रास सहन करण्याची तयारी ठेवा. सुरुवातीला तुमच्या पायावर थोडीशी सूज येऊ शकते.
- छातीमध्ये दुखणे, धाप लागणे, छातीत धडधड वाटणे, वजन वाढणे, घोट्यावर सूज येणे, पोटात गुरगुरणे इत्यादी लक्षणांबाबत जागरूक रहा. व्यायाम थांबवा आणि डॉक्टरांचा सल्ला घ्या.

इस्केमिक हृदयरोग (Ischemic Heart Disease)

तुम्हाला हृदयशूलाचा त्रास असेल (angina pain) किंवा हार्ट ॲटॅक आलेला असेल तर तुमच्यासाठी व्यायाम फार महत्त्वाचा आहे. तुमच्या जीवनशैलीतील सुधारणांबरोबर हृदयाच्या सर्व प्रकारच्या शस्त्रक्रियांनंतर हृदयासाठी व्यायाम फायदेशीर ठरतो. तुमच्या डॉक्टरांच्या सल्ल्यानी नियमित केलेला व्यायाम रोगावर नियंत्रण ठेवण्यास मदत करतो.

व्यायामाने रुग्णाची तंदुरुस्तीची पातळी वाढते. त्यांचा आत्मविश्वास वाढतो आणि पुढे हार्ट ॲटॅक येण्याची शक्यता घटते. हृदयशूलानंतर किंवा हृदयाच्या स्नायूंच्या रोगानंतर (Myocaridal infection) ताण, विषण्णता, समाजापासून एकटे पडल्याची भावना इत्यादी लक्षणे नियमित व्यायामाने कमी होऊ शकतात.

काही व्यक्तींना व्यायाम करताना हार्ट ॲटॅक येण्याची धास्ती वाटते. हा धोका व्यायाम करताना असला तरी योग्य काळजी घेतल्यास कमी करता येतो. बहुतांशी हृदयरोगतज्ज्ञांचा विश्वास आहे की व्यायाम करणाऱ्या रोग्यांना IHD चा धोका व्यायाम न करणाऱ्यांपेक्षा कमी आहे. बैठे काम करणाऱ्या मंडळींना हार्ट ॲटॅकची शक्यता व्यायाम करणाऱ्यांपेक्षा जास्त आहे.

कोणता व्यायाम कराल?

हृद्रोगाच्या व्यक्तींसाठी महत्त्वाचा व्यायाम म्हणजे एरोबिक व्यायाम. चालणे हा सर्वोत्तम व्यायाम समजला जातो. परंतु बाकी सर्व एरोबिक व्यायामही तितकेच फायदेशीर आहेत. नियमितपणा हा व्यायामाचा मुख्य घटक आहे. तुम्ही करत असलेली गोष्ट जर तुम्हाला आनंददायी वाटली, तरच त्यामधून फायदा होतो अन्यथा फायदे दिसणार नाहीत. एरोबिक व्यायामाने हृदयावर ताण येतो, म्हणून ते सुरू करण्यापूर्वी डॉक्टरांचा होकार मिळवा. जर तुम्ही पूर्वी काहीच व्यायाम केला नसेल तर किंवा तुम्ही मध्यमवयीन किंवा वृद्ध असाल किंवा लठ्ठ असाल तर डॉक्टरांचा होकार मिळवणे अत्यंत महत्त्वाचे आहे. तसेच धूम्रपान, कोलेस्टेरॉलची पातळी जास्त असणे, उच्च रक्तदाब, मधुमेह किंवा तुमच्या कुटुंबात हृद्रोगाची पार्श्वभूमी असल्यास डॉक्टरांचा सल्ला घेणे अधिकच आवश्यक ठरते.

व्यायामात वैविध्य ठेवल्यास तुम्हाला व्यायाम करणे सोपे वाटेल. जर तुम्हाला चालणे आनंददायी वाटत असेल तर चालताना मार्ग बदलणे किंवा मित्राबरोबर व्यायाम करण्याने आनंद मिळू शकतो.

दुसऱ्या प्रकारचे व्यायामसुद्धा तुम्ही करू शकता. उदा. जॉगिंग, सायकलिंग, नाचणे, पोहणे किंवा एरोबिक क्लासमध्ये व्यायाम करणे, व्यायामाच्या उपकरणांवर उदा. स्थिर सायकल, स्किईंग मशीन, ट्रेडमील, वर चढण्याचे मशीन, रोईंग मशीन इत्यादींनी हृदयाला उत्तम प्रकारचा व्यायाम मिळतो.

थोडी विश्रांती घेत सराव करणे हा एक चांगला पर्याय आहे.

वजने उचलण्याचा व्यायाम हृद्रोग्यांनी करावा की करू नये, ह्याबद्दल हृदयरोगतज्ज्ञांमध्ये बरीच वर्षे संभ्रम होता. परंतु आता असे आढळून आले आहे की वजने उचलण्याच्या व्यायामाने शारीरिक स्थिती सुधारते. तुमच्या स्नायूंची तंदुरुस्ती वाढविण्याबरोबर संयमित वजने उचलण्याने हृदयगती आणि रक्तदाब ताणयुक्त अवस्थांमध्ये कमी होऊ शकतो. त्यामुळे प्रतिकारात्मक (resistance) व्यायामाने तुमच्या हृदयावरील ताण काम करताना आणि आराम करताना कमी होऊ शकतो.

भारी वजने उचलण्याने मात्र हृदयावर फाजील ताण पडू शकतो. म्हणून हलकी वजने, ज्यामध्ये अनेक आवृत्त्या होऊ शकतील (१०-१५ प्रति संच) अशीच वजने वापरा.

वजने उचलण्याचा व्यायाम शरीरातील सर्व प्रमुख स्नायुसमूहांसाठी असावा. कमी तीव्रता आणि अधिक पुनरावृत्ती अशा प्रकारचा व्यायाम हृद्रोगाच्या रुग्णांसाठी उत्तम. सारे व्यायाम हलकी वजने वापरून आणि अधिक संच आणि पुनरावृत्ती केल्यास फायदा होतो.

तुम्ही कोणती काळजी घ्यायला हवी?

- तुम्ही तुमच्या व्यायामाची पातळी निश्चित करायला हवी. तुमच्या डॉक्टरांकडून तुमची हृदयगती जाणून घ्या. कोणत्या हृदयगतीला धाप लागणे, छाती दुखणे इत्यादी गोष्टी सुरू होतात, हे माहिती करून घ्या. हे हॉस्पिटलमध्ये ट्रेडमील वापरून माहिती करता येते. एकदा हृदयगती माहिती झाली की तुमचे उद्दिष्ट अशा प्रकारे व्यायाम करणे असावे ज्यामुळे त्रास होणाऱ्या गतीपेक्षा हृदयगती १० ठोक्यांनी कमी असावी.

- योग्य प्रकारे वॉर्मिंग-अप करणे फार महत्त्वाचे आहे. तुमचे स्नायू आणि हृदयगती हे ताणणे आणि calisthenics ५-१० मिनिटे करत सावकाशपणे वाढवा. व्यायाम झाल्यावर ५ मिनिटे चालून किंवा ताणण्याचे व्यायाम करून शिथिल व्हा.

- मध्यम वेगाने व्यायाम करा. व्यायाम करताना तुमचा श्वासोच्छ्वास जलद व्हावा, परंतु तुम्हाला धाप लागता कामा नये. शरीराने दिलेल्या इशाऱ्यांकडे काळजीपूर्वक लक्ष द्या. छातीमध्ये थोडेसेही दुखल्यास किंवा हात दुखल्यास व्यायाम थांबवा. जास्त दुखणे जाणवेपर्यंत वाट बघू नका. तसेच धाप लागणे, धडधड वाढणे, घाम येणे, चक्कर येणे, मळमळणे इत्यादी लक्षणे असल्यास वैद्यकीय सल्ला घ्या.

- हृदयाचा ठोका अनियमित पडतो का, त्याकडेही लक्ष द्या.

- व्यायाम करताना किंवा व्यायाम झाल्यावर छातीच्या मध्यभागी दुखत असल्यास ते तुमच्या हृदयाच्या स्नायूला पुरेसा रक्तपुरवठा मिळत नसल्याचे द्योतक आहे. हे दुखणे छातीपासून डाव्या हातापर्यंत पसरते, पाठ, पोट किंवा घशात दुखते. हीसुद्धा पूर्वसूचना असू शकते.

- व्यायाम करताना किंवा व्यायामानंतर चक्कर येणे हे गंभीर लक्षण आहे.

- व्यायामानंतर किंवा व्यायामामुळे येणारा थकवा हा हृद्रोगामुळे असू शकतो.

उच्च रक्तदाब (High blood pressure)

उच्च रक्तदाब हा एक गंभीर आजार आहे. त्यामुळे पुढे हार्ट अॅटॅक किंवा पक्षाघाताचा झटका येऊ शकतो. नियमित व्यायाम, विशेषत: एरोबिक व्यायामाने रक्तदाब कमी होतो, असे आढळले आहे.

व्यायामामुळे रक्तदाब थोडा वाढतो कारण व्यायामामुळे स्नायूंकडे रक्तपुरवठा वाढतो. हा बदल तात्पुरता असला तरी उच्च रक्तदाब असणाऱ्यांना तो घातक ठरू

शकतो. त्यामुळे तुमच्या डॉक्टरांनी तुम्हाला रक्तदाब कमी करण्याची औषधे दिल्याशिवाय व्यायाम करू नये. ज्या व्यक्तींचा रक्तदाब आटोक्यात आहे, अशांनी व्यायाम करण्यास हरकत नाही.

तुम्ही कोणते व्यायाम कराल?

चालणे हा साधा आणि सर्वोत्तम व्यायाम प्रकार जॉगिंगपेक्षा उत्तम आहे. तुम्ही इतर एरोबिक व्यायामही करू शकता.

सममात्रिय व्यायाम, ज्यामध्ये एखादी गोष्ट ढकलावी लागते, असे व्यायाम टाळा. त्याने रक्तदाब उच्च पातळीला वाढू शकतो.

शरीराच्या वरच्या भागास व्यायाम घडल्यास एरोबिक व्यायामांचा फायदा रक्तदाब कमी करण्यास होऊ शकतो. तुम्ही वरच्या भागासाठी कोणता व्यायाम निवडता, हे महत्त्वाचे आहे. वजन उचलण्याचा व्यायाम (हलकी वजने उचलणे) हा निर्धोक आहे. भारी वजने उचलू नयेत, त्यामुळे रक्तदाब धोकादायक पातळीला वाढू शकतो.

तुम्ही कोणती काळजी घ्याल?

- ज्या गोष्टींमुळे रक्तदाब वाढेल अशा गोष्टी वर्ज्य करा. उदा. धूम्रपान व मर्यादातीत मद्यसेवन.
- तुमचा रक्तदाब नियमित तपासा तसेच तुमची रक्तातील साखर तपासा. E.C.G.ही काढा.
- तुम्ही आवश्यक झोप घ्या. तसेच तुमची औषधे नियमित घ्या.
- योगा किंवा ध्यानाच्या वर्गाला ताणमुक्त होण्यासाठी जा.
- फार जड वजने उचलू नका.
- फार तीव्र प्रकारचे व्यायाम करू नका. तसेच ज्या व्यायामप्रकारांत फार दमछाक होते असे व्यायाम करू नका.

मधुमेह (Diabetes)

मधुमेही व्यक्तींकरिता सर्वात उत्तम गोष्ट म्हणजे त्यांनी क्रियाशील राहणे. नियमित व्यायामाने रक्तातील शर्करेची पातळी कमी होते. तसेच शरीरातील इन्सुलिनची आवश्यकता कमी होते. त्यामुळे कमी औषधोपचाराने नियंत्रण मिळवता येते. व्यायामाचा आणखी एक फायदा म्हणजे तुमचे वजन पण नियंत्रित राहते आणि हृदय पण तंदुरुस्त राहते. व्यायामाने चयापचय क्रियेमध्ये चांगले बदल होतात,

विशेषत: ज्या व्यक्तींमध्ये रक्तशर्करेची पातळी जास्त आहे. व्यायामाने ऊर्जा म्हणून ग्लुकोजचे ज्वलन जलद गतीने होते आणि त्याचा फायदा मधुमेहाशी निगडित इतर रोगांचा दीर्घकाल प्रतिबंध करण्यात होतो.

तुम्ही कोणते व्यायाम करावेत?

एरोबिक व्यायाम, उदा. चालणे, सायकलिंग किंवा पोहणे हे मधुमेहींकरिता उत्तम व्यायाम आहेत.

वजन उचलणे हा सुद्धा चांगला व्यायाम होऊ शकतो. परंतु कमी वजने उचलून अधिक संच, अधिक पुनरावृत्ती करण्याचे लक्षात ठेवा.

सर्व ताणण्याचे व्यायाम फायद्याचे आहेत.

परंतु हा सर्वसाधारण नियम काही रुग्णांच्या बाबतीत लागू पडणार नाही. कारण काही रुग्णांत मधुमेहाबरोबर इतर गुंतागुंतीची लक्षणे असू शकतील.

पायात कमी झालेली संवेदना जाणवणे : मधुमेहाच्या रुग्णांमध्ये बरेच वेळा पाय आणि हातांत मुंग्या येणे, संवेदना कमी जाणवणे इत्यादी आढळते. या व्यक्तींमध्ये जर वेळीच दखल घेतली नाही तर गुंतागुंत वाढते आणि छोट्याशा खरचटण्याचे रूपांतर गँग्रीनमध्ये होऊन हात किंवा पाय कापण्याची वेळ येते. अशा प्रकारच्या मधुमेहींनी, ज्यांना नसांचे दौर्बल्य आहे, विशेष खबरदारी घ्यावी. तसेच मधुमेहींनी जॉगिंग आणि उड्या मारणे टाळावे. पाण्यातील व्यायाम, पोहणे आणि चालणे हे व्यायाम अशा रुग्णांकरिता योग्य आहेत. योग्य प्रकारचे बूट, ज्यामध्ये तळाला मऊ आवरण आहे आणि चवडे रुंद आहेत, वापरावे. घाम शोषणाच्या धाग्यांचे मोजे वापरावेत. त्याने तुमचे पाय स्वच्छ आणि कोरडे राहतील आणि जंतुसंसर्ग होणार नाही.

मधुमेहाशी संलग्न डोळ्यांचे विकार : वजन उचलण्याचे व्यायाम टाळा. त्यामुळे डोळ्यांच्या बाहुलीतील दाब वाढून डोळ्यांत रक्तस्राव होऊ शकतो.

रक्तातील शर्करेचे अनियमित नियंत्रण : ज्यांची रक्तातील शर्करा अतिशय जास्त पातळीची आहे, त्यांनी डोंगर चढणे, उड्या मारणे टाळावे. अचानक रक्तातील शर्करापातळी कमी झाल्यास शर्करा नियंत्रण करणे कठीण होते.

साहसी खेळ मधुमेहींसाठी नाहीत.

मधुमेहाशी संलग्न हृदयरोग : हृद्रोगाच्यासाठी सुचविलेले व्यायाम पहा.

तुम्ही कोणती काळजी घ्याल?

⚑ डॉक्टरांकडून रक्तशर्करा नियंत्रणात आणा.

⚑ स्ट्रेस टेस्ट तसेच E.C.G. काढून हृदयाचे कार्य व्यवस्थित आहे की नाही,

हे जाणून घ्या.

- व्यायामापूर्वी आणि व्यायामानंतर रक्तातील शर्करापातळी तपासा.

- फक्त २० मिनिटे व्यायाम करा. ह्यापेक्षा जास्त वेळ व्यायाम करू नका. जर जास्त वेळ व्यायाम केलात, तर रक्तातील शर्करा तपासा.

- भरपूर द्रव पदार्थ घ्या. भरपूर पाणी प्या. व्यायामापूर्वी २ तास ५०० मिली. पाणी प्या. व्यायाम करताना थोडे पाणी पीत रहा. जर तुम्हाला रक्तातील साखर कमी झाल्याचे जाणवत नसेल तर पाणी पिणे चांगले अन्यथा साखरयुक्त पेय किंवा फळांचा रस प्या.

- जर तुमची रक्तशर्करा १००mg/dl पेक्षा कमी असेल तर व्यायामापूर्वी १५-३० ग्रॅ. कर्बोदके मिळतील अशा प्रकारचा नाश्ता घ्या.

- जर तुमची रक्तशर्करा फार जास्त असेल (२५०mg/dl टाइप II मधुमेहामध्ये आणि २००mg/dl पेक्षा जास्त टाइप I मधुमेहामध्ये) तर फार श्रमयुक्त व्यायाम करू नका. रक्तशर्करा योग्य नियंत्रणात आल्यावर चालण्याचा व्यायाम करा.

- रक्तातील शर्करापातळी कमी झाल्याची लक्षणे माहिती असू द्या (चक्कर येणे, खूप घाम येणे, कंप सुटणे, दोन दोन वस्तू दिसणे). अशा वेळेस भरपूर कॅलरीज असलेला नाश्ता घ्या किंवा साखर किंवा साखरेचे क्यूब खा.

- तुमच्या बरोबरच्या लोकांना तुम्ही मधुमेही असल्याचे सांगा. आपत्कालीन स्थितीमध्ये काय करायचे, ह्याची कल्पना त्यांना द्या. मधुमेही असल्याचे कार्ड तुमच्या जवळ बाळगा.

- रिकाम्या पोटी व्यायाम करू नका. जेवणानंतर १-२ तासांनी व्यायाम करा. जर जेवण करून ४ तासांच्या पेक्षा जास्त अवधी झाला असेल, तर थोडासा नाश्ता करून मग व्यायाम करा.

- इन्सुलिनच्या कार्याच्या शिखर बिंदू (peak)च्या वेळी व्यायाम करू नका. अल्पकालीन कार्य करणाऱ्या इन्सुलिननंतर ३ तास आणि दीर्घकालीन कार्य करणाऱ्या इन्सुलिन डोसनंतर १२ तास व्यायाम करू नका. मधुमेहींसाठी सकाळची वेळी ही व्यायामासाठी चांगली. ज्या व्यक्तींना टाइप I मधुमेह आहे, अशांनी संध्याकाळी व्यायाम करू नये.

- ॲनएरोबिक व्यायामाने ग्लुकोजचे साठे वापरले जातात. दीर्घकालीन ॲनएरोबिक व्यायाम केल्यास कर्बोदकांची अतिरिक्त गरज भासते. विशेषत: तुम्ही जर उठाबशा किंवा पुशअप किंवा सायकलिंग किंवा धावण्याचा व्यायाम केला असेल, तर एका वेळच्या जेवणामधील कर्बोदकाने भागणार नाही. पुढचे २४ तास तुम्हाला अतिरिक्त कर्बोदकांची गरज स्वादूमधील कर्बोदकांच्या वापरलेल्या

साठ्यांची भरपाई करण्यास लागतील. अन्यथा तुम्हाला रक्तशर्करा पातळी घटण्याचा (Hypoglycemia) त्रास होईल.

- व्यायामाच्या वेळी मद्यपान करू नका (सकाळच्या व्यायामाच्या आधीच्या रात्रीसुद्धा).
- तुमच्या रक्तशर्करेच्या पातळीची योग्य माहिती असू द्या.

प्रवास करीत असतानाचा व्यायाम

अनेकदा सुखद सहलीनंतर आपण निरुत्साही, आळशी होऊन परततो. व्यायामाच्या सोईचा अभाव किंवा मनोरंजनावर लक्ष केंद्रित असल्यामुळे व्यायाम घडत नाही. याचा अर्थ प्रवास हा तुमचा नियमित व्यायाम खंडित करण्यासाठी आहे असा होतो. त्यामुळे ताण, थकवा, जिद्दीचा अभाव इत्यादी गोष्टी जाणवू शकतात. नियमित व्यायाम करणे हे प्रवासात अवघड असते.

परंतु तुम्ही योग्य प्रकारे नियोजन केलेत तर

↝ **व्यवहारी असा :** प्रवासामध्ये तुमच्या घरच्याप्रमाणे व्यायाम करणे शक्य होणार नाही. अशा वेळी योग्य तडजोड करा. जर तुम्ही घरी ५ किलोमीटर चालण्याचा व्यायाम करत असाल तर प्रवासात १ किलोमीटर तरी चालल्यास उत्तम. तुमच्या प्रवासाच्या अवधीमध्ये वेळ मिळेल तसा व्यायाम करा. काहीच व्यायाम न करण्यापेक्षा थोडा व्यायाम करणे केव्हाही चांगले. तुमच्या उद्दिष्टांचे पुर्नमूल्यांकन करा.

↝ **पूर्वनियोजन करा :** योग्य पेहराव, व्यायामाचे बूट, ट्रॅकसूट, पोहण्याचा पोषाख, उड्या मारण्याची दोरी, डंबेल्सची जोडी यांपैकी योग्य ते तुमच्या सामानाबरोबर घ्या.

↝ **तुमच्या सुविधांचा पूर्ण उपयोग करा :** अनेक हॉटेल्समध्ये व्यायामशाळा, हेल्थक्लब, स्विमिंग पूल इत्यादी घरात जवळ नसलेल्या सुविधा असतात. तुम्ही एरोबिक्स किंवा साध्या उड्या मारण्याचा व्यायाम, तसेच वजने उचलण्याचा व्यायाम तुमच्या खोलीमध्ये टीव्ही बघत करू शकता. ह्यांपैकी काहीच शक्य नसेल तर लिफ्टऐवजी पायऱ्यांचा वापर केल्यास व्यायाम होईल.

↝ **उड्या मारायची दोरी बरोबर घ्या :** दोरीवरच्या उड्या हा चांगला व्यायाम आहे. तुमच्या खोलीमध्ये तुम्ही तो करू शकता आणि त्याला फार पैसे, जागा किंवा वेळ लागत नाही.

↝ **प्रवास करताना व्यायामाचे उद्दिष्ट ठेवा :** हॉटेलमध्ये लोळण्यापेक्षा जास्तीत जास्त चाला. निसर्गरम्य ठिकाणी चालत जा किंवा पहाडावर ट्रेकिंग करा.

रोईंग, डोंगर चढणे, पाण्यामध्ये स्कीईंग करणे किंवा चौपाटीवर खेळणे हे सर्व व्यायामाचेच प्रकार आहेत.

प्रवास करताना व्यायामाला सुरुवात करू नका. प्रवासात तुम्हाला इतर व्याप असतात. नियमितपणा हे सफलतेचे रहस्य आहे.

सावधानतेचा इशारा—

जर तुम्ही डोंगर चढत असाल तर प्रत्यक्ष शिखरावर जा आणि नंतर खाली चालत या. हवामानाकडे लक्ष द्या. रात्रीच्या वेळी चालत असल्यास उजेड आणि सुरक्षिततेकडेपण लक्ष द्या. जर तुम्ही बीचवर चालत असाल किंवा पाण्यात व्यायाम करत असाल तर पाण्याच्या खोलीकडे पण लक्ष ठेवा.

छोटा व्यायाम क्रम

हा एक अतिशय उपयुक्त व्यायाम आहे. ह्यामध्ये कमी वेळात तुम्हाला व्यायामाचे भरपूर फायदे मिळतात.

सावधानतेचा इशारा—

हा व्यायाम क्रम ज्यांना नियमित व्यायामाचा सराव आहे त्यांच्यासाठीच आहे. तुम्ही जर पूर्वी व्यायाम केला नसेल तर हा व्यायाम करू नये.

- **एरोबिक :** थोड्या अंतरासाठी जोरात धावा. उदा. जर तुम्ही ५ किमी चालत असाल तर १ किमी जोरात पळा. जर तुम्हाला पळायचा सराव नसेल तर काळजी घ्या. धावपट्टीसाठी सिमेंट मार्गाचा वापर करू नका. त्याने गुडघे आणि घोट्यांना दुखापत होऊ शकते.

- **ॲनएरोबिक :** डंबेल्स किंवा बारबेल्स वापरा. तुम्ही नेहमी वापरता त्यापेक्षा त्या वजनाने हलक्या असायला हव्यात. ३० सेकंदांमध्ये जितक्या वेळा उचलता येतील तितक्या वेळा उचला. त्यानंतर ३० सेकंद विश्रांती घ्या. जर हा व्यायाम तुम्हाला विश्रांती न घेता व्यवस्थित जमत असेल तर विश्रांतीच्या वेळात दुसरा व्यायाम प्रकार करा.

सावधानतेचा इशारा—

तीव्र वेगाचे व्यायाम मृदू ऊतींना आणि सांध्यांना कठीण असतात. जे नियमित व्यायाम करतात, त्यांना पण ते कष्टप्रद वाटू शकतील. त्यामुळे योग्य प्रकारे वॉर्म-अप करणे आवश्यक आहे.

जर तुम्ही नवोदित नसाल आणि ४ थ्या आठवड्याच्या व्यायामापर्यंत पोचला असाल तर तुम्ही खालील व्यायामप्रकार करण्यास हरकत नाही.

वेळ	प्रकार	व्यायाम	टीप
३० सेकंद ३० सेकंद १ मिनिट (ऐच्छिक)	वॉर्म-अप ताणणे	हात फिरविणे, बाजूने फिरविणे	दिलेल्या वेळेमध्ये जास्तीतजास्त वेळा करण्याचा प्रयत्न करा. जर तुमच्यापाशी कमी वेळ असेल तर तुम्ही ताणण्याचा व्यायाम वगळू शकता.
२ मिनिटे २ मिनिटे	एरोबिक्स	जागेवर धावणे दोरीवरच्या उड्या	जास्तीत जास्त जलद गतीने करा.
३० सेकंद ३० सेकंद ३० सेकंद ३० सेकंद	ताकद	डंबेल्स फिरवणे खांदे दाबणे सपाट बेन्च प्रेस त्रिशीर व्यायाम	दिलेल्या वेळेत अधिक वेळा करण्याचा प्रयत्न करा.
३० सेकंद	शिथिलीकरण		वेळ कमी असल्यास शिथिलीकरण नाही केले तरी चालेल.

जर तुम्ही प्रगत अवस्थेपर्यंत पोचला असाल तर तुम्ही खालील व्यायाम करू शकता.

वेळ	प्रकार	व्यायाम	टीप
१ मिनिट	वॉर्म-अप	उड्या मारणे	१ मिनिटात जास्तीत-जास्त उड्या मारण्याचा प्रयत्न करा.
१ मिनिट (ऐच्छिक)	ताणणे		जर तुमच्यापाशी कमी वेळ असेल तर तुम्ही ताणण्याचा व्यायाम वगळू शकता.
२ मिनिटे	एरोबिक्स	जागेवर उड्या मारणे किंवा पळणे	जलद गतीने करा.
२ मिनिटे		दोरीवरच्या उड्या	
३० सेकंद	ताकद	बाजूने उठणे समोरून उठणे खांदे दाबणे दुहेरी व्यायाम	जलद गतीने करा.
३० सेकंद	शिथिली-करण		वेळ कमी असल्यास शिथिलीकरण नाही केले तरी चालेल.

तुम्ही ३० सेकंदाच्या ताकदीच्या व्यायामानंतर २ मिनिट एरोबिक व्यायाम करू शकता. त्याने थकवा कमी जाणवेल आणि स्नायू व सांध्यांना आरामदायी वाटेल.

परिशिष्ट : फिटनेसची भाषा

तंदुरुस्तीच्या सरावाची एक स्वतंत्र परिभाषा आहे. अनेकदा तुमचे मार्गदर्शक तुमच्याशी बोलताना काही शब्द तुम्हाला परभाषेतील वाटतील. पुस्तकात आणि मासिकांत वापरलेल्या परिभाषेचे अर्थ जाणण्यास ह्या परिशिष्टाची तुम्हाला मदत होईल.

Abduction : शरीराच्या मधल्या भागापासून हात लांब, बाहेरच्या बाजूला नेणे.

Abs : पोटाच्या स्नायूंसाठी संक्षिप्त शब्द.

Acclimatization : शरीराचे बाहेरच्या वातावरणाशी हळूहळू होणारे अनुकूलन. उदा. समुद्रसपाटीपासून उंचीवर किंवा उष्ण हवामान. ह्यांमध्ये शरीरक्रियांमध्ये बदल घडतो.

Actin : एक्टोमायोसिन नावाच्या प्रथिन संयुगातील तंतुरूप प्रथिन. मायोसिनबरोबर संयोग घडून स्नायूंतील आकुंचन घडवते.

Acute : अचानक, तीव्र, थोड्या कालावधीसाठी. उदा. तीव्र दुखणे.

Adaptation : शरीर किंवा मनामध्ये वातावरणातील बदलांमुळे घडणारे अनुकूलन. अनुकूलन हे दीर्घकाळ टिकणारे असते.

Adaptogens : शरीराला ताण सहन करण्यास मदत करणारी रसायने. ह्या रसायनांना अधिवृक्क ग्रंथींद्वारे सहायता प्राप्त होते.

Adduction : हातांची शरीराच्या मधल्या भागाकडे परत येण्याची हालचाल. उदा. खांद्याच्या बाजूने पसरलेले हात शरीराच्या मधल्या भागाकडे परत येणे.

Adenosine triphosphate (ATP) : शरीरातील ऊर्जा. एक जैविक रसायन, जे शरीरातील पेशी आणि स्नायूंमध्ये स्थित असून अनेक विकरांद्वारे त्याचे विघटन होते. विघटनातील ऊर्जेमुळे पेशीतील शेकडो सूक्ष्म तंतूंना उत्तेजित करते. उदा. स्नायूंचे आकुंचन घडणे.

Adheence/Compliance : एखाद्या व्यक्तीच्या व्यायामाची नियमितता दर्शवण्यासाठी वापरला जातो.

Adipose tissue : मेदयुक्त आणि चरबीयुक्त ऊती.

Aerobic : एक चिकाटी वाढविण्याचा व्यायामप्रकार, ज्यामध्ये प्राणवायूचा ऊर्जा म्हणून वापर होतो. चिवटपणा वाढतो. चरबीचे ज्वलन होते आणि हृदय व

रक्ताभिसरण संस्था सक्षम बनते.

Aerobic endurance : एरोबिक व्यायाम विशिष्ट कालावधीपर्यंत करण्याची क्षमता.

Agility : तुमची ताकद आणि संतुलन वापरण्याची क्षमता, ज्यामध्ये दिशांमध्ये जलद बदल घडतात. उदा. नागमोडी धावणे.

Amino acid : प्रथिनांचे लघुत्तम घटक. अमिनो आम्लांचे २४ प्रकार आहेत. त्यांच्या संयोगाने असंख्य प्रथिने तयार होतात. नत्र, कार्बन, हायड्रोजन आणि ऑक्सिजनच्या संयोगाने अमिनो आम्ले तयार होतात. प्रथिने निर्माण होण्यासाठी अमिनो आम्ले आवश्यक आहेत.

Anabolic : साध्या रसायनांच्या संयोगातून जटिल रसायने तयार होणे. अमिनो आम्लांपासून प्रथिने तयार होण्याची क्रिया.

Anabolic-androgenic steroids (AAS) : एक रासायनिक अंत:स्त्रावाचा (टेस्टोस्टिरोन अंत:स्त्रावासारखा) समूह. त्यामुळे चय क्रिया वाढते. स्नायूंची वृद्धी होते. वैयक्तिक उपयोगामध्ये ऊतींच्या प्रतिसंस्करणासाठी (repair) वापरतात. खेळाडू तसेच व्यायामपटूंमध्ये ह्याच्या वापरास मनाई आहे.

Anabolism : चयापचय क्रियेतील चय अर्थात साध्या रसायनांपासून जटिल रसायनांची निर्मितीप्रक्रिया, उदा. अमिनो आम्लांच्या संयुगाने स्नायू संवर्धन. चय ही अपचयाच्या विरुद्ध प्रक्रिया आहे.

Anaerobic : तीव्र प्रकारची व्यायाम पद्धती. ज्यामध्ये ऊर्जेसाठी ऑक्सिजन ऐवजी ग्लायकोजनचे ज्वलन होते. ॲनएरोबिक व्यायामाने शरीरात ऑक्सिजनची तात्पुरती कमतरता निर्माण होते. कारण शरीराची ऑक्सिजनची मागणी पुरवठ्यापेक्षा जास्ती असते. हे व्यायाम तीव्रतेचे (कमी वेळाचे) असतात.

Anaerobic strength endurance : स्नायूंची पुनरावृत्ती करण्याची क्षमता उदा. बॉक्सिंग किंवा पुनरावृत्तीचे व्यायाम (ज्यामध्ये २० पेक्षा अधिक वेळा पुनरावर्तन होते.) आणि इतर व्यायामप्रकार, ज्यामध्ये प्रचंड प्रमाणात ऑक्सिजनची कमतरता निर्माण होते.

Anaerobic threshold : ॲनएरोबिक व्यायामाची कमाल पातळी. त्यानंतर ॲनएरोबिक व्यायाम करणे ऑक्सिजनच्या जास्त मागणीमुळे अशक्य होते.

Anatomy : मानवी शरीराच्या रचनेचे शास्त्र.

Angina : छातीमध्ये तीव्र दुखणे. व्यायाम करताना हृदयाला ऑक्सिजन पुरवठा कमी झाल्यास किंवा अतिशय उत्तेजित झाल्यास दुखते. अशा वेळी वैद्यकीय मदत घ्यावी.

Anthropometry : मानवी शरीराच्या मोजणीचे (आकार, वजन इ.) शास्त्र.

Aquatics : पाण्यातील खेळ किंवा व्यायामप्रकार.

Arrhythmia : हृदयाच्या गतीमध्ये बिघाड होणे. वैद्यकीय मदत घ्यावी.

Arteriosclerosis : धमनी जाड होणे तसेच कठीण होणे. ज्यामुळे रक्तदाब वाढतो किंवा हृद्रोग होऊ शकतो.

Artery : शुद्ध ऑक्सिजनयुक्त रक्त हृदयापासून शरीरातील पेशींना पुरवठा करणारी रक्तवाहिनी.

Arthritis : सांध्यांना येणाऱ्या सुजेमुळे दुःख आणि काठिण्य जाणवणे. त्यामुळे हालचालींवर मर्यादा येते. एका किंवा जास्त सांध्यांना सूज येऊ शकते. कोणत्याही वयोगटात हा आजार उद्भवू शकतो.

Atrophy : स्नायूंचा किंवा ऊतींचा आकार कमी होणे तसेच कार्यक्षमता कमी होणे. हा आजार स्नायुसमूहाचा वापर न केल्यास होऊ शकतो.

Back cycling : वजन उचलताना वजनाच्या प्रमाणात किंवा पुनरावर्तनाच्या संख्येत केलेली घट.

Ballistic movement : एक व्यायामप्रकार किंवा हालचाल, ज्यामध्ये शरीराला सांधे किंवा स्नायूंच्या विरुद्ध प्रक्षेपित केले जाते.

Bar : बारबेल किंवा डंबेल्स धरण्याची धातूची नळी.

Barbell : ताकदीचे व्यायाम करण्यासाठी वापरण्यात येणारे उपकरण. ह्यामध्ये धातूची नळी आणि वजनाच्या चकत्या असतात. बार उचलण्यासाठी दोन्ही हातांचा प्रयोग करावा लागतो तर डंबेल्स एका हातानी उचलता येतात.

Basal Metabolic Rate (B.M.R.) : शरीर विश्राम अवस्थेमध्ये (न झोपता) असताना २४ तासांच्या कालावधीत होणारे ऊर्जेचे ज्वलन.

Biomechanics : शारीरिक हालचालींचे यांत्रिक मापन, अभ्यास. उदा. विशिष्ट स्थिती, ज्यामुळे व्यायामाचे तंत्र विकसित होते.

Blood Pressure : रक्तदाब, रक्त वाहिन्यांवर प्रयुक्त करत असलेल्या बलाचे मापन– रक्तदाब घेताना प्राथमिकत: सिस्टोलिक व डायस्टोलिक रक्तदाब मोजला जातो. हृदयाच्या गती किंवा आकुंचनाला सिस्टोलिक दाब तर हृदयामध्ये रक्त भरतानाच्या दाबाला डायस्टोलिक दाब म्हणतात. रक्तदाब हा वय, लिंग, वंश इत्यादीवर अवलंबून असतो. सामान्य रक्तदाब १२० mm Hg/८० mm Hg इतका असतो.

Body composition : शरीरामधील मेद, स्नायू आणि हाडे यांचा अनुपात. हा साधारणत: प्रतिशत शारीरिक मेद आणि प्रतिशत शारीरिक कृश वस्तुमान ह्यांनी दर्शवला जातो.

Body fat : शरीरामध्ये असलेल्या मेदाचे प्रतिशत प्रमाण. शरीरातील मेदाचे प्रमाण जितके कमी तितके अधिक पीळदार शरीर असते.

Bradycardia : सामान्यपेक्षा सावकाश असणारी हृदयगती. मंद गती

हृदयामध्ये बिघाड असल्याचे द्योतक असू शकते. परंतु व्यायामपटूंमध्ये सामान्यत: नाडीगती ही कमी असते. एका तंदुरुस्त व्यक्तीमध्ये नाडीगती ही साठ ठोक्यांपेक्षा कमी (विश्राम अवस्थेत) असू शकते. जी सामान्यत: व्याख्येनुसार कमी असते.

Buffed : स्नायूंच्या उत्तम आकारासाठी प्रचलित शब्द.

Bulking up : शरीराच्या वजनात मेद किंवा स्नायू अथवा दोन्हींमुळे झालेली वाढ.

Burn : दमछाक होणाऱ्या व्यायामानंतर स्नायूंमध्ये जाणवणारी संवेदना. ह्याचे कारण ॲनएरोबिक व्यायामामुळे स्नायूंत साठणारे लॅक्टिक आम्ल किंवा सूक्ष्म प्रमाणात स्नायूंना झालेली दुखापत.

Bursa : दोन स्नायूंमध्ये कुर्चा किंवा त्वचा किंवा अस्थी यांची हालचाल घडत असताना घर्षण रोखणारी वंगणयुक्त द्राव असणारी पिशवी. ह्याला सूज आल्यास Bursites असे म्हणतात.

Calisthenics : स्नायूंचे संवर्धन घडण्यासाठी, चिवटपणा वाढवण्यासाठी वापरण्यात येणारी व्यायाम पद्धती. ज्यामध्ये कोणत्याही उपकरणाविना व्यायाम केला जातो.

Calorie : चयापचयाच्या मापनाचे एकक (उदा. भोजन किंवा ऊर्जेच्या व्ययाचे मापक). C ह्या अक्षराने दर्शविले जाते. एक किलोग्राम पाण्याचे मापन एक अंश सेल्सियस वाढण्यास लागणारी ऊर्जा. ह्यालाच किलो कॅलरीपण म्हणतात.

Carbohydrate loading : खाणे किंवा व्यायामाचे एक तंत्र. ह्यामध्ये शरीरात स्नायूंमध्ये अत्याधिक प्रमाणात ग्लायकोजन साठविले जाते. अधिक अंतर धावण्याच्या शर्यती, जिथे ग्लायकोजनचे साठे कमी होण्याची शक्यता असते, अशा प्रकारात हे तंत्र वापरले जाते.

Cardiac muscle : शरीरातील स्नायूंच्या तीन प्रकारांपैकी एक प्रकार. हे स्नायू फक्त हृदयातच आढळतात. ऐच्छिक स्नायू आणि अनैच्छिक स्नायू हे स्नायूंचे इतर दोन प्रकार आहेत.

Cardiac Output : विशिष्ट कालावधीमध्ये हृदयाने पंप केलेल्या रक्ताची मात्रा. हृदयगती गुणिले एका ठोक्यात पंप केलेल्या रक्ताची मात्रा.

Cardiopulmonary resuscitation (CPR) : प्रथमोपचाराची एक पद्धती. ज्यामध्ये हृदयगती आणि श्वसन सुरू करण्यासाठी रुग्णाला तोंडावाटे श्वासोच्छ्वास दिला जातो आणि छातीवर मसाज केला जातो. व्यायाम प्रशिक्षक बनण्यासाठी अनेक व्यायामशाळांत (CPR) येणे ही एक प्रमुख अट असते.

Cartilege : कुर्चा. फासळ्यांच्या दोन्ही टोकांना तसेच दोन मणक्यांच्यामध्ये, सांध्यांच्या पृष्ठभागावर आणि नाक व कानांत आढळतात. दोन अस्थींमधील झटका शोषण्यास कुर्चा मदत करतात.

Catabolism : चयापचयातील अपचय ही प्रक्रिया. यामध्ये क्लिष्ट पदार्थांचे साध्या पदार्थात अपघटन होते. चयापचयामध्ये ऊर्जा बाहेर पडते.

Cellulite : संयोजी उतकांमध्ये मेद साठण्याची क्रिया. मेदावरील त्वचा खड्डे पडल्यासारखी दिसते.

Cholesterol : मेदाचा प्रकार. रक्तवाहिन्यांच्या आत वाढल्यास रक्ताच्या वहनास प्रतिबंध होतो. रक्तातील सामान्य पातळी १६०-२००मि.ग्रॅ./१०० मिली. रक्त. ह्यापेक्षा जास्त पातळी रक्तवाहिन्यांसाठी तसेच हृदयासाठी धोकादायक ठरू शकते.

Circuit training : एका पाठोपाठ एक व्यायामाच्या संचास मंडलाकार व्यायाम म्हणतात. ह्यामध्ये दोन व्यायामांचा विश्रांतीचा अवधी अतिशय अल्प असतो. अशा प्रकारच्या व्यायामाने ताकद तसेच चिवटपणा वाढतो तर एरोबिक्समुळे हृदयाला व्यायाम घडतो.

Circuit weight training : एरोबिक आणि ॲनएरोबिक दोन्हींचा समावेश असलेली व्यायाम पद्धती, ज्यामध्ये कमी वजनाची वजने उचलणे आणि एरोबिक व्यायाम समाविष्ट असतात.

Collagen : शरीरभर प्रचूर मात्रेत आढळणारे प्रथिन. ज्यामुळे संयोजी उतकाचे जाड आवरण तयार होते.

Collar : वजनाच्या चकत्यांना धातूंच्या नळीवर आधार देणारे भाग.

Compliance : आखून दिलेल्या व्यायाम पद्धतीचे पालन करणे.

Concentric contraction : स्नायूंच्या गतीमुळे स्नायूंचे आकुंचन.

Concussion : मार लागल्यामुळे जोरदार इजा होणे. ह्यामुळे तात्पुरती शुद्ध हरपणे तसेच स्मृतिभ्रंश होऊ शकतात. तीव्र मार लागल्यास दीर्घकाल बेशुद्धावस्था, श्वसनाला अडथळा, डोळ्यांच्या बाहुल्या प्रसारित होणे, तसेच मेंदूच्या नियंत्रणात बिघाड इत्यादी गोष्टी होऊ शकतात.

Conditioning : दीर्घकालीन व्यायाम सराव. एखाद्या स्पर्धेच्या सरावासाठी वापरला जातो.

Connective tissue : शरीराला आधार देणाऱ्या संयोजी उतक त्वचा, अस्थी, कुर्चा आणि अवयव इत्यादींना एकत्रित सांधणाऱ्या ऊती.

Constant resistance : वजने उचलण्याचा व्यायाम करताना तुम्ही एकाच प्रकारचे वजन उचलण्याचा सराव करता.उदा. डंबेल्स, बारबेल्स.

Contraction : स्नायूंचे घडणारे आकुंचन.

Contra-indication : एखाद्या विशिष्ट स्थितीत विशेष व्यायामप्रकारांना करण्यात आलेला मज्जाव.

Cooldown : व्यायामानंतर हळूहळू शरीर विश्रमित अवस्थेत आणणे.

ज्यामुळे शरीर व्यायामानंतर सामान्य अवस्थेत येते. ह्यामुळे स्नायूंना दुखापत होण्याचे टळते. तसेच पायामध्ये रक्त साकळत नाही.

Coronary arteries : हृदयाला रक्तपुरवठा करणाऱ्या रक्तवाहिन्या.

Coronary heart disease (CHD) : धमनी काठिण्यामुळे होणारा हृद्रोग. ह्यामध्ये छातीमध्ये दुखणे किंवा हृदयातील स्नायूंमधील एखादा भाग निकामी होणे इत्यादी घडू शकते.

Crunches : पोटाचे व्यायाम, ज्यामध्ये एकाच वेळी पोटाच्या स्नायूंना व्यायाम घडतो तर नितंब स्नायूंची अनावश्यक हालचाल टाळली जाते.

Cut up : अतिशय प्रमाणबद्ध स्नायू आणि फार कमी मेद असणारे शरीर.

Deadlift : वजन उचलण्याच्या तीन पद्धतींपैकी एक पद्धत. ज्यामध्ये ताठ उभे राहून वजन जमिनीवरून उचलले जाते.

Definition : व्यवस्थित विकसित झालेले स्नायू, ज्याचा आकार प्रमाणित असतो. विकसित स्नायू याचाच अर्थ शरीरातील मेद घटणे.

Defibrillator : हृदयाची अनियमित क्षीण गती नियमित, सामान्य करणारे उपकरण.

Dehydration : शरीरातील पाणी व द्रव पदार्थांचा ऱ्हास होणे.

Deltoids : खांद्यावरील त्रिकोणाकार मोठ्या आकारातील स्नायू, हात उंचावण्यास मदत करणारे महत्त्वाचे घटक.

Depletion : अगोदरच्या व्यायामातून सामान्य अवस्थेत शरीर येण्यापूर्वीच दमछाक घडवणारा व्यायाम.

Detraining : व्यायामाच्या फायद्यांचा बैठ्या दिनक्रमामुळे ऱ्हास होणे.

Diastolic blood pressure : हृदयात रक्तपुरवठा होत असतानाचा किमान रक्तदाब.

Diet : रोजचा आहार. ह्यामध्ये स्वास्थ्याच्या दृष्टीने विशिष्ट घटकांचा समावेश असू किंवा नसू शकतो.

Diuretic : मूत्राचे उत्सर्जन वाढविणारी औषधे. योग्य वैद्यकीय देखरेखीखाली न वापरल्यास वजन कमी होणे, शरीरात पाण्याची कमतरता होणे इत्यादी होऊ शकते.

Double split training : दिवसातून दोन वेळा कमी अवधीचे, अधिक तीव्रतेचे व्यायाम करणे.

Dumbell : डंबेल्स हे बारबेल्सचा छोटा प्रकार आहेत. ह्याची नळी छोटी असून वजन बारबेल्सपेक्षा कमी असते. धरण्यासाठी १४ सेंमी. चे हॅंडल असून त्यावर वजने बसवलेली असतात.

Duration : एका व्यायामप्रकारासाठी लागलेला अवधी. व्यायामाच्या

परिणामकारकतेसाठी अवधीबरोबर तीव्रता आणि वारंवारता हे पण महत्त्वाचे आहेत.

Dynamic balance : शरीराची हालचाल होत असताना तुमच्या शरीराची त्याचा गुरुत्वमध्य काबुमध्ये ठेवण्याची क्षमता.

Dyspnoea : श्वास घेण्यास त्रास होणे. साधारण तीव्र व्यायामानंतर जाणवतो. फुफ्फुस किंवा हृद्रोग्यांमध्ये विश्राम अवस्थेत किंवा थोड्या व्यायामानंतर जाणवू शकतो.

Ectomorph : कृश अंगकाठीची व्यक्ती.

Efficiency : लागलेल्या ऊर्जेचे घडलेल्या कार्याशी प्रमाण. ज्या व्यायामामध्ये समान प्रमाणात ऑक्सिजन वापरला गेला असेल, त्या व्यायामामध्ये, व्यायामाची गती किंवा उचललेली वजने विशिष्ट वेळेत वेगवेगळी असू शकतात.

Electrocardiogram (EKG, ECG) : हृदयाच्या स्नायूंचा उत्तेजनामुळे काढलेला विद्युत आलेख.

Endocrine glands : रक्तामध्ये रसायने किंवा स्राव सोडणाऱ्या अंत:स्रावी ग्रंथी, अवटुग्रंथी, अधिवृक्क शीर्षस्थ, स्वादुपिंड, वृषण, बीजांड इत्यादी शरीरातील काही प्रमुख अंत:स्रावी ग्रंथी आहेत.

Endomorph : मोठी, गरगरीत आणि मृदु शरीरयष्टी असणारी व्यक्ती.

Endorphins : दु:ख शमवणारी, मेंदूमधून स्रवणारी रसायनं.

Endurance : एका विशिष्ट कालावधीपर्यंत व्यायाम करण्याची क्षमता.

Endurance running : पाठीवर वजन घेऊन धावणे.

Energy : कार्य करण्याची क्षमता.

Epiphyseals plates : नवीन अस्थी वाढण्याची स्थाने, जी मुख्य अस्थीपासून कुर्चेद्वारे वेगळी केलेली आहेत.

Epiphyses : मोठ्या हाडांची टोके, जी अस्थिदंडापेक्षा रुंद असतात.

Ergogenic aids : व्यायामाचे कार्यमान वाढवणाऱ्या पद्धती किंवा पदार्थ. यामध्ये अनेक पदार्थांचा समावेश असू शकतो, ज्यामुळे एखाद्या व्यक्तीची शारीरिक क्षमता वाढते किंवा मानसिक अडथळे कमी होतात. पोषण, शरीरातील कार्ये, मानसिक, वातावरणीय किंवा औषधे इत्यादी. अनेक औषधांना विविध व्यायाम स्पर्धांमध्ये बंदी घातलेली आहे.

Essential hypertension : न सापडणारे कारण असलेला उच्च रक्तदाब.

Exercise : कोणतीही लयबद्ध शारीरिक क्रिया, ज्यामुळे हृदयाची गती विश्राम अवस्थेपेक्षा वाढते. ज्यामध्ये एखादा स्नायू किंवा स्नायुसमूह वापरला जातो. शारीरिक श्रमाचे पर्याप्त अवधीचे व्यायामप्रकार किंवा तंदुरुस्तीचे उद्दिष्ट किंवा स्वास्थ्याचे किंवा स्पर्धात्मक उद्दिष्ट असणारे व्यायामप्रकार.

Exercise prescription/menu : स्वास्थ्यासाठी व्यायामप्रकारांची

सुचविलेली यादी. त्यामध्ये व्यायामप्रकार, अवधी, तीव्रता, वारंवारता इत्यादींचा समावेश असतो.

Exertion headaches : वजन उचलणे किंवा जॉगिंग इत्यादी प्रकारांच्या दमणुकीमुळे उद्भवणारी डोकेदुखी.

Expiration : फुफ्फुसांतून हवा बाहेर सोडणे.

Extension : संधी असलेल्या शरीराच्या भागांना एकमेकांपासून लांब नेणारी शारीरिक हालचाल. उदा. हात सरळ करणे.

Extensor : संधी असलेल्या भागावरील स्नायू.

Failure : थकव्यामुळे पूर्ण न करता येणारी शारीरिक हालचाल.

Fast twitchfibres : जलद आकुंचन पावणाऱ्या स्नायुतंत्रिका. यांचा वापर अल्पकालीन व्यायामप्रकार, उदा. स्प्रिंट धावणे, वजन उचलणे इत्यादीमध्ये होतो.

Fat : पिवळ्या किंवा पांढऱ्या रंगाचा ऊती समूह, ज्यामध्ये ऊर्जेचे साठे असतात. अवयवांना संरक्षण देतात. वृक्क, यकृत आणि हृदय ह्यांच्या भोवतालचे मेदसमूह त्यांना संरक्षण देतात. वसा (मेद) हा वसा उतकाचा, प्राथमिक घटक आहे. त्वचेच्या आवरणाखाली मेद असतात, त्यामुळे शरीराला उष्णता मिळते.

Fat free weight : मेदरहित शरीर वस्तुमान.

Fatigue : अतिव्यायाम किंवा शारीरिक दमणुकीमुळे जाणवणारा थकवा.

Fatty acids : मेद किंवा वसा यांचे घटक. स्नायूंच्या आकुंचनासाठी ऊर्जा म्हणून मेदाम्लांचा वापर होतो. रक्ताभिसरणात ऑक्सिजनच्या वहनास मदत करतात. पेशींना वंगण प्रदान करतात. प्रथिन आणि कोलेस्टेरॉल यांच्या संयोगाने शरीरात पेशींना एकत्र बांधण्यासाठी पटल तयार करतात. धमनीच्या आत कोलेस्टेरॉल साठण्याला प्रतिबंध करतात. अवटु ग्रंथी व अववृक्क ग्रंथीच्या कार्यक्षमतेसाठी मेदाम्ले आवश्यक आहेत.

Fibre (muscle) : स्नायुतंत्रिका. दोरीच्या आकाराचे लांब स्नायू, पेशी, ज्यांच्या आकुंचनामुळे ताकद वाढते. एका स्नायूमध्ये हजारो तंत्रिका असतात. सूक्ष्म आकारापासून १ फुटापर्यंत त्यांची लांबी असते. प्रमुख स्नायूंमध्ये हजारो तंत्रिकांचे समूह असतात.

Fitness testing : तंदुरुस्तीचे वेगवेगळ्या परिमाणांतून केलेले मापन.

Flex : स्नायू किंवा स्नायुसमूहाचे सममात्रीय व्यायाम पद्धतीने केलेले आकुंचन. उदा. शरीर सौष्ठव स्पर्धेमध्ये स्नायूंचे प्रदर्शन. सांध्यांच्या हालचालींनापण हे लागू आहे.

Flexibility : सांधे, स्नायू, अस्थींची ताणण्याची क्षमता. ताणक्षमता नियमित व्यायामाने वाढवता येते.

Flexion : सांध्याच्या दोन टोकांना जवळ आणणारी हालचाल. उदा. हात वाकवून खांद्याजवळ आणणे.

Flush : चयापचयामुळे स्नायूमध्ये साठलेली विषारी द्रव्ये रक्तपुरवठा वाढवून (शारीरिक श्रमाने) निचरा करण्याची प्रक्रिया.

Forced repetetion : जेव्हा स्नायूंची व्यायाम करण्याची क्षमता संपलेली असते, अशा वेळी बळजबरीने व्यायाम संचाचे पुनरावर्तन करणे. नवोदितांनी हे करू नये.

Freestyle training : एकाच व्यायामप्रकारात संपूर्ण शरीराला घडणारा व्यायाम.

Frequency : एखाद्या व्यायामप्रकारात केलेले आवर्तन (उदा.आठवड्यातून तीन वेळा). वारंवारतेबरोबर व्यायामाचा कालावधी, तीव्रता ह्यांचा पण व्यायामावर परिणाम होतो.

Glucagon : स्वादुपिंडातील स्राव, ज्यामुळे रक्तातील ग्लायकोजनचे विघटन होऊन रक्तातील शर्करेची पातळी वाढते. ह्याचे कार्य इन्सुलिनच्या अगदी विरुद्ध असते. व्यायाम आणि उपोषण दोन्हींमुळे रक्तातील ग्लुकेगॉनची पातळी वाढते. शिरेवाटे ग्लुकेगॉनचे इंजेक्शन दिल्यास अरेखित स्नायू प्रसरण पावतात.

Gluconeogenesis : ह्या प्रक्रियेमध्ये आपातकालात जेव्हा ग्लायकोजेनचे साठे कमी होतात, अशावेळी प्रथिने आणि मेदामधील ग्लिसरॉल ह्या भागापासून ऊर्जेची निर्मिती केली जाते. खेळाडूंना बरेचदा अतिरिक्त एरोबिक व्यायाम न करण्याचा सल्ला दिला जातो. त्यामुळे ग्लुकोनिओजेनेसिस ही प्रक्रिया न होता शरीरातील प्रथिने व स्नायूंचा अतिरिक्त वापर होत नाही.

Glucosamine : एक पूरक, जे संयोजी उतकांच्या निर्मितीला मदत करते. व्यायाम करणाऱ्यांना हे आवश्यक आहे, कारण संयोजी उतकांची निर्मिती आणि वाढ ही अव्याहत प्रक्रिया आहे.

Glucose (Blood sugar) : एक साधी शर्करा, कर्बोदकांच्या विघटनातून शर्करा प्राप्त होते. पेशींच्या आत ऊर्जा निर्मितीकरिता ही शर्करा वापरली जाते.

Glucose polymers : एक कर्बोदक पूरक, ज्यातून व्यायामासाठी आणि व्यायामानंतर सातत्याने ऊर्जेचा पुरवठा होतो. पेय, पावडर आणि गोळ्या ह्या स्वरूपांत उपलब्ध आहे.

Glucose tolerance : ग्लुकोजचे चयापचय करण्याची प्रत्येक व्यक्तीची क्षमता.

Gluterals : महानितंब स्नायू.

Glycemic Index : एक मूल्यांकन प्रक्रिया, ज्यामध्ये कर्बोदकांचे विभिन्न गतीने शर्करेमध्ये रूपांतर दर्शविले जाते. ह्यामध्ये ऊर्जेचा सतत पुरवठा होतो. प्रक्रिया केलेल्या कर्बोदकांचे अतिशय लवकर ज्वलन होते.

Glyconeolysis : पेशीतील ग्लायकोजेनच्या साठ्याचे ऊर्जेकरिता होणारे विघटन.

Glycolysis : एक चयापचय प्रक्रिया, ज्यामध्ये शर्करेच्या रेणूचे विघटन होऊन ऊर्जा निर्माण होते. ॲनएरोबिक चयापचयाची ही महत्त्वाची प्रक्रिया आहे.

Glycolytic sports : मुष्टियुद्ध, कुस्ती, २०० मीटर धावणे, लांब अंतर धावणे, मध्यम पल्ला गाठणे इत्यादी खेळ, ज्यांमध्ये स्नायूंतील शर्करा ग्लायकोजेनचे विघटन होऊन अधिक ऊर्जा प्राप्त होते.

Golgi tendon organs : चेता संवेदक, जे स्नायू व कंडरा कोषांच्या जोडाच्या ठिकाणी असतात आणि स्नायूंवर अतिरिक्त ताण पडल्याची संवेदना मेंदूपर्यंत पोहोचवतात. मेंदू स्नायूंना आकुंचन करण्याची आज्ञा देतो. आकुंचन जास्त प्रमाणात असल्यास स्नायूंना इजा होऊ नये असे याचे कारण असावे.

Good technique : कोणताही व्यायाम करताना वापरलेली योग्य पद्धती, योग्य हालचाल, वजने योग्य पद्धतीने उचलणे इत्यादी गोष्टींचा समावेश होतो. वजने उचलताना वजनावर तुमची पकड योग्य असावी. सूचनेप्रमाणे हातांची हालचाल व्हावी. घाई करणे ही अयोग्य पद्धत आहे. त्यामुळे ऊर्जेचा व्यय होतो आणि दुखापत होण्याची शक्यता वाढते. सुरुवातीला कमी वजन उचलण्याचा सराव करून योग्य पद्धत आत्मसात करता येते.

Graded exercise test (GXT) : ट्रेडमील किंवा स्थिर सायकल चाचणी. ज्यामुळे हृदयगती, ई.सी.जी. आणि इतर घटकांबद्दल माहिती मिळते. कार्यताण हा सावकाश वाढवला जातो, जोपर्यंत ऑक्सिजन वापरात वाढ होत नाही. हा बिंदू तुमचा ऑक्सिजन वापराचा कमाल बिंदू असतो. ह्यामुळे तुम्ही किती व्यायाम करावा, हे ठरविता येते. ह्याकरिता वैद्यकीय देखरेखीची आवश्यकता असते.

Growth hormone (GH) : हा एक अंतःस्राव आहे. ज्यामुळे शीर्षस्थ ग्रंथी उत्तेजित होऊन चयापचयावर परिणाम होतो. तसेच कंकाल, संयुजा उतक आणि इतर अवयवांच्या वाढीवर ह्या स्रावाचे नियंत्रण असते.

Haemoglobin : रक्तातील लोहकण आणि प्रथिने हे फुफ्फुसांपासून उतीपर्यंत ऑक्सिजन वाहून नेतात. रक्तातील ह्याच्या कमतरतेला रक्तक्षय (anemia) म्हणतात.

Hamstring : मांडीच्या मागून नितंबापासून गुडघ्यापर्यंत असणारे मोठे स्नायू, ज्यांना धोंड स्नायू म्हणतात.

Health risk appraisal : एक प्रक्रिया, ज्यामध्ये तुमच्या स्वास्थ्याचा, कुटुंब आणि स्वतःच्या बद्दलचा पूर्वेतिहास, तसेच गंभीर आजारांबद्दलची माहिती यांचे संकलन असते. ही माहिती गंभीर आजार टाळण्यासाठी वापरली जाते.

Heart attack : हृदयाशी संबंधित तीव्र विकार. हृदयाच्या धमनीला होणारा कमी रक्त पुरवठा.

Heart rate : एका मिनिटाला होणारे हृदयाचे ठोके. हृदयगती.

Heart rate reserve : विश्रमित अवस्थेतील हृदयगती आणि कमाल हृदय गती ह्या दोहोंमधील फरक.

Heat cramp : स्नायूंचे दुखणे किंवा अतिरिक्त व्यायामानंतर येणारे पेटके. पाय, हात आणि पोटाचे स्नायू ह्यांना सर्वाधिक पेटके येतात.

Heat stroke : एक प्राणघातक आजार, ज्यामध्ये शरीराचे तापमान नियंत्रित राहत नाही. १०४°F च्या वर शरीराचे तापमान वाढून थंडी, ताप, संभ्रमित अवस्था, शुष्कता इत्यादी लक्षणे दिसतात.

Heat syncope : अतिउष्णतेमुळे मूर्च्छा येणे. यामध्ये त्वचेकडे जास्त रक्त पाठविल्यामुळे हृदय, पाय आणि मेंदूकडील रक्तपुरवठा कमी होतो. आडवे झोपल्यावर व्यक्तीची शुद्ध परत येते.

High blood pressure : उच्च रक्तदाब.

High density lipoprotin (HDL) : मेद आणि प्रथिनांचे संयुग जे धमनीतील मेदाच्या अतिरिक्त प्रमाणाला प्रतिरोध करते. व्यायामामुळे कोलेस्टेरॉलमधील HDL घटक वाढतो.

Homeostasis : शरीरातील सर्व प्रक्रियांमधील संतुलन.

Hormones : रासायनिक पदार्थ, जे अंत:स्रावी ग्रंथींमध्ये निर्माण होऊन रक्तात मिसळले जातात आणि शरीरातील इतर भागांत कार्य करतात.

Horse power : अश्वशक्ती, केलेल्या कार्याचे मापन करण्यासाठी वापरात असलेले एकक. जे ६४६ वॉट किंवा ५५० फूट-पाऊंड प्रति सेकंदाच्या बरोबर असते.

Human growth hormone (HGH) : एक अंत:स्राव, जो शीर्षस्थ ग्रंथीमध्ये निर्माण होतो आणि विविध ताणयुक्त संवेदना, उदा. उष्णता, उपासमार, शारीरिक ताण, व्यायाम सोसण्याची शक्ती वाढवतो. हा स्राव चयप्रक्रिया वाढवतो तसेच ऊर्जेसाठी मेद वापरून स्नायूंमधील ग्लायकोजेन वाचवितो.

Hyperglycemia : रक्तामधील शर्करेची अत्याधिक पातळी, जी मधुमेहाची द्योतक आहे. रक्तशर्करेची पातळी १३६ mg/dl उपाशीपोटी, तर २००mg/dl ६५ ग्रॅम ग्लुकोज तोंडावाटे घेतल्यावर २ तासांनी असावी.

Hypertension : सातत्याने राहणारा उच्च रक्तदाब. १४०/९० mm/Hg हा दाब साधारणत: उच्च रक्तदाब मानला जातो.

Hyperthermia : शरीराचे वाढलेले तापमान.

Hypertrophy (General) : शरीराचा अवयव, स्नायू किंवा अवयवांतील पेशींचे वाढलेले आकारमान.

Hypertrophy (muscle) : व्यायामामुळे, विशेषत: वजने उचलण्याच्या व्यायामामुळे स्नायुसमूह आणि त्यांतील प्रत्येक स्नायूंचे वाढलेले आकारमान. व्यायामाच्या ताणामुळे स्नायू स्वत:मध्ये अनुकूलन घडवतात आणि प्रथिने आणि पाणी हे प्रत्येक स्नायूपेशीमध्ये वाढून स्नायूंचे आकारमान वाढते.

Hypoglycemia : रक्तातील शर्करेची खालावलेली पातळी. त्यामुळे अशक्तपणा, चक्कर येणे, बेशुद्ध होणे इत्यादी लक्षणे उद्भवतात.

Hypothermia : थंड वातावरणामुळे शरीराचे तापमान कमी होणे.

Hypoxia : रक्तप्रवाह योग्य असून सुद्धा शरीरातील पेशींना ऑक्सिजनचा पुरवठा कमी होणे.

Iliac crest : योनीफलकाचा वरचा परलेला भाग.

Inertia : जडता, एखाद्या वस्तूची आहे त्या स्थितीत (विश्रामित किंवा गती) राहण्याची प्रवृत्ती.

Infarction : रक्तपुरवठा अवरोधित झाल्यामुळे पेशीसमूहाचा झालेला मृत्यू.

Inflammation : सूज येणे. इजा झाल्यावर शरीराची प्रतिक्रिया. तीव्र सुजेमुळे वेदना, उष्णता, इजा झालेला भाग लाल होणे इत्यादी लक्षणे जाणवतात. ह्यांवर नियंत्रण नसल्यास त्या भागातील ऊतींचा आणखी ऱ्हास होतो.,

Informed consent : व्यायामशाळेत शिकवल्या जाणाऱ्या व्यायाम पद्धती, उद्दिष्टे, त्यांचे फायदे, संभाव्य धोके इत्यादी माहितीवर त्या व्यक्तीची सहीनिशी संमती घेणे.

Inosine : शरीरात आढळणारे एक नैसर्गिक संयुग, ज्यामुळे हृदयाच्या स्नायूंचे आकुंचन वाढण्यास आणि हृदयाच्या धमन्यांच्या रक्तपुरवठ्यात वाढ होण्यास मदत होते. एक पूरक म्हणून ह्याचे सेवन व्यायामापूर्वी, व्यायाम करताना तसेच व्यायाम स्पर्धापूर्वी करतात. ह्यामुळे विकरांची कार्यक्षमता उत्तेजित होऊन हृदय आणि कंकाल स्नायूंतील ऊर्जा वाढते.

Insertion : अधिक हालचाल असणाऱ्या किंवा मध्यबिंदूपासून लांबच्या भागात स्नायूंचे जोटणे.

Insulin : स्वादुपिंडातील स्राव. ह्याच्यामुळे काही अवयवांची, उदा. स्नायू, यकृत इत्यादींची ग्लुकोज आणि अमायनो आम्ल वापरण्याची क्षमता वाढते. ह्या स्रावाच्या कमतरतेमुळे कर्बोदके आणि मेद ह्यांचा योग्य चयापचय होत नाही आणि मधुमेह संभवतो.

Intensity : व्यायाम करताना प्रयुक्त केलेले बल. ह्याबरोबर वारंवारता आणि व्यायामाचा अवधी हे पण व्यायामाच्या परिणामकारकतेसाठी आवश्यक घटक आहेत. व्यायामाची तीव्रता तुम्ही वजने वाढवून, पुनरावर्तने वाढवून तसेच दोन संचांमधील विश्रांतीचा काल कमी करून वाढवू शकता. चालण्याची गती वाढवून, पाठीवर वजन घेऊन चालण्याच्या व्यायामाची तीव्रता वाढवू शकता.

Interval training : एक व्यायाम पद्धती, ज्यामध्ये सोपे आणि अवघड व्यायाम एकाआड एक केले जातात. ह्याच्यामुळे एरोबिक क्षमता आणि ॲनएरोबिक चिवटपणा वाढतो.

Intramuscular/intracellular friction : आकुंचनामुळे स्नायूंमधील घडणारे नैसर्गिक घर्षण. ह्यामुळे तांत्रिकांना सूक्ष्मप्रमाणात इजा घडू शकते.

Ischemia : रक्तवाहिनीमध्ये काठिण्य किंवा मार्ग अरुंद झाल्यामुळे शरीराच्या एखाद्या भागाला रक्तपुरवठा कमी होणे.

Isolation : एका स्नायूसाठी किंवा स्नायूच्या एकाच भागासाठी केला जाणारा एकच व्यायामप्रकार.

Isometric contraction : स्नायूंचे आकुंचन, ज्यामध्ये आकुंचनानंतर पण स्नायूंची लांबी तीच राहते परंतु स्नायूंची हालचाल होत नाही.

Isotonic contraction : एक समकेंद्री स्नायू आकुंचन. ज्यामध्ये स्नायूंवर वजन स्थिर असून वेगवेगळ्या ठिकाणी ताण वेगळा असतो.

Jerk : ऑलिंपिकमधील वजन उचलण्याच्या प्रक्रियेतील एक घटक. ज्यामध्ये वजन उचलणारी व्यक्ती खांद्यापासून डोक्यापर्यंत अवघडलेल्या अवस्थेत वजन उचलते.

Joint : दोन अस्थी एकत्र आल्याने सांधा तयार होतो. सांधा चल किंवा अचल असू शकतो. सर्व सांध्यांची हालचाल एकाच पद्धतीची नसते. सांध्याजवळ संधिबंध, कंडरा, कुर्चा इत्यादी असतात.

Joint capsules : सांध्यावरील एक आवरण पिशवीसदृश असते. त्यामध्ये सांध्यांचा वंगणासाठी द्रव पदार्थ साठवलेला असतो.

Kinesiology : मानवाच्या स्नायू व कंकालाच्या हालचालींचे अभ्यासशास्त्र.

Knee Wrap : गुडघ्याला आधार देणाऱ्या इलॅस्टिकच्या पट्ट्या. उठाबशा काढताना किंवा भारी वजने उचलताना गुडघ्याला ह्याचा आधार मिळतो.

Ligament : पांढऱ्या, तंतुमय आकाराच्या पेशी. ज्या एका अस्थीला दुसऱ्या अस्थीशी सांध्यांच्या ठिकाणी जोडतात.

Local muscular endurance (LME) : स्नायूंची दीर्घकाळ ताण सहन करण्याची क्षमता. जी चिवटपणासारखीच आहे. चिवटपणा एखादा खेळ किंवा व्यायामप्रकाराशी निगडित असतो तर ही क्षमता फक्त स्नायूंशी संबंधित असते.

Macrotrauma : स्नायू किंवा संधिबंधांना झालेली दुखापत किंवा इजा.

Maximum heart rate : व्यायाम करताना वाढणारी कमाल हृदयगती. तुमची कमाल हृदयगती काढण्यासाठी २२० मधून तुमचे वय वजा करा. व्यायामाचा चांगला परिणाम होण्यासाठी व्यायाम करताना तुमची हृदयगती, कमाल हृदयगतीच्या ६०-८०% असावी.

Muscle mass : शरीरातील स्नायूंचे वस्तुमान. शरीर संवर्धन करणाऱ्यांसाठी स्नायूंचे वस्तुमान आवश्यक आहे. तर तंदुरुस्तीची अपेक्षा असणाऱ्यांसाठी ताकदीच्या वजनाशी गुणोत्तर अधिक महत्त्वाचे आहे.

Microtrauma : स्नायू तांत्रिकांना इजा झाल्याने वेदना जाणवते आणि हालचालींवर मर्यादा येते. परंतु बाह्यदृष्ट्या काही फरक जाणवत नाही.

Oestrogen : लैंगिक स्रावाचा एक प्रकार, जो स्त्रियांमध्ये अधिक असतो. परंतु पुरुषांमध्येही ह्याचे कार्य असते. स्त्रीत्वाकरिता ह्याची आवश्यकता असते. तसेच लांब अस्थींची वाढ आणि स्त्रियांमध्ये व्यायामाचा परिणाम ह्या स्रावावर अवलंबून असतो.

Overload : हा अतिरिक्त ताण असतो, ज्याच्याविरुद्ध स्नायूंना कार्य करावे लागते. स्नायूंच्या आकारमानाशी हा ताण समानुपाती असतो.

Percent body fat : शरीरातील मेदाचे प्रतिशत प्रमाण. आहारावर नियंत्रणाने मेदाचे प्रमाण मर्यादित ठेवता येते. परंतु व्यायामप्रकाराने पण मेद नियंत्रित ठेवता येतो.

Plates : धातूच्या किंवा प्लास्टिक आवरण असणाऱ्या धातूच्या चकत्या, ज्या बारबेलमध्ये वळीच्या दोन्ही टोकांना स्थित असतात.

Power lifting : अतिशय जड वजने उचलणे.

Progression : स्नायूंवरील ताण सावकाश पद्धतशीररीत्या वाढविणे. हे चार प्रकारे करता येते. वजने उचलताना वजने वाढवून, पुनरावर्तनांची संख्या वाढवून, व्यायामाचे प्रकार वाढवून, दोन आवर्तनांमधील विश्रांतिकाल कमी करून.

Pumped : व्यायामानंतर स्नायूंवर येणारी तात्पुरती सूज.

Repetition (Rep) : एक पूर्णपणे केलेली हालचाल. उदा. वजने उचलणे व वजन उचलल्यानंतर पूर्वस्थितीला परत येणे.

Resistance : प्रत्यक्ष वजन, ज्या विरुद्ध स्नायुसमूह प्रतिकार करतात.

Resistance workout : कोणताही व्यायामप्रकार, ज्यामध्ये स्नायुसमूह वजनाविरुद्ध प्रतिकार करतात. प्रतिकार हे एक प्रकारचे बल आहे, ज्याच्याविरुद्ध स्नायुसमूह एखादी विशिष्ट हालचाल पूर्ण करण्यासाठी काम करतात. जॉगिंग, चालणे, डोंगरावर धावणे, पाठीवर वजन घेऊन चालणे, वजने उचलण्याचा व्यायाम ही सर्व ह्या व्यायामप्रकारांची उदाहरणे आहेत.

Rest interval : दोन व्यायाम आवर्तनांमधील विश्राम काल. ह्यामुळे शरीर पुढच्या व्यायामासाठी तयार होते.

Ripped : स्पष्ट दिसणारे स्नायू व कमी मेद असणारे शरीर.

Routine : व्यायामाचा नित्यक्रम, ज्यामध्ये वजने उचलणे किंवा एरोबिक्सचा समावेश असतो. नित्यक्रमाचे पालन करणे अतिशय महत्त्वाचे असते.

Set : एका व्यायामप्रकाराचे विश्रांतीशिवाय केलेले आवर्तन.

Sleeve : बारबेल व्यवस्थित उचलण्यासाठी बारच्या पुढे असणारी नळी. भारी वजने उचलताना घट्ट पकड येण्यासाठी याचा फायदा होतो.

Speed endurance : जलद धावताना वेग कायम ठेवणे. ह्याकरिता

सुरुवातीला तसेच मध्ये वेळोवेळी ताकदीची आवश्यकता असते.

Spotter : व्यायाम शाळेतील सहायक व्यक्ती, जी तुमच्या व्यायामावर देखरेख करते आणि जरूर पडल्यास तुमच्या व्यायामाला सहाय्य करते.

Static balance : तुमच्या शरीराच्या आधारासाठी असलेल्या वस्तूवर शरीराचा तोल राखणे.

Sticking point : शरीर संवर्धन करणाऱ्या व्यक्तींमध्ये एका विशिष्ट कालानंतर स्नायूंचे आकारमान वाढत नाही. व्यायामाची तीव्रता वाढवून सुद्धा स्नायूंचे आकारमान वाढत नाही. अशावेळेला व्यायामात बदल किंवा थोडा काल विश्रांती घेतल्यास फरक पडतो.

Stress test : हृदयाची व्यायामाची क्षमता. हृद्रोगाचे निदान करण्यासाठी ही चाचणी केली जाते. व्यक्तीला ट्रेडमीलवर चालण्यास लावतात आणि ECG काढतात. हृदयाला रक्तपुरवठा करणाऱ्या वाहिन्यांमध्ये आकुंचन असल्यास ECG मध्ये ते कळून येते.

Stretching : स्नायूंची, सांध्यांची ताणक्षमता वाढविणारे व्यायाम.

Synovial fluid : सांध्यांना वंगण देणारे दाट द्रव.

Target heart rate (THR) : व्यायामाच्या वेळेला तुमची निश्चित केलेली हृदयगती. तुमची उद्दिष्ट हृदयगती काढण्यासाठी तुमच्या कमाल हृदयगतीला ६५-८५% ने गुणा. ही गती सतत ठेवून तुम्हाला २० मिनिटे व्यायाम करता आला पाहिजे.

Tendon : कंडरा, अस्थिबंधापेक्षा थोडे अधिक ताणले जातात. परंतु स्नायूंइतके आकुंचन पावत नाही. हे स्नायू अस्थींशी जोडतात.

The mirror and photo test : व्यायामापूर्वी आणि व्यायाम करताना काढलेले फोटो, ह्यामुळे तुमच्या प्रगतीचा आढावा घेता येतो.

Training to failure : एखाद्या व्यायामप्रकाराचे सतत, विश्रांती न घेता केलेले आवर्तन. एका बिंदूला आवर्तन करणे अशक्य होते आणि थांबावे लागते.

The 'eyeball' test : सोप्या शब्दात लठ्ठपणा नजरेने ओळखणे. तुमचे डॉक्टर किंवा व्यायाम प्रशिक्षक केवळ नजरेने तुम्ही लठ्ठ असल्याचे निदान करतात.

Weight : प्रतिकाराचे मापक, ज्या विरुद्ध स्नायूंना काम करावे लागते. बारबेल आणि डंबेल्समध्ये वेगवेगळ्या वजनांचा वापर केला जातो.

Weight training : ॲनएरोबिक व्यायाम पद्धती, ज्यामध्ये वजने उचलण्याने स्नायू आकुंचित होऊन शरीराला आकार देतात व स्नायूंचे वर्धन करतात.

Workout : नियोजित व्यायाम प्रकार.

www.ingramcontent.com/pod-product-compliance
Lightning Source LLC
LaVergne TN
LVHW020745200726
843506LV00009B/883